WEICHANG WAIKE

LUJINGSHI JIANKANG JIAOYU

胃肠外科路径式健康教育

胡少华　沈　云◎主编

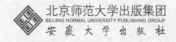

北京师范大学出版集团
BEIJING NORMAL UNIVERSITY PUBLISHING GROUP
安徽大学出版社

图书在版编目(CIP)数据

胃肠外科路径式健康教育/胡少华,沈云主编. —合肥:安徽大学出版社,2022.9
ISBN 978-7-5664-2330-6

Ⅰ. ①胃… Ⅱ. ①胡… ②沈… Ⅲ. ①胃肠病—外科学 Ⅳ. ①R656

中国版本图书馆 CIP 数据核字(2021)第 258915 号

胃肠外科路径式健康教育

胡少华　沈　云 主编

出版发行: 北京师范大学出版集团
安 徽 大 学 出 版 社
(安徽省合肥市肥西路 3 号 邮编 230039)
www. bnupg. com
www. ahupress. com. cn

印　　刷: 安徽利民印务有限公司
经　　销: 全国新华书店
开　　本: 787 mm×1092 mm　1/16
印　　张: 18.5
字　　数: 357 千字
版　　次: 2022 年 9 月第 1 版
印　　次: 2022 年 9 月第 1 次印刷
定　　价: 65.00 元
ISBN 978-7-5664-2330-6

策划编辑: 刘中飞　武溪溪　　　　　**装帧设计:** 李　军
责任编辑: 武溪溪　　　　　　　　　**美术编辑:** 李　军
责任校对: 陈玉婷　　　　　　　　　**责任印制:** 赵明炎

本书编委会

主　编　胡少华　沈　云

副主编　俞士卉　芮红霞　张素娟　符　敏
　　　　王　婷　何红叶

编　者（以姓氏笔画为序）

王冬梅　王秋霞　王新燕　方　玲

尹丹乔　左雪峰　叶克敏　朱　超

朱　瑞　任春霞　齐梦影　苏丽华

李　慧　李清风　杨祖凤　杨婷婷

肖　婷　何莲娣　汪　琴　汪翠云

张　玲　陈　芹　陈佳佳　周　鹏

庞雪滢　郑红霞　胡　兴　崔　迪

商开来　戴　芬

前　言

　　《健康中国2030规划纲要》指出,建设健康中国的战略主题是"共建共享、全民健康",同时提出要大幅提升医护人员的健康服务能力及健康服务质量和水平。实施健康中国战略是以习近平同志为核心的党中央从长远发展和时代前沿出发,作出的一项重要战略安排。它基于人民对美好生活的需求,旨在全面提高人民健康水平、促进人民健康发展。宏伟蓝图已绘就,砥砺奋进正当时。随着社会的不断发展,经过无数护理前辈的不懈努力,护理学已从简单的医学辅助学科逐渐发展成为具有一定深度和广度的独立学科。护理学不仅探讨护理工作内容与方法,还对护理教育、护理科研、护理理论等进行更为全面深入的研究。随着护理专业地位的形成和巩固,护士的角色也开始向专业角度转变,并在健康服务事业中发挥更大的作用。

　　护理健康教育是健康教育大系统中的一个分支,是护理学与健康教育学相结合而形成的一门综合性应用学科,对提高公民健康素养、推行健康文明生活方式具有重要的作用。立足全人群和全生命周期两个着力点,为实现更高水平的全民健康,护理健康教育的范围已经从医院延伸到家庭和社区,从病人到健康人,甚至到人类生命的全过程。在医学快速进步的今天,胃肠外科的发展日新月异。微创技术、代谢外科、围手术期综合管理和外科质量控制、专业化和多学科团队等全新的理念和治疗模式不断出现并被迅速推广,推动了胃肠外科的发展。外科技术与理念的不断更新和进步对护理人员的专业素质提出更高的要求,需要护理人员不断学习新理论、新技术、新方法,不断提升自我。而目前的图书市场中很难寻求到胃肠外科护理健康教育的指导用书,因此,出版一部展现现代胃肠外科护理健康教育的书籍正符合临床护理工作者的需求。

　　安徽医科大学第一附属医院是中华护理学会科普教育基地和安徽省临床护理重点专科建设单位,多年来致力于护理新技术、新项目的研究,每年开设国家级和省级继续教育项目,在安徽省乃至全国具有重要的影响力。在护理人员的团结努力下,目前医院已形成内科、外科、儿科、妇产科等专科护理健康教育路径。为了将胃肠外科健康教育理论与全国护理同仁共享,普外科护理团队通过多年的探索与实践,梳理与总结健康教育的理论和经验,编写了《胃肠外科路径式健康教育》一书。本书以病人为中心,以健康为出发点,以整体护理观为指导,以路径式健康教育为主线,贴近临床新技术的发展,在强调传递健康教育知识的基础上,注重综合健康教育能力的培养。

在体例结构上,第四至十三章中,每章均设置疾病相关知识板块,介绍疾病的发生发展及临床表现;设置治疗与进展板块,介绍临床新知识和新技术的发展;设置路径式健康教育板块,重点说明疾病治疗不同发展阶段的护理健康教育内容;设置延续性护理板块,介绍居家康复期间常见的健康问题及健康教育方式方法;并设有健康教育案例,引出健康教育问题,以问题为核心,培养护理人员分析和解决问题、运用知识的能力。

在编写内容上,力求做到既突出健康教育的专业特点,又避免与其他相关书籍内容的交叉重复。增加疾病治疗前沿热点内容,如腹腔镜手术护理健康教育、肥胖症行减重手术护理健康教育、胃间质瘤外科手术护理健康教育等。同时新增路径式健康教育、"互联网+护理"在延续性健康教育中的实施方法,及胃肠外科疾病特殊检查的健康教育,并对常见疾病的治疗护理临床发展内容进行更新。

本书具有可读性、实用性和创新性,有鲜明的特点:一是科学分类、脉络清晰,将专家经验进行归纳,回答疾病护理健康教育"是什么""为什么""怎么做"等问题;二是言简意赅、重点突出,按照疾病治疗转归康复的不同阶段,明确护理健康教育的侧重点和不同方法;三是别出心裁、推陈出新,摒弃陈旧观念,增加胃肠外科亚专科新技术、新诊疗的护理健康教育,便于读者及时学习和了解新知识。本书不仅可以为临床医护人员开展系统性病人健康教育与健康促进提供参考依据,也可以作为病人了解自身疾病和相关健康护理知识的参考书。为了确保内容的准确性和适用性,主编和编者们尽最大努力反复进行斟酌、研究与论证。期待本书的出版能带动和激发广大护理同仁,为中国护理事业的未来努力耕耘,奋力前行。

本书在编写过程中得到了安徽省护理学会和安徽医科大学第一附属医院各级领导的关心和大力支持;书中参考了国内外胃肠外科专家的研究成果,在此一并表示诚挚的谢意。

由于编写时间和编者水平有限,书中难免有疏漏和不足之处,敬请读者批评指正。

编　者
2022 年 5 月

目　录

第一章　绪论 ………………………………………………………………………… 1

　　第一节　护理健康教育概述 …………………………………………………… 1

　　第二节　健康教育行为改变理论 ……………………………………………… 7

　　第三节　路径式健康教育 ……………………………………………………… 13

第二章　腹腔镜手术护理 …………………………………………………………… 22

　　第一节　腹腔镜手术相关知识 ………………………………………………… 22

　　第二节　腹腔镜手术护理健康教育 …………………………………………… 27

　　第三节　健康教育案例 ………………………………………………………… 30

第三章　胃肠外科加速康复护理 …………………………………………………… 33

　　第一节　加速康复外科相关知识 ……………………………………………… 33

　　第二节　胃肠外科加速康复护理 ……………………………………………… 35

　　第三节　健康教育案例 ………………………………………………………… 39

第四章　胃十二指肠溃疡 …………………………………………………………… 43

　　第一节　疾病相关知识 ………………………………………………………… 43

　　第二节　治疗与进展 …………………………………………………………… 46

　　第三节　路径式健康教育 ……………………………………………………… 48

　　第四节　延续性护理 …………………………………………………………… 55

　　第五节　健康教育案例 ………………………………………………………… 58

第五章　胃癌 ………………………………………………………………………… 61

　　第一节　疾病相关知识 ………………………………………………………… 61

　　第二节　治疗与进展 …………………………………………………………… 65

　　第三节　路径式健康教育 ……………………………………………………… 68

第四节 延续性护理 …………………………………………………………… 74

第五节 健康教育案例 ………………………………………………………… 77

第六章 肠梗阻 …………………………………………………………………… 81

第一节 疾病相关知识 ………………………………………………………… 81

第二节 治疗与进展 …………………………………………………………… 86

第三节 路径式健康教育 ……………………………………………………… 90

第四节 延续性护理 …………………………………………………………… 98

第五节 健康教育案例 ……………………………………………………… 101

第七章 急性阑尾炎 …………………………………………………………… 106

第一节 疾病相关知识 ……………………………………………………… 106

第二节 治疗与进展 ………………………………………………………… 110

第三节 路径式健康教育 …………………………………………………… 114

第四节 延续性护理 ………………………………………………………… 119

第五节 健康教育案例 ……………………………………………………… 121

第八章 肠外瘘 ………………………………………………………………… 124

第一节 疾病相关知识 ……………………………………………………… 124

第二节 治疗与进展 ………………………………………………………… 128

第三节 路径式健康教育 …………………………………………………… 134

第四节 延续性护理 ………………………………………………………… 140

第五节 健康教育案例 ……………………………………………………… 143

第九章 腹外疝 ………………………………………………………………… 148

第一节 疾病相关知识 ……………………………………………………… 148

第二节 治疗与进展 ………………………………………………………… 151

第三节 路径式健康教育 …………………………………………………… 154

第四节 延续性护理 ………………………………………………………… 160

第五节 健康教育案例 ……………………………………………………… 162

第十章 结肠癌 ………………………………………………………………… 166

第一节 疾病相关知识 ……………………………………………………… 166

第二节 治疗与进展 ………………………………………………………… 169

第三节　路径式健康教育 ……………………………………… 172

第四节　延续性护理 ……………………………………………… 182

第五节　健康教育案例 …………………………………………… 186

第十一章　直肠癌 ………………………………………………… 191

第一节　疾病相关知识 …………………………………………… 191

第二节　治疗与进展 ……………………………………………… 192

第三节　路径式健康教育 ………………………………………… 195

第四节　延续性护理 ……………………………………………… 202

第五节　健康教育案例 …………………………………………… 206

第十二章　消化道出血 …………………………………………… 210

第一节　疾病相关知识 …………………………………………… 210

第二节　治疗与进展 ……………………………………………… 216

第三节　路径式健康教育 ………………………………………… 221

第四节　延续性护理 ……………………………………………… 226

第五节　健康教育案例 …………………………………………… 230

第十三章　肥胖症 ………………………………………………… 234

第一节　疾病相关知识 …………………………………………… 234

第二节　治疗与进展 ……………………………………………… 238

第三节　路径式健康教育 ………………………………………… 242

第四节　延续性护理 ……………………………………………… 250

第五节　健康教育案例 …………………………………………… 253

第十四章　胃肠外科常用诊疗护理技术 ………………………… 258

第一节　成人肠造口护理 ………………………………………… 258

第二节　胃肠减压 ………………………………………………… 270

第三节　肠内营养护理 …………………………………………… 275

第四节　腹腔引流管护理 ………………………………………… 281

第一章　绪　论

第一节　护理健康教育概述

一、健康教育的定义

1948 年,世界卫生组织(World Health Organization,WHO)提出:健康不仅仅是指没有疾病和衰弱,还包括保持躯体健康、精神健康和社会适应良好。随着经济的发展和社会的进步,人们对健康的关注度越来越高。健康教育是促进健康的最基础、最根本和最关键的措施。自 1986 年加拿大举行第一届全球健康促进大会后,"健康教育和健康促进"的概念越来越受到人们的关注,随后在澳大利亚(1988 年)和瑞典(1991 年)举行的第二届和第三届全球健康促进大会上,确定了健康促进对发展中国家的重要作用。1997 年,以"新时代的新作用:将健康促进带入 21 世纪"为主题的第四届全球健康促进大会在印度尼西亚举行,本次会议发表的《雅加达宣言》指出了未来健康教育和健康促进的发展方向。

21 世纪初发布的《中国公民健康素养促进行动工作方案(2008—2010 年)》和《中国公民健康素养——基本知识与技能(试行)》是我国第一次提出的公民健康促进计划。在此之后,紧跟国际健康教育和健康促进的发展步伐,我国在健康教育和健康促进方面制定了一系列的计划和措施。2016 年 10 月,中共中央、国务院发布的《"健康中国 2030"规划纲要》指出,要坚持以人民为中心的发展思想,牢固树立和贯彻落实创新、协调、绿色、开放、共享的新发展理念,坚持正确的卫生与健康工作方针,坚持健康优先、改革创新、科学发展、公平公正的原则,以提高人民健康水平为核心,以体制机制改革创新为动力,从广泛的健康影响因素入手,以普及健康生活、优化健康服务、完善健康保障、建设健康环境、发展健康产业为重点,把健康融入所有政策,全方位、全周期保障人民健康,大幅提高健康水平,显著改善健康公平。2019 年 6 月 24 日,国务院发布《国务院关于实施健康中国行动的意见》,提出健康中国行动的总体目标:到 2022 年,健康促进政策体系基本建立,全民健康素养水平稳步提高,健康生活方式加快推广,重大慢性病发病率上升趋势得到遏制,重点传染病、严重精神障碍、地方病、职业病得到有效防控,致残和死亡风险逐步降低,重点人群健康状况显著改善。到2030年,全民健康素养水平大幅提升,健康生活方式基本普及,居民主要健康影响因素得到有效控制,因重大慢性病导致的过早死亡率明显降低,人均健康预期寿命得到较大提高,居民主要健康指标水平进入高收入国家行列,健康公平基本实现。

健康教育(health education)是一门研究传播保健知识和技术,影响个人和群体行为,消除危险因素,预防疾病,促进健康的科学,主要以科学性、群众性、艺术性和针对性为原则。健康教育的特定目标是改善对象的健康相关行为,以调查研究为前提,主要措施为健康信息传播。健康教育对人们建立健康的生活方式有很大帮助,并且可以预防和控制慢性病和传染病。加大健康教育宣教和普及卫生知识能够促进人们掌握更多的健康技能,树立正确的健康价值观,提高健康素养,养成健康行为和良好的生活方式。健康教育的效果取决于教学的计划、内容、方法、方式、环境及其相互影响与协调所形成的合力。

二、护理健康教育的定义

随着社会的不断发展,经过无数护理前辈的不懈努力,护理学已从简单的医学辅助学科逐渐发展成为具有一定深度和广度的独立学科。从全球的护理学发展来看,现代护理发展大致经过了三个阶段:①以疾病为中心的功能制护理阶段;②以病人为中心的整体护理阶段;③以人的健康为中心的护理阶段。护理学探讨的不仅仅是护理工作的内容与方法,还包括护理教育、护理科研、护理理论等。随着护理专业内涵的不断拓展和延伸,护士的角色也开始向专业角度转变,并在健康服务事业中发挥更大的作用,承担多种角色,如照顾者、决策者、病人权利的维护者、研究者以及教育者等。随着医学模式从生物医学模式逐步向生物-心理-社会医学模式转变,人被视为受生物、社会、心理和环境因素影响的综合整体。护理要以人的健康为中心,护理的工作范围已经从医院延伸到家庭和社区,从病人到健康人,甚至到人类生命的全过程。

护理健康教育(health education in nursing)是健康教育大系统中的一个分支,是护理学与健康教育学相结合而形成的一门综合性应用学科。它是由护士利用护理学与健康教育学的基本理论和方法,对病人或健康人群开展的有计划、有目的、有评价的具有护理特色的健康教育活动,使其了解增进健康的知识,改变不健康的行为和认知,接纳并建立有利于促进康复的健康行为和生活方式。开展护理健康教育的程序包括评估、诊断、计划、实施和评价五大环节。评估是指了解健康教育对象的健康需求和行为。诊断是要确定健康教育对象的教育问题。计划主要是根据问题制订具体的教育计划。实施是指将护理健康计划中的各项教育措施落实于教育活动中。评价是指在按计划实施教育活动后,判断健康教育对象的健康观念或行为的改变情况。护理健康教育是一个比较宽泛的概念,本书不仅介绍在医院期间护士对病人的健康教育,还包括延伸性护理服务中的健康教育,旨在通过有计划的教育过程,使病人恢复健康、保持健康,最大限度地恢复功能,进行更好的自我护理和自我管理,降低疾病复发率、死亡率,减少重复住院率。

三、护理健康教育的意义

(一)护理健康教育是人类恢复健康的客观需要

随着社会的进步和医学技术的发展,人类的疾病谱和死因谱发生了显著变化。造成人类死亡的主要原因由传染性疾病转变为慢性非传染性疾病,恶性肿瘤、高血压、糖尿病等居于前列。这些疾病不像传染性疾病那样由病原微生物引发,而是由多因素综合影响导致的,一般来说,包括环境因素、行为和生活方式因素、生物遗传因素和医疗卫生服务因素,而这几类因素交叉作用的交叉点在于人的行为。WHO 指出,人类 60% 的死亡主要归因于不良行为和生活方式,而人类健康相关行为的改善需要健康教育。对于大多数病人来说,健康教育不仅是他们获取疾病和健康知识的途径,更重要的是能达到治疗的目的。如糖尿病病人接受健康教育后,就会在日常生活中避免吃高糖食物,进行合理的运动等,这实际上就是糖尿病的非药物治疗方法。

(二)护理健康教育是护理科学发展的必然结果

1984 年,WHO 将"健康状态"定义为个人在一定环境和遗传条件下能够恰当地表达其行为功能,日常生活自理能力的丧失是健康丧失的终点。根据此概念,健康分为三级,第一级健康是躯体健康,包括无饥寒、无病弱,能精力充沛地生活和劳动,满足基本的卫生要求,具有基本的预防和急救知识。第二级健康是身心健康,包括有一定的职业和收入,在日常生活中能自由地生活,并享受最新的科技成果。第三级健康是主动健康,包括能主动地追求健康的生活方式,调节自己的心理状态以缓解社会与工作的压力,并过着为社会做贡献的生活。此外,有学者提出"亚健康"和"亚临床"观点,认为医学不能仅仅被动地救死扶伤,还应帮助人们促进健康。随着医学模式和健康观念的转变,护理学科从单一恢复病人生理功能,扩展到以满足人的身心健康为目的,融保健、治疗、康复为一体的整体性照护。健康教育已成为护理活动的重要组成部分,护理健康教育已成为一种治疗手段。护士与病人接触最多,拥有很多的教育良机,在健康教育中扮演着关键性的角色。

护理健康教育是护理科学发展的必然结果,只有做好护理健康教育,护士才能完整地履行自己的职责。

(三)护理健康教育是建立良好护患关系的纽带

在整体护理中,健康教育贯穿于病人从入院到出院再到院外康复的整个过程。这种教育有利于病人缩短住院日、降低住院费用,对减少医疗纠纷起到积极的促进作用,并且会产生一定的社会效益。通过实施护理健康教育,可以更加完整、深刻地体现现代护理观的内涵。为了实施健康教育,护士要深入病房中去,为护患交流搭起桥梁。在健康教育中,护士用自己的知识满足病人的健康信息需求,赢得病人及家属的信任和理解,提高护士在病人心目中的地位,使护患关系更加融洽。

四、护理健康教育的基本原则

护理健康教育的目标是使病人、家属和社会人群获取健康知识并改变不健康的行为。因此,在实施护理健康教育与健康促进过程中,应遵循以下基本原则:

1.科学性原则　科学性是护理健康教育与健康促进的根本要求和前提条件,也是护理健康教育与健康促进的生命力所在。这一原则要求护士必须以科学性原则为指导,运用所获得的最新、最有科学依据的教育资料,结合护士个人的临床经验,制定科学、完整的护理健康教育与健康促进方案,因人施教,以取得最佳的教育效果。

2.针对性原则　必须以教育对象为主体,根据不同的教育对象、健康需求、接受能力以及行为习惯等,确立有针对性的教育目标、教育内容和教育手段,使教育对象更容易接受健康教育内容,从而提高学习者的学习兴趣。因此,护士在实施护理健康教育的过程中应掌握针对性原则,这是取得良好健康教育效果的重要条件之一。

3.保护性原则　任何护理健康教育措施都必须注意对病人及家属的身心保护。在病人接受健康教育过程中,应创造良好的教育环境,注意贯彻保护性原则,对病人的隐私要严格保密,对健康影响较大的诊疗问题,应根据病人的心理承受能力,与医生及病人家属共同商讨,采取适当的保护性教育措施。

4.整体性原则　为了达到护理健康教育的目的,护士在进行健康教育时,应注意教育的整体性,即在教育内容上应注意将疾病防治、心理卫生教育和行为干预相结合;在教育对象上应注意将病人教育和家庭教育相结合。

5.阶段性原则　要求护士根据病人疾病的发展或健康人身心发展的不同阶段采取相应的护理健康教育与健康促进措施。在实施过程中,护士应注意把握时机,因为不同的教育时机将产生不同的教育效果。例如,对心绞痛初期的病人,应引导其正确对待疾病,克服心理压力;而在恢复阶段,要引导病人学习康复知识,进行必要的行为指导。

6.程序性原则 开展护理健康教育与健康促进,必须以护理健康教育程序为核心和框架,即通过护理健康教育评估、诊断、计划、实施、评价的过程,保证护理健康教育与健康促进的及时性和有效性。护理健康教育程序是护理程序的具体运用形式,因此,贯彻护理健康教育程序是有效开展护理健康教育与健康促进的重要保证。

五、护士在健康教育中的作用

(一)护士有承担健康教育的义务

护理学赋予护士的根本任务是"帮助病人恢复健康,并帮助健康人提高健康水平"。根据这一任务,护士应承担两大类的护理工作:一类是临床护理活动,即帮助病人维持生命、减轻痛苦和促进健康的恢复;另一类是健康教育活动,即帮助病人、家属和社会人群获得健康相关知识,预防疾病发生,提高自我保健能力和建立健康相关行为。由此可见,护士不仅要担负促进病人康复的照护义务,还应承担起病人、家属和社会人群的健康教育和健康促进义务。

(二)护士是健康教育的主要力量

人群的健康是一个国家文明和进步的重要标志之一。要把健康教育与健康促进卓有成效地开展起来,必须动员社会各方面的力量积极参与,包括政府行政部门与群众团体、人民群众与专业人员、医疗人员与护理人员等。而在所有的健康教育工作者中,护士具有开展健康教育得天独厚的条件,这也决定了其在健康教育中的主导地位,使之成为健康教育的主力军。

(三)护士在健康教育中扮演着教育者、组织者和联络者的角色

1.桥梁作用 健康教育是一种特殊的教学活动,护士作为教育者不同于一般意义上的教师。学校教师关心的是教育,其职责是将知识传授给学生,而护士关心的则是提供教育服务,其职责不仅在于传授知识,还在于关注学习者的行为。护理健康教育的目的是帮助病人建立健康行为。因此,护士的作用是按照健康教育的知-信-行模式,在不健康行为与健康行为之间架起一座传授知识和矫正态度的桥梁,这种桥梁作用要求护士必须把教学重点放在帮助病人、家属和社会人群建立健康行为上。

2.组织作用　护士是护理健康教育与健康促进的具体组织者和实施者。教育计划的制订、教育内容和教育方法的选择、教学进度的调控等都应由护士来策划和决定。因此,护士必须掌握护理健康教育的基本原则和基本技能,创造性地做好对病人、家属和社会人群护理健康教育的组织工作。

3.协调作用　护理健康教育是一个完整的系统。虽然护理健康教育计划由护士来制订,但是在实施过程中需要各类人员的密切配合。护士在与各类人员的组织协调中处于十分重要的位置,扮演着举足轻重的角色。护士作为联络者应担负起与医生、专职教育人员、营养师、物理治疗师等相关人员的协调工作,以满足不同教育对象对健康教育的需求。

六、护理健康教育的发展与展望

在国外,近几十年来,健康教育作为卫生保健不可缺少的一个方面,受到高度重视,并得以快速发展,不少国家成立了专门的健康教育机构。护理健康教育作为医院内实施健康教育的一种形式和整体护理的重要组成部分,已作为一个重要章节列入护理教材。很多国家都把健康教育作为护士应掌握的技能,如美国要求注册护士把为病人提供必要健康教育技能作为继续教育的主要内容;日本更是把病人对健康教育保健服务的满意率作为评价护理质量的标准。

1997年,中华护理学会邀请美国罗马琳达大学健康教育专家来华讲学,首次将"护理健康教育"概念引入我国,并成立护理健康教育研究学术组,指导各医院开展护理健康教育工作。1998年10月,卫生部医政司在北京举办了"世纪健康行总动员",会议倡导全国各大型医院护理人员参与健康教育工作,之后把健康教育工作纳入等级医院护理评审指标和主管护师晋升考试中。目前,我国护理健康教育正处在一个迅速发展和崛起的阶段,护理健康教育的地位和作用日益突出,在临床工作中的重要性得到人们的普遍认可;护理健康教育模式发生了深刻变化,由单纯的卫生宣教转变为传播与教育并重、点面结合、普及与提高并重的护理健康教育。更可喜的是,广大护理工作者在临床实践中总结了丰富的护理健康教育经验,一大批护理健康教育专著相继问世。随着全民健康教育事业的迅速发展,护理健康教育管理走上了规范化、法治化建设轨道,成果更具有科学性和指导性,管理过程越来越强调严密的设计和有力的干预。相信在不久的将来,护士掌握健康教育的基本理论和方法,将犹如掌握注射、穿刺、换药等基本护理操作技术一样娴熟和得心应手。

展望未来,护理健康教育将得到更加迅猛的发展。除了医院病人的健康教育外,还将向社区、家庭等更为广泛的领域发展,主要表现在:①临床健康教育的研究将得到迅猛发展;②护理人员走向社区开展健康教育将成为发展的必然趋势;③传统医学中有关健康教育的研究将日益得到重视;④康复健康教育的研究将得到加强。

第二节　健康教育行为改变理论

健康相关行为(health-related behavior)是人类个体和群体与健康和疾病有关的行为,包括促进健康行为和危害健康行为。促进健康行为包括保健行为、避开有害环境行为、戒除不良嗜好行为、遵医行为等;危害健康行为包括不良生活方式与习惯、致病性行为模式、不良疾病行为、吸烟酗酒等日常危害健康的行为。人类的健康相关行为是一种受生理、心理、社会、文化、精神等诸多因素影响的复杂活动。一些专家和学者以医学、社会学、心理学、行为科学、传播学等学科为基础,提出诸多健康教育理论,期望通过改变人们的健康相关行为,促进人们的健康。本节着重介绍几种较为成熟并且应用较多的健康教育行为改变理论。在实际的健康教育工作中,没有哪一种理论能适合所有情况,因此,护理健康教育工作者应针对不同的健康问题、不同的对象人群、不同的行为危险因素、不同的背景条件,在实际工作中创造性地综合运用各种理论和模式。

一、健康信念模式

健康信念模式(health belief model,HBM)由 Hochbaum 于 1958 年提出,后经 Becker、Rosenstock 等社会心理学家的修订而逐步完善。它是目前用以解释和指导干预健康相关行为的重要理论模式,以心理学为基础,由刺激理论和认知理论综合而成。

健康信念模式遵循认知理论原则,强调期望、信念对行为的主导作用,认为主观心理过程是人们采纳有利于健康的行为的基础,如图 1-1 所示。

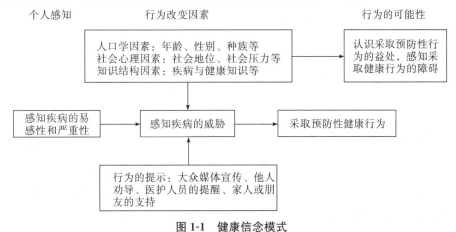

图 1-1　健康信念模式

健康信念模式中影响健康行为的因素有以下几种。

(一)感知到威胁和严重性

1. 对疾病严重性的认识　对疾病严重性的认识(perceived seriousness of the condition)是指个体对罹患某疾病的严重性的看法,包括人们对疾病引起的临床后果的判断,如死亡、伤残、疼痛等;对疾病引起的社会后果的判断,如工作烦恼、失业、家庭矛盾、社会关系受影响等。

2. 对疾病易感性的认识　对疾病易感性的认识(perceived susceptibility to an ill-health condition)是指个体对自己罹患某疾病或陷入某种疾病状态的可能性的认识,包括对医生的判断的接受程度和自己对疾病发生、复发可能性的判断等。

此步骤的感知度越高,对目前行为的恐惧感就越大。该因素是促使人们产生行为改变的直接原因,也是健康教育成败的关键。

(二)感知到效益和障碍

感知到效益和障碍是指对采取某种行为或放弃某种行为的结果的估计,相信这种行为与上述疾病或危险因素有密切联系,包括认识到该行为可能带来的好处,以及采取行动可能遇到的困难。

1. 对特定行为有效性的认识　对特定行为有效性的认识(perceived benefits of specified action)是指人们对于实施或放弃某种行为后,能否有效降低患病的危险性或减轻疾病后果的判断,包括减缓病痛、减少疾病产生的社会影响等。只有当认识到自己的行为有效时,人们才会自觉地采取行动。

2. 对实施行为的障碍的认识　对实施行为的障碍的认识(perceived barriers to take that action)是指人们对采取该行动的困难的认识。如有些预防行为花费太大、可能带来痛苦、与日常生活的时间安排有冲突、不方便等。对这些困难的足够认识,是使行为巩固持久的必要前提。

要让人们充分认识到健康行为的益处,同时,也要适度估计面临的困难,促使人们能改变过去的行为,采纳健康行为。

(三)效能期待

效能期待是指对自己实施和放弃某行为的能力的自信,也称自我效能(self-efficacy),即一个人对自己的行为能力有正确的评价和判断,相信自己一定能通过努力成功地采取一种导致期望结果(如戒烟)的行动。自我效能的重要作用在于,当认识到采取某种行动会面临的障碍时,需要有克服障碍的信心和意志,才能完成这种行动。

此外,健康信念模式还重视促使某种行为发生的提示物的存在,如某种标志和信号。健康信念模式也关注行为者的特征对行为的影响,如年龄、性别、教育水平、家庭成员和团体帮助等因素。

健康信念模式在产生促进健康行为的实践中遵循以下步骤:①充分让人们对他们目前的行为方式感到害怕;②让人们坚信,一旦改变不良行为,就会得到非常有价值的健康效益,同时,也让他们清醒地认识到行为改变中可能出现的困难;③使人们感到有信心、有能力通过努力可以改变不良的行为。

二、知信行模式

知信行模式(knowledge,attitude,belief,practice,KABP 或 KAP)是行为改变领域应用较为成熟的模式,其本质是认知理论在健康教育领域中的应用。其中,知识和学习是基础,信念和态度是动力,行为是目标。信念的转变在知、信、行中是关键。信念是人们对自己生活中应遵循的原则的信仰,通常与感情、意志一起支配人的行动。知信行模式认为,在全面、正确地了解保健知识和信息的基础上,建立积极的、正确的信念和态度,并以此为动力,主动形成有益于健康的行为或者改变危害健康的行为。知信行转变心理过程如图 1-2 所示。

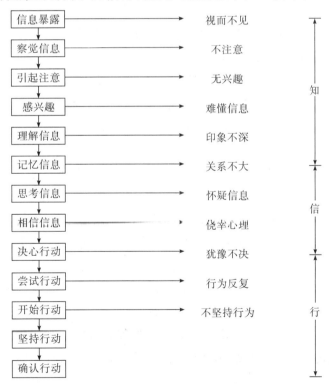

图 1-2　知信行转变心理过程

该理论认为,行为改变有两个关键步骤,即确立信念和改变态度。以预防高血压病为例,护理健康教育工作者通过多种方法和途径帮助人们了解高血压病的流行病情况和严重性、传播途径和预防方法等。人们接受了这些知识,通过思考加强了自我控制血压的责任感,确认只要采取健康行为,如低盐低脂饮食、合理运动等预防行为,就能控制高血压病的发生情况。在这样的信念支配下,人们通过对行为结果的评价等心理活动,形成预防高血压病的态度,最终可能摒弃高血压病相关危险行为。

再以吸烟有害健康为例。吸烟作为一种危害健康的行为存在多年,要改变吸烟行为,达到戒烟的目的,健康教育工作者需要通过多种方法和途径把吸烟有害健康、吸烟引发的疾病以及与吸烟有关的死亡人数等知识传授给吸烟者。吸烟者接受知识,通过思考,加强了吸烟有害健康的观念,肩负着保护自己和他人健康的责任,形成信念。在这种信念支配下,吸烟者对戒烟持积极的态度,逐步建立起不吸烟的健康行为。

知识、信念与态度是行为产生的必要条件,而必要条件并不代表一定能产生希望的结果,即在信念确立之后,如果没有坚定的态度转变,实现行为的改变只能是空中楼阁。因此,态度转变是行为转变的前提,健康教育工作者应学会促进人们态度转变的方法,及时有效地减弱和消除不利的影响,创造有利于行为改变的环境,最终达到期望的行为改变目标。

护理健康教育工作者可以运用以下一些针对性的方法促进人们态度的转变,从而达到最终的行为改变目标。

1.增强信息的权威性和传播效能　当人们对信息的权威性产生信赖并引起兴趣、自觉需要时,便会主动进行思考、选择和决定。健康教育工作者不应仅仅关注人们的知识多少,还应注重知识的有效性,以帮助其形成某一信念,最后产生与此信念相关的行为改变。

2.利用信息接受者身边的实例　现身说法往往能起到较好的效果,真实的案例对那些半信半疑或信心不足的人最有说服力。

3.针对具体原因强化干预措施　对那些"明知故犯,知而不行"的人群可以采取针对性的强化干预措施,如借助政策、法律、经济、公众舆论等手段。

人们从接受知识到改变行为是一个非常复杂的过程,知、信、行三者之间的联系并不一定导致必然的行为反应,即认知行为不协调可能因为认知元素如知识、价值观、世界观、信念、文化等存在矛盾而发生。

知信行模式直观明了,应用广泛,但它在假设过程中缺少对教育对象需求、行为条件和场景的考虑,因此,护理健康教育工作者在使用过程中应注意改进。

三、行为改变阶段模式

Prochaska 和 DiClemente 在 1982 年提出了行为改变阶段模式(stages of

change model,SCM),通过对吸烟者戒烟过程的研究发现,人的行为改变必须经过一系列过程。以往常常将行为变化解释为一个事件,如停止吸烟、去锻炼身体、增加水果摄入量等。行为改变阶段模式则将变化解释为一个连续的、动态的、由五个步骤逐渐推进的过程,包括无转变打算阶段、打算转变阶段、转变准备阶段、转变行为阶段和行为维持阶段。该模式注重个体的内在因素,并认为人们修正负向行为或采取正向行为实质上是一个决策过程,此过程包括十个认知和行为步骤。最初该模式适用于戒烟行为的探讨,但它很快被广泛应用于酗酒及物质滥用、饮食失调及肥胖、高脂饮食、艾滋病预防等方面的行为干预,并被证明是有效的。

(一)行为变化阶段

以戒烟为例,行为改变阶段模式认为,人的行为变化通常需要经过以下五个阶段。

1. 无转变打算阶段(pre-contemplation)　处于该阶段的人没有在未来 6 个月中改变自己行为的考虑,或意欲坚持不改。对象可能是还没有意识到自己的行为存在问题,也可能是以前曾尝试过改变,但因失败而觉得没有能力来改变。在这两种情况下,对象可能避免想到或提到其目前所具有的疾病危险行为,对行为转变没有兴趣。例如,"我不可能存在问题"。

2. 打算转变阶段(contemplation)　处于该阶段的人打算在未来(6 个月内)采取行动,改变疾病危险行为。对象已经意识到自己的行为问题,也已经意识到行为改变后的好处,但同时也意识到会有一些困难与阻碍,在好处与困难之间权衡而处于一种矛盾心态,对象常常停留在这个阶段,不再继续前进。例如,"我知道锻炼身体很重要,但是我现在还不想"。

3. 转变准备阶段(preparation)　进入"准备阶段"的人开始作出行为转变的承诺并有所行动,如向他人咨询,或制定行为时间计划表等。

4. 转变行为阶段(action)　处于该阶段的人在过去的 6 个月中目标行为已经有所改变,行动往往被视作行为改变,但在行为改变阶段模式中,不是所有的行动都可以看成行为改变。对象行为的改变必须符合科学家或专家的判断,且已达到足以降低疾病风险的程度。以吸烟为例,减少吸烟量并非处于转变行为阶段,完全不吸烟才处于此阶段。

5. 行为维持阶段(maintenance)　处于该阶段的人已经维持新行为状态超过 6 个月,已达到预期目的。对象努力防止旧行为复发,比较自信,不易再受到诱惑而复发旧行为。

(二)变化过程

该模式认为,行为改变中的心理活动包括认知层面和行为层面的活动。

1. 认知层面

(1)提高认识(consciousness raising):发现和学习新事实、新思想,向行为健康方向努力。

(2)情感唤起(dramatic relief or emotional arousal):觉察到如果采取适当的行动,可降低不良行为带来的负面社会影响。

(3)自我再评价(self-reevaluation):在认知与情感上对自己的健康风险行为进行自我评价,认识到行为改变的重要性。

(4)环境再评价(environmental reevaluation):在认知与情感上对自己的健康风险行为对社会环境产生的影响进行评价,例如,评估自己吸烟对他人健康的影响。

(5)自我解放(self-liberation):在建立行动信念的基础上作出要改变行为的承诺。

(6)社会解放(social-liberation):意识到有一个尊重个人及有利于健康的社会环境在支持健康行为。

2. 行为层面

(1)逆向制约(counter-conditioning):认识到不健康行为习惯的危害,学习一种健康的行为并用来取代它。

(2)强化管理(reinforcement management):增加对健康行为的奖赏,反之则实施处罚,使改变后的健康行为不断出现。

(3)控制刺激(stimulus control):消除诱发不健康行为的因素,增加有利于行为向健康方向改变的提示。

(4)求助关系(helping relationships):在健康行为形成过程中,向社会支持网络寻求支持。

对上述十种心理活动的认识,有助于在工作中帮助对象从一个阶段过渡到另一个阶段,最终改善健康相关行为。

护理健康教育工作者首先要根据病人的特点和需求确定人群所处的阶段,然后采取不同的措施,这是行为改变阶段模式的基本原则和精华所在。行为者能从任何阶段退回到一个早前的阶段,甚至会退回到无转变打算阶段。一种健康行为的形成并非易事,往往要经过多次尝试才能成功。行为改变阶段模式以变化发展的观点看待健康相关行为。其最重要的实际价值是提示健康教育工作者必须了解处于不同阶段的对象的实际需要,设计干预措施和方法,即真正做到有的放矢。

此模式的局限性在于实践中各阶段间的划分和相互关系不易明确。

第三节　路径式健康教育

路径式健康教育是针对病人群体,以时间为横轴,为满足病人在疾病发生、发展、转归过程中对健康教育的需要,依据临床护理路径的原理和标准教育计划,为某一类疾病病人制定的住院教育路线。其内容和形式可视情况不同而有所不同。在临床工作中,护士应根据病人的具体情况选择适宜的护理健康教育路径内容。

一、路径式健康教育的基本程序

路径式健康教育包括五个步骤,即评估、诊断、计划、实施和评价。只有严格按照路径式健康教育程序开展工作,才能有效地达到向病人及家属传播健康知识、建立健康行为的目标。

1. 护理健康教育评估　该阶段是指系统地收集病人及家属的资料,包括学习需求、社会历史文化背景、生理心理状态、需要形成或改变哪些态度或知识、需要学习哪些技能、周围有哪些障碍因素影响着病人的行为等,并对这些信息加以分析和评价。收集资料的方法包括与病人及家属进行语言沟通,也可通过观察病人的非语言行为,或通过阅读病历而间接获得。结合这些评估资料,有助于确立符合病人实际情况的护理健康教育诊断。

2. 护理健康教育诊断　该阶段是对病人及家属所需健康知识和帮助的一种判断,它建立在评估之上,所有的教育计划活动由此而引发,并作为制订护理健康教育计划的依据。一般教育诊断的陈述方式是:问题＋原因。如"营养失调:低于机体需要量,与缺乏营养知识和技能有关"。

3. 护理健康教育计划　该阶段是进行护理健康教育活动的指南,是护理健康教育实施和评价的基础,其核心是确定教育目标。由于每一名病人的文化水平、学习能力、对疾病的了解程度、对自身健康的责任感等不尽相同,因此,即使是同一病种的病人,对其制定的教育目标也可能大不相同。

4. 护理健康教育实施　该阶段是将护理健康教育计划中的各项教育措施落实于教育活动中的过程,是病人健康教育程序中最重要的一个环节。它是一个在护士的指导下病人及家属积极主动的学习过程。能否激发病人的学习动机,使其准确理解和认真接受健康信息,自愿地采纳护士的指导和建议,是落实计划的关键。因此,护士所掌握的健康教育基本技巧将起到重要作用。

5. 护理健康教育评价　该阶段是评审教育活动的结果,是对教育目标的达标率和护理教育活动取得的效果作出客观判断的过程。如评价教学内容是否合乎病人的需要,有无遗漏等;评价教学方法,包括教学的时机是否适合,教育者是否称职,教学材料是否适宜(准确、通俗),教学方法是否得法,教学进度、气氛如何,教学目标是否实现等。

二、路径式健康教育的内容

路径式健康教育的内容主要围绕病人的知、信、行三个中心环节,开展包括疾病防治、心理卫生、健康相关行为干预三大方面的教育活动。具体内容分类如下:

1. 入院指导　入院指导是住院病人健康教育的最基础内容之一,包括对主管医护人员、环境、生活制度、探视制度、卫生制度、住院规则等内容的介绍,这些可以给病人带来亲切感和安全感。其目的是使住院病人积极调整心理状态,尽快适应医院环境,配合治疗,促进康复。

2. 疾病相关知识指导　根据病人的理解能力进行相应的介绍,包括疾病的病因、诱发因素、主要表现、相关检查及治疗、预后等。其目的是使病人及家属对疾病有一定的认识,使其主动配合治疗和护理。

3. 心理指导　所有住院病人及家属都可能存在或多或少的心理健康问题,护士应了解他们的心理状况和心理需要,给予必要的心理健康指导,使病人在治疗和康复过程中始终处于最佳的心理状态,安心住院治疗。

4. 饮食指导　饮食指导包括对饮食与疾病的关系、疾病允许饮食的种类、饮食量等的介绍。因为合理、适当的饮食有助于疾病的康复,如肠道手术前的饮食准备、发烧病人宜多饮水等。要结合病人的饮食习惯,根据病情进行饮食指导,促使病人饮食行为上的改变,以配合治疗。

5. 作息指导　作息指导包括对活动与疾病的关系、活动量、活动频率、活动持续时间、活动范围等的介绍。因为合理安排活动和休息也有助于疾病的康复,如胃癌腹腔镜术后病人宜根据恢复情况循序渐进地进行活动,否则将加重病情或诱发疾病。

6. 用药指导　用药指导包括对所用药物的主要作用、用药途径、注意要点等的介绍,并告诫病人遵守医嘱,按时服药。对一些药物可能出现的副作用应简略地讲清,以免产生副作用。

7. 特殊指导　凡需临床特殊治疗及护理的病人,都应对其做好相应的教育指导。如对肾穿刺病人进行术前、术中和术后的指导;对化疗病人进行预防感染的指导等。

8. 行为指导　指导病人掌握一定的自我护理或促进健康的行为方法。如指导造口病人居家造口护理方法;指导肥胖症减重术后病人阶梯式运动调整方法;

指导慢性肺源性心脏病病人腹式呼吸和缩唇呼吸锻炼的方法等。

9.出院指导 病人住院基本恢复健康后,在出院前,护士应给予出院指导,包括休息、饮食、用药、定期复查、防止疾病复发、防止并发症等。出院指导的目的是巩固住院治疗及健康教育的效果,进一步恢复健康。尤其应注意对预防疾病再次发生的指导,如对肠梗阻病人再次诱发肠梗阻的各种可能因素加强预防措施。

三、路径式健康教育的设计

应用标准化的健康教育路径可以规范护理人员的教育行为,使护士明确要为病人做什么、什么时间做和如何做,便于逐项落实教育计划,而不是让计划流于形式。同时,也激励病人主动参与教学活动,并以路径为课程表,明确自己在什么时间学习什么内容、完成什么目标,从而提高健康教育效果。

(一)明确路径式健康教育的应用范围

依据临床护理路径对应用对象的要求,路径式健康教育的应用范围是诊断明确、治疗和处置方式简单,住院日或医疗费用差异小的外科手术病种及治疗比较规范的内科病种的病人。因为这类病人在住院期间的治疗过程是可以预见的,容易形成标准的健康教育模式。同时,这些病人在治疗中的变化容易观察,可以及时识别和调整。

(二)成立路径式健康教育实施小组

科室应成立路径式健康教育实施小组,明确小组成员的任务和分工。小组成员包括护士长、高年资主管护师和责任护士等,由护士长担任组长。小组成员应根据选定的病种编制临床教育路径,确定路径的教育内容、教育方式、施教日期和教育效果评价方式。责任护士负责落实对所管病人的具体实施,组长要对路径运行方式、流程、分析与处理等内容进行全员培训和指导,并负责监督、检查路径实施情况,保证每个病人的护理健康教育路径都能不间断运行。

(三)设计健康教育路径表单

依据临床护理路径的理论与方法设计健康教育路径表,内容包括:病人基本情况,如姓名、年龄、入院及出院时间、实际住院天数等;标准化的教育项目;执行护士签名及使用说明等。健康教育内容依据时间流程在表中罗列出来,便于护士操作。

笔者所在单位设计了普外科路径式健康教育表,使用效果良好,其内容和表单见表1-1。

表 1-1　普外科路径式健康教育表

阶段	教育时间	实施时间	教育内容	教育者	教学对象	效果评价
入院健康教育	入院当天		□主管医生、责任护士 □病区环境 □管理制度 □作息时间及要求 □探视陪护制度 □订餐制度 □呼叫器的使用 □安全管理	□当班护士 □责任护士	□病人 □家属	□掌握 □了解 □不了解
术前健康教育（评估病人接受状态）	入院后1天		□检查内容、目的及注意事项 □简单疾病知识 □饮食指导 □体位指导 □用药指导 □管道护理指导	□当班护士 □责任护士	□病人 □家属	□掌握 □了解 □不了解
	术前1天		□检查、化验结果 □个人卫生 □皮肤准备(备皮等) □心理准备 □用药准备 □肠道准备(禁食等) □体位训练 □用药指导 □术后快速康复指导 □管道护理指导	□当班护士 □责任护士	□病人 □家属	□掌握 □了解 □不了解
	手术当天及术后1~2天		□饮食指导 □体位指导 □活动指导 □管道护理指导 □用药指导 □常见术后不适及处理方法	□当班护士 □责任护士	□病人 □家属	□掌握 □了解 □不了解
出院健康教育	出院前1~2天及出院当天		□休息指导 □活动指导 □饮食指导 □用药指导 □复查随访	□当班护士 □责任护士	□病人 □家属	□掌握 □了解 □不了解

四、常用的路径式健康教育方法

为达到预期的目标，应有系统、有组织地进行护理健康教育。应使护理健康教育的内容得到恰如其分的表现，使受教育者易于接受，产生良好的教育效果。护理健康教育方法种类繁多，且各具特色。根据不同的健康教育手段，护理健康教育常用的教育方法如下。

1.口头教育　口头教育是最基本也是最主要的教育方法。它是通过语言的交流与沟通,讲解及宣传护理健康教育知识,增加受教育者对健康知识的理性认识,如个别谈话、咨询、讲座、讨论、座谈会等。其特点是以语言为工具,直接交流,简便易行,灵活性大,针对性强,经济有效。语言交流对健康教育工作者的自身素质有较高要求,健康教育工作者需要掌握人际交流的技巧,要与受教育者有共同的语言。

2.文字教育 文字教育是通过一定的文字传播媒介,结合受教育者的阅读能力来达到护理健康教育的目标。如采用宣传栏、健康教育手册、传单、科普读物、报纸等方式,将教育内容交给病人自己阅读。其特点是教育内容较系统全面,教育范围广,方便实用且经济,材料可反复使用。但要求受教育者具有一定的文化水平和阅读能力,而且护士尚需给予必要的解释,使受教育者正确理解教育的内容。

3.形象化教育 形象化教育是指通过实物、标本、图画、模型、照片等形式传递健康信息。其特点是生动、形象、直观,如与健康教育文字材料配合使用,可增强理解和加深印象。但要求教学道具精巧,否则粗糙的形象会影响护理健康教育的效果。

4.电化教育 电化教育是指运用现代化的声光设备,向受教育者传送教育信息的教育方法,如采用电视、幻灯片及广播等进行宣教。其特点是发挥视听并存的优势,形式新颖,可提高健康教育效果,群众喜闻乐见。该方法适合于宣传具有共性的健康教育内容。

5.实践教育 实践教育也称示范培训,是通过指导受教育者的实践操作,使其掌握一定的健康护理技能,并用于自我护理或家庭护理的一种教育方法。如手术前指导病人训练术后的卧位、排痰、咳嗽、下床活动的方法等。

6.综合性教育 综合性教育是指综合使用上述诸多手段的一种健康教育方法。如举办造口联谊会时采用语言教育、图文传播、知识讲座等,这种反复大量的信息刺激可起到潜移默化的强化作用。

五、路径式健康教育实施技巧

(一)护患沟通技巧

沟通是人与人之间交流的过程,包括意见、情感、思想等的交换,借助语言、文字、表情、手势、符号等方式来表达。护患沟通是一种以治疗性沟通为重要模式的复杂过程,在沟通过程中,护士作为健康教育工作者,其主要作用是为病人提供信息,给病人提供指导和咨询,帮助病人清楚地了解信息的内容,解答病人的疑问。

1.交谈技巧

(1)礼貌称呼病人。根据病人的年龄、身份、职业等情况,因人而异,力求准确、恰当地使用尊称,切忌直呼姓名和床号,这会使人反感,影响护患沟通。

(2)谈话内容要有针对性,避免一次谈话涉及的内容过广,对重要的内容应重复两三次。

(3)语言要通俗易懂,根据谈话对象的文化和理解能力,选择适当的医学术语,把握谈话内容的深度。

(4)谈话内容要客观,对涉及病人及预后的内容,要遵循保护性原则,掌握和运用婉转的修饰艺术。如可以把"不良"说成"不够满意",把"无法医治"说成"见效比较慢"等。

(5)语速要适中,及时听取反馈。对病人及家属不明白的内容,应适当重复,并注意观察其情绪反应和行为变化,以保证交谈的效果。

(6)要表现出积极的态度,用积极的心态影响病人,使其树立战胜疾病的信心,主动配合,减少治疗带来的不良反应。

(7)使用附加语可鼓励病人继续进行语言表达和交流。常用的如"嗯""我明白"等。

2.提问技巧　提问是交流中获取信息、加深了解的重要手段,是交流的基本工具。有技巧的发问可以使回答者作出清楚、完整而真实的回答,从而获得所期望的信息。提问的方式一般可分为五种类型,不同的提问方式可产生不同的谈话效果。

(1)封闭性提问:又称限制性提问,是一种将病人的应答限制在特定范围之内的提问。因为一个问题只有一个确定的答案,所以这种提问的特点是病人回答问题的选择性很小,有时甚至只能回答"是"或者"不是"。限制性提问的优点是方便问和答。病人能够直接对问题给予回答,使医护人员在短时间内获取准确的信息,效率高。例如,直接询问病人"您吃过饭了吗?""明天要手术,您是不是有点紧张?""您想明天上午还是下午做检查?"。这种提问类型主要适用于收集病人的资料。

(2)开放性提问:又称非限制性提问。一个问题可以有多个答案,提问的问题范围较广,问题的回答非常灵活,不限制病人的回答,可引导其开阔思路,可以用于了解病人的知识、信仰、态度和感受等,鼓励其说出自己的观点、意见、想法和感觉。开放性提问的优点包括:没有暗示性,有利于病人开启心扉,发泄和表达被抑制的感情,谈出更真实的情况;病人自己选择讲话的方式和内容,有较多的自主权;医护人员可获得有关病人较多的信息。例如,询问胃癌术后的病人"现在感觉如何?"。

(3)追问性提问:这类问题一般是接着谈话者的陈述进行追问。这样的问题可以扩大线索,了解问题产生的根本原因,有时还能发掘潜在的问题或危险的趋势。例如,对急诊主诉腹痛的病人,医护人员需要询问其疼痛的部位、时间、性质、强度等。

(4)重点性提问:这类问题对一个特定信息区域的反应进行限制,需要比"是"和"否"的回答内容更多。护理人员可以使用重点性提问获得一些具体的数据。重点性提问的优点是可以获得更为有用的信息。例如,病人主诉睡眠不好、腹胀等时,向其询问"腹胀跟吃什么东西有关吗?"。

(5)引导性提问:这类提问好像有一个回答的范围,也好像设置了一个圈,让回答者自觉或者不自觉地按照提问者的思路走进这个圈子。往往以虚拟语气或者反问语气提问。引导性提问的优点是病人的回答可以按照医护人员的思路走。例如,某初产妇拒绝母乳喂养,护士询问"你不觉得应该用母乳喂养吗?"。

3.说服技巧　说服对于临床医护人员提高病人治疗的依从性、促进工作的开展、减少医患纠纷、促进病人康复等至关重要。常用的说服技巧包括以下三种。

(1)中心说服途径:如果病人具有全面系统思考问题的能力,并有探索症状缓解、疾病恢复的动机,这类病人会更加关注证据,医护人员提供的信息的论据越充分,越容易令人信服,比如详细告知病人疾病发生、治疗的机理等。这就是运用中心说服途径说服病人。这种说服途径的适用条件是医护人员掌握大量的论据,病人具有系统思考和分析问题的能力等。例如,向文化程度较高的病人讲解高血压病低盐低脂饮食时,可重点讲述高血压病的发生机制、高盐高脂饮食的危害等。

(2)外周说服途径:当病人没有足够思考问题的动机、缺乏系统思考问题的能力,更多地关注那些不假思索就可以接受的外周线索时,医护人员可以通过一些直观的、通俗易懂的表达方式来进行说服,比如采用经验、榜样的作用等,这就是外周说服途径。例如,在肠造口联谊会中,让自我护理较好的病人现身说法,通过病友榜样的激励作用,提高其他肠造口病人的自信心。

(3)恐惧唤起:一定程度的恐惧能够产生激励作用,引起被说服者更多的注意与理解,从而增加其接受建议的动机。当医护人员诊断正确、采取的治疗方式确实对病人有利,但是病人拒绝采用,如发生产妇难产家属"拒签"这样的事件时,出于为病人负责,医护人员可以采用"诉诸恐惧"的方法。可以明确告诉病人家属,如果不采取这种方法可能会产生哪些严重的后果,从而引起家属的恐惧心理,达到接受治疗的效果。如劝服肥胖病人进行低脂饮食,可采用恐惧唤起的方法,说明肥胖对病人造成的危害,让病人对肥胖的危害产生恐惧,从而树立低脂饮食的信念。

4.非语言沟通技巧　护患之间常通过体态、仪表、动作、类语言、触摸、保持适当距离等方式来增强语言交流的表现力和感染力,以实现护患间的思想、情感、信息的传递和沟通。

(1)面部表情:面部表情不仅是人们常用的较自然的表现情感的方式,也是人们鉴别情感的主要标志。人的面部表情是非常丰富而灵敏的,脸面的颜色和光泽、肌肉的收缩和舒张,以及脸面纹路的不同组合,构成了喜怒哀乐等各种复杂的表情,表示出人们瞬间变化的内心世界。护士不仅要及时识别病人的面部表情,也要善于灵活地控制自己的面部表情,使之能更好地辅助和强化口语表达。

(2)目光:眼睛是心灵的窗户,眼睛能最灵敏、最充分地表达感情,是情绪的基本线索。它能表达许多言语不易表达的复杂而微妙的信息和情感。护士应与病人保持一定的目光接触,直接表示对病人的关注。与病人谈话时,目光的对视会给他人一种尊重、重视的感觉。对患有孤独症的病人,长时间的目光接触可以传递温暖和关怀。当病人向护士询问某事时,如果护士与病人没有目光接触,只顾忙自己的事或背对着他,会给病人一种冷漠、怠慢的感受。

(3)触摸:触摸是非语言沟通的特殊形式,包括抚摸、握手、偎依、搀扶、拥抱等,触摸所传递的信息有时是其他沟通形式所不能取代的。科学研究表明,皮肤接触与心理状态有密切关系,是人体直接感知外界的重要媒介。例如,双方见面时亲切握手或热烈拥抱。当然,这种形式的接触也会依据不同文化背景而表现出不同的形式。另外,触摸可以表达人与人之间的关怀和爱意,如对老人和心理障碍病人多一些适当的身体接触,可以让病人感到医护人员对他们的关心和支持,得到更多的安慰,保证沟通的顺利进行。

(二)知识灌输技巧

1.讲授　主要包括讲述、讲解和讲演的技巧。

2.阅读指导　护士指导病人通过阅读教育手册和参考书来获得知识或巩固知识。指导病人阅读专科教育材料和保健书籍,帮助病人掌握读书方法,提高自学能力。

3.演示　护士通过展示实物、直观教具使病人获得知识或巩固知识。例如,在指导肠造口病人及家属如何更换造口袋时,可采用现场实物演示方法。

(三)行为训练技巧

1.自我护理能力训练　可以提高病人生活自理能力和适应能力。

2.住院适应能力训练　促使病人尽快适应住院环境,积极配合治疗,从而达到早日康复的目标。

3.康复能力训练　包括关节、膀胱、语言和吞咽功能训练,以期最大限度地恢复功能。

参 考 文 献

[1]包家明.护理健康教育与健康促进[M].杭州:浙江大学出版社,2008.

[2]马骁.健康教育学[M].北京:人民卫生出版社,2004.

[3]余金明.健康行为与健康教育[M].上海:复旦大学出版社,2013.

[4]尹安春,史铁英.外科护理健康教育路径[M].北京:人民卫生出版社,2014.

[5]张振路.临床护理健康教育指南[M].广州:广东科技出版社,2002.

[6]王维利,周利华.医患文化沟通[M].合肥:安徽大学出版社,2018.

[7]Dorri S, Abedi A, Mohammadi N. Nursing education in the path of globalization: Promotion or challenge? [J]. Journal of Education and Health Promotion,2020,9:269－276.

[8]Bullington J,Söderlund M, Bos Sparén E, et al. Communication skills in nursing: A phenomenologically-based communication training approach[J]. Nurse Education in Practice,2019,39:136－141.

[9]王平,陈红宇,刘娅林.综合医院专业化护理健康教育的实施与管理[J].中国健康教育,2020,36(7):678－679.

第二章 腹腔镜手术护理

第一节 腹腔镜手术相关知识

近30年来,随着医学技术的不断进步,外科手术从开放式手术逐渐向微创手术发展并逐渐走向成熟。对于一些疾病,外科手术治疗已成为标准手术方式,实现了从大创伤到小创伤的技术革新,微创技术的不断进步给医疗卫生行业带来了更大的发展空间和应用前景。腹腔镜技术的不断进步和应用领域的逐渐扩展,使临床护理对策也随之发生了相应的改变。提高腹腔镜手术术前术后的临床护理质量,对提高病人的临床治疗效果具有重要意义。

一、概述

腹腔镜与电子胃镜类似,是一种带有微型摄像头的器械,手术设备与器械主要包括腹腔镜图像显示与储存系统、CO_2气腹系统、高频电刀、穿刺针等。腹腔镜手术就是利用腹腔镜及其相关器械进行的手术。腹腔镜手术历经近30年发展,由手助腹腔镜、多孔/减孔腹腔镜、单孔腹腔镜、经自然腔道内镜手术(natural orifice transluminal endoscopic surgery,NOTES)到机器人系统的不断创新和进步,使病人的切口、创伤及痛苦不断减小,住院时间缩短,取得了良好的短期和长期临床效果。目前发展的不同腹腔镜技术给病人和术者提供了较多选择,使更多的病人体会到微创手术带来的好处。

二、适用范围

腹腔镜技术(包括机器人系统)的应用已经涉及普通外科、泌尿外科、妇科、胸外科、骨科、心脏外科等,并得到广泛的推广和应用。对于普通外科而言,腹腔镜技术适用于治疗某些良性疾病及良恶性肿瘤,比如腹股沟疝修补、切口疝修补、造口旁疝修补、胆囊切除、胆总管切开取石术、肝囊肿开窗、结直肠良恶性肿瘤切除、食管裂孔疝修补、胃底折叠术、腹外疝修补、胃巨大息肉切除、胃平滑肌瘤切除、胃肠道间质瘤、胃癌、胰腺癌、十二指肠癌、胃肠穿孔修补、粘连性肠梗阻松解等。此外,对于甲状腺、乳腺、下肢静脉曲张、各种原因导致的脾功能亢进需行脾切除术等,也可进行微创治疗,效果显著。腹腔镜手术也可用于子宫内膜癌、宫颈癌、卵巢癌、阴道癌、外阴癌等妇科恶性肿瘤,还可谨慎地用于肠镜术后的穿孔、难以经皮引流的腹腔脓肿、术后腹膜炎、坏死性胰腺炎的清创引流等。急腹症中最佳的适应证是急性阑尾炎、急性胆囊炎和消化性溃疡穿孔。而腹腔镜手术在肠憩室炎穿孔、肠梗阻和腹部创伤中的使用还存在争议,需要严格掌握适应证。

腹腔镜手术的相对禁忌证有:不明原因的腹膜炎;腹壁疝;无法进行有效的止血;肝硬化;多次腹部手术史;晚期妊娠。腹腔镜手术的绝对禁忌证有:低血容量性休克;出血,血流动力学不稳定;严重的心血管疾病。

三、基本技术

(一)病人体位

在腹腔镜胃肠外科手术中,采用适当的病人体位对术野暴露非常重要。因腹腔镜胃肠外科手术中常常需要调整体位,故手术准备时需将病人妥善固定。Trendelenburg 体位很常用,该体位又称屈氏位,即病人仰卧,头端向下倾斜 $10°\sim20°$,呈头低足高位,可使肠管移向上腹部,有利于暴露肠系膜根部、下腹部和盆腔结构,通常用于阑尾切除、结直肠肿瘤切除等手术。

行上腹部手术的病人常采用 Reverse Trendelenburg 体位,该体位又称反屈氏位,即病人仰卧,足端向下倾斜 $10°\sim20°$,呈头高足低位,可使肠管移向下腹部,有利于上腹部术野暴露,通常用于腹腔镜胃大部切除术、胃癌根治术,以及贲门食管下段、十二指肠、横结肠和空肠的手术。在一些手术中,为利于术者或扶镜手站位,避免拥挤、影响操作,需在反屈氏位基础上,将病人两下肢分开呈"人"字形,并可根据需要使手术台向左倾斜或向右倾斜,进一步协助暴露。

改良截石位也是常用的体位,即病人仰卧,将双下肢分开,膝部稍屈曲,以便于将吻合器插入肛门,该体位适用于腹腔镜直肠癌或乙状结肠癌切除术。使用该体位时,右下肢应适当放低,以免影响右下腹主操作孔的操作。当同时取头高足低位时,该体位也适用于上腹部手术,术者可站在病人两腿之间,便于操作。

(二)建立气腹

腹腔镜手术要求腹部膨隆,常选择脐孔下缘切口,向腹腔内注入 CO_2 气体,建立气腹。CO_2 气体不助燃、易获得、相对经济,具有高水溶性,可以使血管损伤及气体栓塞引起的并发症最小化,从而普遍地应用于建立气腹。腹内压应保持尽可能低,理想目标是 10～15 mmHg,常用压力是 12 mmHg;腹腔镜胆、胃、脾等手术设置在 10～12 mmHg;妇科手术设置在 10～14 mmHg;老年病人手术设置在 8～10 mmHg。气腹压力过高时,CO_2 经血液和组织吸收过多,可导致高碳酸血症和酸中毒。目前,临床常用的气腹机为全自动气腹机,可以显示气体注入腹腔的速度和容积,在压力过高时报警,当气腹压力低于设定的腹腔压力时,气腹机自动充气,维持压力。

四、机器人辅助下的腹腔镜手术

2000 年,美国食品药品监督管理局(Food and Drug Administration,FDA)批准达芬奇机器人应用于外科领域。2009 年,机器人辅助单孔腹腔镜技术首次应用于前列腺切除术。2013 年,Intuitive Surgical 公司在达芬奇机器人的基础上,生产了单孔机器人专用手术器械及专用入路装置,恢复了手术操作三角,降低了手术难度,使手术操作更加简便、易行,可以缩短单孔腹腔镜手术学习曲线。

(一)特点

1.拥有高清三维立体视野,可以使术野放大 10～15 倍。

2.具有高度的精确性、灵活性和良好的可操控性,动作比例可以按照比例缩小。

3.自动滤除震颤,并超越人手的极限;腕部可自由活动的 EndoWrist 仿真手腕器械拥有 7 个自由度,可完全模仿人手腕的动作。

4.常规器械头部的长度只有 1～3 cm,在狭窄的解剖环境中可达到比人手更灵活的效果。

5.具有与开放性手术完全相同的操作习惯,学习曲线短,容易上手,术者可自行控制,配合要求低。

(二)优点

机器人手术系统可为术者提供高清立体的视觉效果,有利于术者进行更加精细的操作,可明显减少手术时间,降低术中出血量与手术风险,具有与传统腹腔镜相似的安全性和可行性。同时,可缩短病人术后平均住院日,减少优质医疗资源的消耗。机器人辅助腹腔镜可进行更为精细的操作,机器人辅助系统具有清晰三维可放大视野、手术颤动消除等特点,为术者进行更为精细的手术操作提供必要的基础,使得机器人腹腔镜组病人的术中及术后并发症数量更少。

(三)发展状况

机器人外科的发展开始于 20 世纪 80 年代,当时主要集中于远程手术的发展。2000 年,美国 FDA 批准在外科领域使用达芬奇系统(Intuitive Surgical,

Sunnyvale,CA,美国）。机器人手术平台凭借其三维立体视野、高分辨率成像系统、类似于人手腕活动的灵活性、过滤人手抖动的稳定性等优势，在微创手术领域中的应用日益广泛。达芬奇机器人手术系统的临床应用被视为外科发展史上的又一次革命，有学者认为，这预示着第三代外科手术时代的来临。机器人辅助下的腹腔镜技术应用范围见表 2-1。

表 2-1 机器人辅助下的腹腔镜技术应用范围

科室	机器人辅助下的腹腔镜技术应用范围
心脏外科	胸廓内动脉游离术、（单、多支）心脏停搏搭桥术、（单、多支）心脏不停搏搭桥术、主动脉瓣切除术、二尖瓣成形术、二尖瓣置换术、房间隔缺损、心房黏液瘤、三尖瓣成形等
胸外科	肺叶切除术、食管膈肌疝修补术、食管切除术、胸腺切除术、纵隔肿瘤切除术、肺大泡切除术、食管反流术等
肝胆外科	胆囊切除术、胆道探查、胆肠吻合术、肝部分切除术（活体肝切除术）、后躯干迷走神经切断术、（左、右）半肝切除术、胃胰十二指肠切除术、胆胰分流术、胰腺远端切除术、胰腺切除术等
胃肠外科	阑尾切除术、膈肌疝修复术、切口疝修复术、腹股沟疝修复术、Heller 肌切开术、胃底折叠术、胃切除术、脾切除术、十二指肠息肉切除术、（左、右）结肠手术、乙状结肠切除术、小肠切除术、低位直肠切除术、直肠肿瘤切除术、直肠固定术等
普通外科	阑尾切除术、腋淋巴切除术、粘连分离术、乳房切开术、乳房成形术、腹部成形术等
泌尿外科	肾切除术（包括活体肾切除）、半肾切除术、肾上腺切除术、肾盂成形术、输尿管成形（吻合）术、膀胱膨出修复术、根治性膀胱切除术、前列腺切除手术（淋巴结清扫）等
妇科	全子宫切除术（良、恶性）、子宫肌瘤术、卵巢切除术、输卵管成形手术、盆底成形（重建）术等
血管外科	腹主动脉瘤修复术、下腔静脉瘤切除术、髂股血管搭桥术、股腘动脉搭桥移植术、脾动脉血管瘤切除术、腹主双股动脉分流术、动静脉瘘修复术等
小儿外科	阑尾手术、胆囊手术、胆管成形术、结肠切开术、远端胃切除术、肝门肠吻合术、胃底折叠术、脾切除术、肾盂成形术、肾上腺切除术、肾切除术、部分肾切除术、膀胱切除术、心脏动脉导管未闭术、纵隔肿瘤切除术等
耳鼻喉科	甲状腺切除术、会厌切除术、扁桃体切除术、喉镜检查、声门上部分喉切除术等
其他	腰交感神经切除术、前路脊椎融合术等

机器人手术具有明显的优势，很快成为当今外科手术的新潮流，在国内外得到广泛应用。国内的机器人手术起步稍晚，但发展迅速。自 2006 年中国引进第一台机器人手术系统起，至 2019 年底，已累计完成各类手术近 14 万例，并继续呈现出迅速增长的趋势，近 5 年平均手术量增速超过 20%，显著高于国际水平（平均增速约 15%）。然而，目前也存在着一些制约我国机器人手术发展的因素。首先，国内仅有 3 家机器人手术培训单位，且缺乏相应的手术操作规范，不能满足日益增长的临床需求。其次，机器人手术系统缺乏触觉反馈，术中对组织硬度及张力的判断完全依赖视觉和手术医生的经验，尚无术中智能识别与导航功能。最后，达芬奇机器人手术系统的设备及耗材费用昂贵，在国内外均占据垄断地位，国内完全依赖进口，缺乏议价能力，极大增加了医疗负担。国外一旦停产，更将面临无器械可用的尴尬境地。近年来，我国自主机器人手术系统研制渐渐跟上了国际

节奏,威高集团开发的"妙手 S"系统已初步进行临床试验,康多机器人系统、CIGIT 手术机器人系统等多项国产机器人手术系统也正在研制过程中,以期降低成本,使更多的医院拥有机器人手术系统。

五、进展

(一)无气腹腹腔镜技术

由于 CO_2 腹内潴留可导致心肺功能受抑制、术后疼痛、高碳酸血症等并发症,因此,人们开始尝试无气腹腹腔镜技术。目前,无气腹腹腔镜技术有两种形式:一种是真正的无气腹,完全不用充气,由机械牵引前腹壁来显露手术野;另一种是需少量气体的无气腹腹腔镜技术,在机械牵拉前腹壁的同时,使用很低的气腹压,这样可以减轻过度机械牵拉和高压充气带来的并发症。国外无气腹腹腔镜手术兴起于 1991 年的美国、法国和澳大利亚,我国起步于 1993 年。该技术在胃肠外科主要应用于阑尾切除、疝修补、消化性溃疡穿孔修补等。

(二)单孔腹腔镜手术

单孔腹腔镜手术是在传统腹腔镜手术基础上发展而来的,手术时只在脐部做一小切口,置入一个特殊套管,这个套管可起到多通道作用,用于送入多种手术器械。我国于 2010 年前后开始探索单孔腹腔镜结直肠手术,目前该技术已用于良性疾病的结直肠切除术和恶性肿瘤根治性手术等。其优点包括:隐匿型切口能够满足部分病人对美观的要求,绕脐小切口手术完成后基本可以达到腹部无痕化的视觉效果;切口疼痛感轻,有助于术后早期康复。

(三)经人体自然孔道入路内镜手术

近年来,腹壁无瘢痕手术成为关注的热点,经人体自然孔道入路内镜术式具有腹壁无瘢痕、术后疼痛感轻等优点,并可以解决一些腹腔镜或传统手术都难以单独解决的问题。软式内镜经胃、结肠等空腔脏器管壁切口进入腹腔或腹膜,原来是内镜的重大并发症,然而随着内镜技术和器械的发展,以及内镜缝合设备、止血器械和闭合器的出现,软式内镜通过自然管壁实施手术成为可能。目前,该术式的应用仍主要处于动物实验阶段。

第二节　腹腔镜手术护理健康教育

一、护理健康教育评估

(一)术前评估

1.健康史　评估病人的年龄、文化程度、职业、饮食习惯等一般情况,及重要脏器功能、手术史、过敏史等既往史情况。

2.身体状况　评估病人疾病的阳性体征,腹部手术部位皮肤有无破损、毛发,脐部清洁情况,有无高碳酸血症、酸中毒、贫血等全身症状与体征。

3.心理-社会状况　评估病人对腹腔镜手术的了解程度,是否存在焦虑、担心预后等心理,评估病人及家属对腹腔镜手术所需医药费用的承受能力。

(二)术后评估

1.手术情况　了解病人术中采取的手术、麻醉方式,手术过程是否顺利,术中有无输血及输血量。

2.身体状况　观察病人的生命体征是否平稳,疼痛程度和频率,有无发生与CO_2气腹相关的并发症、肺部感染、吻合口瘘等。

3.心理-社会状况　了解病人术后心理适应程度,生活能否自理,是否依从活动、饮食等指导。

(三)出院准备度评估

1.身体状况　评估病人身体恢复情况、生活自理能力情况、有无并发症及治疗效果。

2.知识掌握情况　评估病人对出院后康复知识的掌握情况,是否了解出院后饮食、活动与休息、药物、复查等知识,是否了解出现哪些症状应立即就诊。

3.心理-社会状况　评估病人有无可利用的社会支持资源、家属对病人出院后康复的配合度、病人有无自我管理的能力等。

二、护理健康教育重点

(一)术前重点

1.心理护理指导

(1)常见术前心理反应:腹腔镜手术是一种微创手术。从作出手术决定到手术的这段时间,绝大多数病人会因手术时间的临近而对手术产生恐惧、焦虑、紧张、悲观、忧郁等不良心理。这会对麻醉和手术造成一定程度的干扰而影响疗效,增加术后并发症发生的风险。

（2）术前心理调适指导:首先,护士应根据病人的年龄、文化程度、民族、职业、性格等特点,结合病情,用通俗易懂的语言讲解疾病的相关知识,尤其是术前的准备内容,使病人对即将经历的一系列治疗过程有所了解。其次,应针对病人的具体情况介绍相似病人与其交流,给予病人精神上的支持和鼓励,消除思想顾虑,使其主动接受腹腔镜手术治疗。最后,应与家属加强沟通,减轻和消除悲观情绪,使病人保持良好的精神状态以迎接手术,增强治愈信心。

2.营养支持　术前应指导病人进食高蛋白、高热量、高维生素、低脂肪、易消化的食物,如鱼、瘦肉等;对不能进食者,遵医嘱给予静脉输液,必要时输血浆或全血,以纠正贫血和低蛋白血症,提高其对手术的耐受性。对于择期手术、无严重营养不良及器官功能障碍的病人,术前可不进行营养支持。

3.胃肠道准备　禁食、清洁灌肠,时间和方法同开腹手术,详见相应疾病章节。

4.呼吸道准备　腹腔镜手术中需将 CO_2 气体注入腹腔,形成气腹,达到术野清晰并保证腹腔镜手术操作所需空间的目的。CO_2 弥散入血可致高碳酸血症和呼吸抑制,故术前应指导病人进行呼吸功能锻炼,如深呼吸、吹气球、有效咳嗽咳痰等训练,以增加肺活量。告知病人戒烟和避免感冒,以减少呼吸道分泌物,利于术后早日康复。

5.手术区皮肤准备　腹腔镜手术的进路多在脐部附近,告知病人保持脐部清洁的重要性,指导病人用肥皂水清洗脐部,脐部污垢可用松节油或液状石蜡清洁,切忌使皮肤破损。

（二）术后重点

1.体位指导　指导病人取舒适体位,有节律地深呼吸,达到放松和减轻疼痛的效果。

2.饮食指导　告知病人禁食的原因及胃肠外营养供给的重要性。术后若经口进食,则向病人介绍进食的种类和方法。告知病人进食量可依据个人要求而定。注意少食产气食物,忌生冷、坚硬和刺激性食物。

3.疼痛护理指导　告知病人术后疼痛变化的一般规律,鼓励病人主动表达疼痛时的感受。

4.引流管护理指导　告知病人引流管的重要性,在翻身、下床活动时,应注意保持引流管通畅,防止脱落。告知病人引流管的正确固定方法和放置位置,以及不慎脱落时的紧急处理措施。

5.活动指导　指导病人早期活动,进行功能锻炼。术后麻醉消失后,即可开始在床上进行四肢活动,练习深呼吸、咳嗽等动作。术后第1天,以床上活动为主,包括翻身、坐起、下肢踝泵运动等;第2天鼓励病人下床活动;第3天起可以在床旁站立、走动。此过程应循序渐进,逐日增加活动量,病人根据自己的适应情况自行调整,护士主要起到督促、协助和鼓励的作用。

6.术后并发症防护指导

(1)出血:与气腹针进入腹腔时用力过猛,致腹主动脉、下腔静脉、髂动脉、髂静脉等损伤,或血管结扎不牢,术后血压升高等因素有关。护士应密切观察血压、脉搏和全身变化,以及切口出血、切口渗出液等局部情况。如有异常,应及时报告医师,做好输血、补液、再次手术的准备。及时安抚病人和家属,减轻恐惧情绪。

(2)电极板皮肤烫伤:与单次电凝时间过长、电凝强度过高、机器本身故障、电极板安置不当、电极板与人体接触面积过小等因素有关。病人从手术室安返病房后,护士要检查背部及大小腿有无烫伤,做好病人的心理护理,防止受伤部位继续受压。

(3)下肢静脉炎:与气腹造成下腔静脉压力升高、回流受阻,手术时头高足低位等因素有关。告知病人静脉炎发生的原因,做好局部湿热敷。指导病人抬高患肢,减轻肿胀与疼痛。

(4)肩部及双下肢酸痛:可能由气腹压力过高或膈下积聚CO_2刺激膈神经所致,也可能与腹腔内输入CO_2的温度过低有关。指导病人用温水泡双脚、擦澡等,加快局部血液循环,促进局部代谢产物的排泄,通常1～2天后可缓解。

(5)皮下气肿:与气腹针未完全置入腹腔(即在腹膜外间隙)就开始注入CO_2气体,或气腹压力过高、气腹时间过长(超过6小时)等因素有关。皮下气肿较轻者,护士可指导病人进行热敷,以促进吸收及消散;皮下气肿较重者,应告知病人小切口驱除处理的方法,以取得病人的配合。如不治疗,一般24小时后可自行消退。

(6)高碳酸血症及酸中毒:与CO_2气腹压力超过15 mmHg,发生皮下气肿后CO_2继续吸收,年老体弱者血液循环较差,手术时间过长,气腹导致下肢静脉血回流受阻,酸性产物堆积等因素有关。应告知病人并发症发生的原因,解释碱化尿液、吸氧等处理措施。在病人恢复神志及知觉后,应鼓励病人早期活动,抬高下肢并进行热敷,以促进CO_2及酸性产物的吸收和消散。

第三节　健康教育案例

【案例一】

病人,女性,47岁,本科文化程度,因"便血3月余"而入院。病人3个月前无明显诱因下出现大便带血、大便性状改变,至我院就诊。行肠镜检查:距肛缘6 cm直肠见菜花样肿块,质地脆,触之易出血。肠镜病理检查提示:直肠腺癌。为进一步诊治,拟以"直肠癌"收住我科。体检:贫血貌,腹平软,腹部未扪及明显包块,左下腹轻度压痛,无反跳痛。病人无肿瘤家族史,既往无高血压、糖尿病等病史。完善相关检查后拟行腹腔镜下直肠癌根治术。护士小李通过沟通了解到该病人自行在百度网站搜索腹腔镜手术相关知识,重点想了解术前如何进行胃肠道准备及术后康复内容。该病人主要的健康问题是什么?如何实施护理健康教育?

(一)护理健康教育评估

1. 健康史　该病人属于中年人,本科文化程度,无高血压病史及吸烟嗜酒等不良嗜好。家族成员中无家族腺瘤性息肉病、大肠癌病人。

2. 身体状况　病人术前大便性状改变伴便血,贫血貌。

3. 心理-社会状况　病人文化程度高,求知欲强烈,已通过自己的努力搜索腹腔镜手术相关知识,重点想了解术前如何进行胃肠道准备及术后康复内容。

该病人存在的主要健康问题是知识缺乏,缺乏腹腔镜手术胃肠道准备与术后康复等知识。

健康教育的重点是加强腹腔镜围手术期康复知识的指导。

(二)护理健康教育重点

1. 入院1~2天　护士小李让病人观看科室自制的"腹腔镜手术科普宣教"视频,使用通俗易懂的语言向病人讲解腹腔镜手术的基本技术、适应证与禁忌证、围手术期配合要点等,让病人了解腹腔镜手术的优点。与病人沟通,了解其在网上搜索得到的信息的真实性和正确性,教会病人用批判性思维看待网络信息。

2. 术前1~3天　指导病人进低渣饮食,术前1天晚12点后禁食、禁水。术前1天进行肠道清洁,可采用口服导泻法和清洁灌肠法。

3. 术后至出院前1天　告知病人腹腔镜手术后的配合要点,包括活动与休息、饮食、疼痛、造口护理等。

4.出院当天　叮嘱病人出院后3~6个月进行门诊复查。居家期间,根据恢复情况调节饮食,宜进食高膳食纤维、高维生素食物,有造口时需注意不宜进食含过多膳食纤维及易胀气的食物,并告知病人可参加医院举办的造口联谊会,交流生活经验和体会。保持心情舒畅,尽可能融入正常的社交与工作。

【案例二】

病人,男性,52岁,身高172 cm,体重65 kg,本科,公务员。因"上腹部疼痛不适2月余"而入院。病人2个月前开始出现上腹不适、疼痛、食欲减退,有反酸、嗳气,服抗酸药后无明显好转,2个月体重下降3 kg,查纤维胃镜示胃癌。家庭成员无胃癌病人。入院后,拟行腹腔镜下胃癌根治术。护士小赵夜间巡视病房时发现病人在病床上翻来覆去,难以入眠。通过沟通了解到病人担心疾病愈后差,从而导致情绪低落,辗转难眠。该病人主要的健康问题是什么?如何实施护理健康教育?

(一)护理健康教育评估

1.健康史　该病人为公务员,本科文化程度。家族成员中无胃癌病人。

2.身体状况　病人2个月前开始出现上腹不适、疼痛、食欲减退,有反酸、嗳气,体重下降。

3.心理-社会状况　病人担心疾病愈后,情绪低落,睡眠不佳。

该病人存在的主要健康问题是有焦虑情绪,与对癌症治疗缺乏信心及担心预后有关。

健康教育的重点是加强心理护理。

(二)护理健康教育重点

1.护士小赵选择合适的时间与病人进行良好的沟通和交流,观察病人的情绪变化,鼓励其倾诉内心需求,缓解不良情绪。

2.病人认为胃癌是绝症,护士小赵帮助病人纠正这一错误观念,向其讲解该疾病的相关知识,并告知情绪变化与胃肠功能之间的联系,帮助其减轻悲观情绪。

3.护士小赵积极联系病人家属,与其配合,共同帮助病人保持生存欲望,缓解病人负性情绪,提高配合治疗程度。

4.介绍相似的病人与其交流,给予病人精神上的支持和鼓励,树立战胜疾病的信心。

5.讲解腹腔镜手术的相关知识及腹腔镜手术的优点("一小三少一快",即手术切口小,术后出血少、疼痛少、并发症少,身体恢复快),使病人以良好的精神状态迎接手术。

6.两天后病人乐观接受手术,并主动告诉护士小赵要为有需要的病友进行同伴教育。

参 考 文 献

[1][印]帕拉尼维鲁·C主编等.腹腔镜手术图谱[M].彭承宏,沈柏用,邓侠兴,主译.沈阳:辽宁科学技术出版社,2012.

[2]欧梦川,杨显金,王崇树.腹腔镜在急腹症中的应用现状及进展[J].中国普外基础与临床杂志.2016,23(3):378-382.

[3]池畔,李国新,杜晓辉.腹腔镜结直肠肿瘤手术学[M].北京:人民卫生出版社,2013.

[4]樊知遥,张光永,闫治波.腹腔镜切口疝修补术的现状及研究进展[J].腹腔镜外科杂志.2017,22(2):151-157.

[5]Iavazzo C, Gkegkes I D. Cost-benefit analysis of robotic surgery in gynaecological oncoloy[J]. Best Practice & Research Clinical Obstetrics & Gynaecology, 2017, 45:7-18.

[6]李乐之,路潜.外科护理学[M].5版.北京:人民卫生出版社,2014.

[7]侯宝莲.快速康复外科在腹部外科手术护理中的应用进展[J].中华损伤与修复杂志(电子版),2019,14(3):235-237.

[8]Sharma P, Sharma R. miRNA-mRNA crosstalk in esophageal cancer:From diagnosis to therapy[J]. Critical Reviews in Oncology/Hematology,2015,96(3):449-462.

第三章　胃肠外科加速康复护理

第一节　加速康复外科相关知识

加速康复外科(enhanced recovery after surgery,ERAS)以循证医学证据为基础,以减少手术病人的生理和心理的创伤应激反应为目的,通过外科、麻醉、护理、营养等多学科协作,对围手术期处理的临床路径予以优化,从而能够减少围手术期应激反应及术后并发症,缩短住院时间,促进病人康复。ERAS 由丹麦哥本哈根大学 Henrik Kehlet 教授于 1997 年提出,经过 20 多年的临床应用,ERAS 已在外科、麻醉、护理等众多领域取得了显著的成绩。

一、概述

ERAS 是指为使病人快速康复,在围手术期(术前、术中和术后)采用一系列经循证医学证据证实有效的优化处理措施,其核心是减少手术、麻醉对病人生理及心理的创伤和应激,减少并发症,达到术后快速康复的目的。ERAS 可减少手术创伤和应激,降低手术并发症发生率,缩短住院时间,降低住院费用,提升医疗服务质量,节约医疗资源,促进医患关系和谐。ERAS 对病人术后免疫功能的恢复有明显促进作用,可加快病人术后白细胞计数、免疫球蛋白及补体 C3 的恢复。它是围手术期护理和临床实践模式的一种转变,也是目前外科手术中广泛应用的一种以病人为中心的一体化管理模式。

二、国内外发展现状

Henrik Kehlet 团队最早将加速康复外科理念应用于结直肠手术,正式提出 ERAS 理念,他们是加速康复外科早期的倡导者和实践者。欧美国家开展了大量的 ERAS 在外科领域应用的研究,其中以在结直肠疾病中的应用最为经典。Wind 等提出的加速康复外科方案也成为当前 ERAS 的基本要点,并逐步拓展应用到普通外科的几乎所有手术及心胸外科、妇产科、泌尿外科和骨科等外科专业领域。

2007年,加速康复外科首次被黎介寿院士引入中国,随后逐渐被外科、麻醉和护理等领域人员所重视。国内先后成立了加速康复外科学组或协作组,举办了中国第一届加速康复外科学术年会暨中国加速康复外科协作组成立大会,我国也成为全球第三个召开ERAS学术大会的国家。国家卫生和计划生育委员会医管中心从国家层面成立了加速康复外科专委会。在国家卫生健康委员会的大力倡导下,我国部分三级综合性公立医疗机构已经开始以循证为依据开展加速康复外科实践。目前,我国已经成立了多个全国性加速康复外科学会,并发布了多个专业领域的加速康复外科指南与共识,这标志着我国加速康复外科应用逐步走向规范化与规模化。

三、主要内容

加速康复外科的核心内容是以循证医学证据为依据,多学科合作,从而改善疾病预后,缩短围手术期住院时间,减少并发症。

(一)多学科协作团队

基于多学科团队协作的诊疗和照护模式(multidisciplinary team/treatment,MDT)已经成为国际医学领域重要的模式之一。加速康复外科的多学科协作不仅包括外科医生、麻醉师、康复治疗师和护士的参与,也包括病人及家属的积极参与。

加速康复外科对健康宣教提出了很高的要求,宣教内容包括病人入院时熟悉病区环境和医护人员、及时了解病情变化和诊疗进展、掌握手术前后的注意事项和康复锻炼方法,以及出院标准和出院后的后续康复等。宣教形式除了传统的护士口述和纸质宣教材料外,还包括使用视频、移动客户端等。

(二)加速康复外科围手术期全程管理方案

加速康复外科围手术期全程管理方案的内容涵盖术前、术中和术后三个方面。

术前方案以优化器官功能状态、使病人处于最佳状态为目的。主要内容包括:提供多种形式的健康教育;常规戒酒4周,戒烟2周;术前访视与评估病人是否具备进入ERAS路径的基础和条件;给予营养支持,避免长时间禁食、禁水;避免机械性灌肠,视情况选择短程的肠道准备;预防性使用抗生素;预防深静脉血栓;减少术前用药等。

术中方案以实现最佳的术中管理为目的,包含术中保暖、目标导向性补液、短效麻醉药、中胸段硬膜外麻醉、减少引流管道的放置等措施。

术后方案以实现最佳的术后康复为目的,包含术后早期下床活动、早期恢复经口进食、早期拔除引流管、避免过度输液、预防恶心呕吐等措施。

贯穿整个围手术期的加速康复策略还包括疼痛护理指导、营养支持、心理护理、呼吸道管理、深静脉血栓防治等。

我国作为人口大国,所承担的医疗负担极重,如何在提升病人医疗效果的基础上将医疗负担最小化一直是研究的热点问题之一,而 ERAS 极有可能是解决这一问题的关键技术,未来应多开展该方面的研究。目前,针对 ERAS 对病人后期康复(出院至恢复正常功能和生活质量)的研究较少,未来的研究应多聚焦于 ERAS 项目对病人短期和长期生活质量的随访影响。此外,鉴于临床实践的复杂性及病人的个体差异性,实施 ERAS 过程中不可一概而论,应结合病人、诊疗过程、科室和医院的客观实际情况,不可简单、机械地理解和实施 ERAS。开展 ERAS 过程中应注重缩短病人住院日,降低医疗支出,同时更应注重降低再住院率,秉承"安全第一、效率第二"的基本原则,更为健康、有序地开展和实施 ERAS。

第二节　胃肠外科加速康复护理

一、护理健康教育评估

(一)术前评估

1.健康史　评估病人的年龄、文化程度、职业、饮食习惯等一般情况,及重要脏器功能、手术史、过敏史等既往史情况。

2.身体状况　评估病人疾病的阳性体征,了解相关检查结果,有无营养不良、电解质失衡、贫血等全身症状与体征。

3.心理-社会状况　评估病人对手术的了解程度,是否存在焦虑、担心预后等心理,评估病人及家属对手术所需医药费用的承受能力,了解家属对病人的心理支持状况。

(二)术后评估

1.手术情况　了解病人术中采取的手术和麻醉方式,手术过程是否顺利,术中有无输血及输血量。

2.身体状况　观察病人的生命体征是否平稳,疼痛程度和频率,管道情况及引流液,有无发生术后不适及相关并发症。

3. 心理-社会状况　了解病人术后的心理适应程度,生活能否自理,是否依从活动、饮食等指导。

(三)出院准备度评估

1. 身体状况　评估病人身体恢复情况,生活自理能力情况,有无并发症及治疗效果。

2. 知识掌握情况　评估病人对出院后康复知识的掌握情况,是否了解出院后饮食、活动与休息、药物、复查等相关知识,是否明确出现哪些症状应立即就诊。

3. 心理-社会状况　评估病人有无可利用的社会支持资源,家属对病人出院后康复的配合度,病人有无自我管理的能力。

二、护理健康教育重点

(一)术前重点

1. 沟通与宣教　可通过口头表达、书面表达或视频等多种方式介绍胃肠外科加速康复围手术期总体计划和安排,有助于病人做好充分的心理准备,树立信心。

2. 营养管理　运用营养风险筛查表对病人进行营养风险筛查,医护人员根据筛查结果合作制定营养治疗方案。首选肠内营养支持治疗,必要时辅以肠外营养。

3. 饮食指导

(1)无梗阻的病人术前可进高蛋白、高维生素、高热量、易消化的饮食,注意少食多餐。疑有胃十二指肠损伤、溃疡出血、完全性幽门梗阻者,告知其因病情需要必须禁食、禁水,由静脉注射补充足够的热量。必要时输血浆或全血,以改善病人的营养状况,提高其对手术的耐受性。

(2)术前 6 小时禁食,6 小时之前可进食淀粉类固体食物(牛奶等乳制品的胃排空时间与固体食物相当),术前 2 小时禁水,2 小时之前可饮用清饮料,包括清水、糖水、无渣果汁、碳酸类饮料、清茶和黑咖啡(不含奶),不包括酒精类饮品。若病人无糖尿病病史,可根据医嘱给予病人手术前 2 小时饮用 400 mL 含 12.5% 碳水化合物的饮料,减缓饥饿、口渴和焦虑情绪。对存在胃肠功能紊乱(如消化道梗阻、胃食管反流或胃肠道手术史等)的病人应进行个体化处理。

4. 肠道准备　包括结直肠手术在内的腹部手术病人不推荐常规进行机械性肠道准备,防止病人液体及电解质的丢失。术前机械性肠道准备仅适用于需要术中结肠镜检查或有重度便秘的病人。对于左半结肠及直肠手术,根据情况可选择性进行短程的肠道准备。

5.安全评估

(1)心理评估:定期评估病人的心理状况,因知识缺乏而引起焦虑者,应重点满足其获取知识的心理需要,认真解答病人的疑问。根据病人的认知水平,采用卡片、多媒体、展板等不同的形式告知病人治疗和康复的相关信息,鼓励病人参与围手术期自我管理。必要时请心理科医生进行会诊。

(2)肺功能评估:通过肺功能测试、心肺功能运动试验等方法进行肺功能评估。对高危病人采取戒烟(至少 2 周)、制订呼吸锻炼计划、指导病人进行有效咳嗽、胸背部叩击、吹气球和缩唇呼吸等方法,帮助病人保持呼吸道通畅,及时清除呼吸道分泌物,提高肺功能,减少术后呼吸系统并发症。

(3)血栓风险评估:采用血栓风险评估工具进行术前血栓风险评估,根据评估结果指导病人活动、物理治疗或遵医嘱使用抗凝药物。

6.术前活动 术前 1 天可以正常步行活动,活动量以病人不感觉疲惫为宜。可予以床上功能锻炼,行抬臀及踝泵运动,每日 3～4 次,每次 20 个。

7.个人准备 指导病人于术前 1 天下午或晚上淋浴,保持腹部皮肤及脐部清洁。向病人解释术前备皮的重要性,若毛发影响手术操作,则手术前应予以剃除,若毛发细小,可不必剃毛;备皮时注意保护病人隐私。

(二)术后重点

1.疼痛护理指导 有效的疼痛护理指导以评估和及时响应为基础。鼓励病人主动表达疼痛时的感觉,可采用视觉模拟量表评估术后疼痛程度。当疼痛评分≥3 分时,遵医嘱使用镇静止痛药物,告知病人药物使用的注意事项;当疼痛评分<3 分时,给予病人非药物措施,如听音乐、放松与想象、心理疏导等。重复评估疼痛,了解是否达到有效的镇痛效果。

2.管道护理指导

(1)鼻胃管:择期腹部手术的病人不推荐常规放置鼻胃管减压,若使用鼻胃管,可在术中留置,如吻合满意,则在术后 24 小时内拔除,需在拔除鼻胃管前排除出血、吻合口瘘和胃排空障碍等风险。

(2)腹腔引流管:择期腹部手术的病人不推荐常规放置腹腔引流管。行全胃和近端胃切除术者,可在术中留置腹腔引流管,若引流液清亮且少于 100 mL/d,吻合口血运及张力良好,在排除腹腔感染和出血风险后,可于术后 2～3 天拔除。对于存在吻合口漏的危险因素(如血运差、张力大、感染、吻合不满意等情形)者,建议留置腹腔引流管。术后在排除吻合口漏与感染的情况下,应早期拔除腹腔引流管。

(3)导尿管:一般 24 小时后应拔除导尿管。行经腹低位直肠前切除术的病人可留置导尿管 3～5 天。保留导尿管期间，按照常规进行导尿管护理，以减少泌尿系统感染。

（4）管道维护：①妥善固定：每根引流管均予以二次固定，防止意外滑脱或拔管。②严密观察：严密观察引流液的量、颜色和性状，及时查看腹部体征及引流管口周围皮肤的情况，保持引流管口皮肤完好，防止引流液渗出腐蚀皮肤。③保持通畅：妥善放置各引流管，避免扭曲、折叠和受压，保持引流通畅。④拔管后护理：协助医师做好拔管后引流管口的护理工作，保持敷料清洁、干燥、无渗出液，观察病人拔管后的病情变化，如是否有发热、腹痛等发生。

3.饮食指导　择期腹部手术的病人术后应尽早恢复经口进食、饮水及早期口服辅助营养制剂，以促进肠道运动功能的恢复。术后早期经鼻肠管行肠内营养时，应遵循由少到多、由慢到快的原则，输注过程中床头抬高 35°～45°，每隔 4 小时用温开水冲管一次。拔除胃管后可试饮水，如无不适，由流质饮食过渡到半流质饮食，摄入量根据胃肠耐受量逐渐增加。当经口能量摄入少于正常量的 60% 时，应鼓励添加口服肠内营养辅助制剂，出院后可继续口服肠内营养辅助制剂。有发热征象或吻合口瘘、肠梗阻及胃排空障碍风险的病人，不主张早期进食。

4.活动指导　实现早期下床活动应建立在术前宣教、多模式镇痛以及早期拔除鼻胃管、尿管和腹腔引流管等各种导管特别是病人配合的基础之上。术后清醒即可取半卧位或在床上活动四肢，无须去枕平卧 6 小时；术后第 1 天即可开始下床活动，建立每日活动目标，逐日增加活动量。

（1）活动前评估：评估心率、血氧饱和度和血压，并倾听病人主诉。

（2）活动前准备：在床边坐立 3 分钟，若无不适主诉，协助病人在床边站立 3 分钟；若无直立不耐受，协助病人在病室内行走。

（3）术后第 1 天：第一次下床活动由责任护士辅助，并登记其活动量。起床行走每次 10 分钟，每日 2～4 次。每次活动量根据病人自身情况来确定，若病人下床时感到头晕，则活动时间要推迟。

（4）术后第 2 天至出院前：根据病人情况逐渐增加活动量，每次可活动 20～30 分钟，每日 5 次以上。

以上内容均需要根据病人的情况予以个体化指导，活动时要做好伤口保护并有家属陪伴。老年病人，特别是伴有心肺功能障碍的病人，更推荐早期下床活动。

5.深静脉血栓栓塞症的预防

（1）根据血栓风险评估结果采取预防措施，包括基本预防、物理预防和药物治疗。

（2）遵医嘱皮下注射抗凝药物的病人需选择合适的注射部位，首选腹部和三角肌下缘，用药后需观察是否有出血发生。

6.识别术后并发症,做好预防和护理　详细内容见具体疾病章节。

(三)出院指导及随访

1.对于已恢复半流质饮食或口服营养辅助制剂、无须静脉输液治疗、口服镇痛药物可良好止痛、伤口愈合佳、无感染迹象、器官功能状态良好、可自由活动、同意出院的病人,应做好相应的出院指导。

2.完善随访应诊系统,包括电话、微信等,当术后30天内回家康复的病人病情发生变化时,便于为其提供最及时的处理。

第三节　健康教育案例

【案例一】

病人,男性,43岁,因"反复上腹部疼痛3年加重1个月"而入院,经相关辅助检查,拟以"胃癌"收治入胃肠外科。在全麻下行腹腔镜辅助下胃癌根治术,术后安返病房。遵医嘱予以一级护理,持续吸氧2 L/min,心电监护,给予抗炎、止血、补液、营养支持治疗,留置胃管、鼻肠管、导尿管和2根腹腔引流管,各引流管均妥善固定,保持引流通畅。病人术后生命体征平稳,精神状态一般,使用镇痛泵止痛,术后疼痛评分2分。次日,责任护士小张到病人床边指导病人床上坐起,为下床活动做准备,病人及家属得知后拒绝下床活动,认为应该卧床静养,下床活动会让身体恢复得更慢。护士小张应该怎样进行健康教育,才能让病人早期下床活动呢?

(一)护理健康教育评估

1.健康史　病人有吸烟史20年,有咳嗽、咳痰的症状。

2.身体状况　病人术后生命体征平稳,使用止痛泵止痛,各引流管均引流通畅、妥善固定。

3.心理-社会状况　病人高中学历,具有良好的沟通、理解能力,但病人及家属缺乏术后活动相关知识,对术后早期活动的认知有偏差。

该病人现在主要的问题是知识缺乏,缺乏术后早期活动的相关知识。

健康教育的重点是强化术后早期下床活动知识宣教。

(二)护理健康教育重点

1.入院当天　指导病人戒烟,告知病人长期吸烟会导致呼吸道分泌物增多,易出现刺激性咳嗽,术后牵扯手术伤口,不仅引起疼痛,还导致呼吸道分泌物不易排出,增加肺部感染的概率。

2.术前宣教　根据病人的认知水平,护士小张利用宣教视频向病人讲解疾病相关知识及术前准备内容。指导病人术后在床上活动的方法,如演示踝泵运动,讲解术后早期床上及下床活动对预防深静脉血栓的重要性。术前一天指导病人做适量活动,晚上保证充足的睡眠,为次日的手术做好准备。

3.手术当天　病人术后清醒,生命体征平稳,护士可协助病人进行床上活动,再次宣教早期活动的益处。

4.术后第1天　护士小张首先评估病人的生命体征,告知病人生命体征平稳,讲解早期下床活动可以预防肠粘连,防止下肢深静脉血栓形成和压力性损伤的发生,有利于引流管的引流,促进伤口愈合及胃肠功能恢复。动员家属鼓励病人下床活动,增加病人的信心。检查病人身上引流管是否妥善固定,向家属讲解病人下床时管道固定的方法及注意事项。护士小张和家属一起帮助病人先在床边坐起,后在床边站立,若无头晕等不适,可在室内行走10分钟。认可病人为恢复健康做出的努力,对积极配合治疗给予表扬。

5.术后第2天至出院前　逐渐增加病人的活动量,每次可行走20分钟,每日3～5次。

6.出院指导　告知病人居家康复期间勿做重体力劳动,适量进行有氧运动,如散步、打太极拳等,注意劳逸结合。

【案例二】

病人,男性,75岁,近半年无诱因逐渐出现大便性状改变,伴反复便血,渐进性消瘦,未重视,查肠镜示直肠癌,收治入胃肠外科。医生通知病人2天后行腹腔镜辅助下直肠癌根治术,手术需要切除肛门,行肠造口术。病人得知后情绪激动,无法接受。护士小张应该怎么做才能够帮助该病人更好地配合治疗并接受手术?

(一)护理健康教育评估

1.健康史　该病人年龄偏大,小学文化程度,务农,喜吃辛辣食物,既往无手术史,无吸烟、饮酒史。

2.身体状况　病人身体消瘦,营养缺乏,已完善相关检查。

3.心理-社会状况　病人缺乏直肠癌相关知识,不能接受切除肛门行肠造口术,表现出明显的焦虑情绪。病人的儿女对其治疗抱有较大希望,能够积极配合医护人员。

该病人现在主要的问题是存在焦虑情绪,与疾病知识缺乏、无法接受肠造口有关。

健康教育的重点是加强知识宣教,强化心理支持。

(二)护理健康教育重点

1.入院当天　热情接待病人及家属,介绍病区环境,介绍主管床位的医生和护士。通过播放宣教视频及发放手册的方式向病人及家属讲解直肠癌的相关知识,介绍手术方法及围手术期配合要点,鼓励病人参与围手术期自我管理,请同病室的病友进行现身说教,帮助病人建立应对疾病的信心。

2.术前　评估病人的心理状态,该病人有明显的焦虑情绪,不接受手术。护士耐心地倾听病人诉说,找出焦虑的原因。结合图片、视频向病人讲解直肠癌的治疗方法,指出手术是最佳的治疗方式,邀请病区内行肠造口术恢复良好的病人进行现身说教。利用造口模型结合视频讲解造口的相关知识及护理方法,让病人尝试佩戴造口袋,袋内装 100 mL 清水,模拟佩戴造口袋的体验,增加病人的接受度。鼓励家属多给予病人情感支持。术前 1 天了解病人的焦虑、紧张情绪的程度,给予心理安慰,缓解病人的焦虑情绪,告知病人保持充足的睡眠、良好的精神状态有利于手术的进行。

3.术后　术后第 1 天,护士结合视频向病人及家属讲解造口相关知识。术后第 2 天,邀请家属协助护士对病人造口进行护理。术后第 4 天,鼓励家属为病人更换造口袋,护士在旁边耐心地给予指导。邀请病区内行肠造口术恢复良好的病人与王大爷交流,给予同伴教育,增加其应对疾病的信心。

4.出院当天　发放造口护理手册,结合手册进行出院宣教。邀请病人及主要照顾者进入造口群,定期在群内推送宣教知识并进行在线答疑。嘱咐病人要保持乐观的心态,在不劳累的情况下参加适量的体育锻炼和社交活动。告知病人复诊的时间和定期至造口护理门诊随访的重要性。

参 考 文 献

[1]中华医学会肠外肠内营养学分会加速康复外科协作组.结直肠手术应用加速康复外科中国专家共识(2015 版)[J].中华普通外科学文献(电子版),2015,9(5):335－337.

[2]中国加速康复外科专家组.中国加速康复外科围手术期管理专家共识(2016)[J].中华外科杂志,2016,54(6):413－418.

[3]余佩武,江志伟,郝迎学,等.胃癌胃切除手术加速康复外科专家共识(2016 版)

[J].中华消化外科杂志,2017,16(1):14－17.

[4]刘成媛,乔琼,罗梦丹,等.加速康复外科的应用研究进展[J].护理研究,2019,33(2):261－264.

[5]中华医学会外科学分会,中华医学会麻醉学分会.加速康复外科中国专家共识暨路径管理指南(2018)[J].中华麻醉学杂志,2018,38(1):8－13.

[6]中华医学会外科学分会,中华医学会麻醉学分会.加速康复外科中国专家共识暨路径管理指南(2018):胃手术部分[J].中华麻醉学杂志,2018,38(1):24－28.

[7]Chan M Y, Foo C C, Poon J TC, et al. Laparoscopic colorectal resections with and without routine mechanical bowel preparation: A comparative study[J]. Annals of Medicine and Surgery, 2016, 9:72－76.

[8]中华医学会外科学分会,中华医学会麻醉学分会.加速康复外科中国专家共识及路径管理指南(2018版)[J].中国实用外科杂志,2018,38(1):1－20.

[9]Sugisawa N, Tokunaga M, Makuuchi R, et al. A phase Ⅱ study of an enhanced recovery after surgery protocol in gastric cancer surgery[J]. Gastric Cancer,2016,19(3):961－967.

[10]黎介寿.对 Fast-track Surgery(快通道外科)内涵的认识[J].中华医学杂志,2007,87(8):515－517.

第四章 胃十二指肠溃疡

第一节 疾病相关知识

胃十二指肠溃疡(gastroduodenal ulcer)是指胃、十二指肠黏膜的局限性圆形或椭圆形的全层黏膜缺损,其形成与酸性胃液对黏膜的消化作用有关,故又称消化性溃疡。消化性溃疡分为胃溃疡(gastric ulcer,GU)和十二指肠溃疡(duodenal ulcer,DU),若两者同时存在,则称为复合性溃疡。大多数病人经药物治疗后溃疡可愈合,预后良好,但复发率较高。

一、病因

胃十二指肠溃疡的发病是多种因素综合作用的结果,其中最重要的是幽门螺杆菌感染、胃酸分泌异常及黏膜防御机制被破坏。

1.幽门螺杆菌感染　　大多数胃十二指肠溃疡病人被检出幽门螺杆菌感染。幽门螺杆菌破坏胃黏膜上皮细胞与黏膜屏障功能、损害胃酸分泌调节机制、引起胃酸分泌增多,是导致溃疡发生的重要原因。

2.胃酸分泌过多　　溃疡只发生在经常与胃酸相接触的黏膜处。胃酸过多,激活胃蛋白酶,可使胃十二指肠黏膜发生"自身消化"。十二指肠溃疡除可能与迷走神经张力及兴奋性过度增高有关外,亦可能与壁细胞数量增多及壁细胞对胃泌素、组胺、迷走神经刺激的敏感性增高有关。

3.胃黏膜屏障被破坏　　非甾体类抗炎药如肾上腺皮质激素、胆汁酸盐、酒精、咖啡因等可破坏胃黏膜屏障,引起胃黏膜水肿、出血、糜烂,甚至溃疡。长期使用非甾体类抗炎药物者胃溃疡的发生率显著增高。

4.其他因素　　包括遗传、吸烟和心理压力等。

二、疾病分型

胃溃疡多发生于胃小弯,胃角最多见,胃大弯和胃底少见。十二指肠溃疡常发生在球部,球部以下发生的溃疡称为球后溃疡。典型的溃疡呈圆形或椭圆形,可深达黏膜肌层,边缘增厚、水肿。若溃疡向深层侵蚀,可引起出血或穿孔。幽门处较大溃疡愈合后可形成瘢痕,导致胃的出口狭窄。

根据发生的部位和胃酸的分泌量,胃溃疡可分为 4 型。Ⅰ型:最为常见,占 50%～60%,低胃酸,溃疡位于胃小弯角切迹附近;Ⅱ型:约占 20%,高胃酸,胃溃疡合并十二指肠溃疡;Ⅲ型:约占 20%,高胃酸,溃疡位于幽门管或幽门前;Ⅳ型:约占 5%,低胃酸,溃疡位于胃上部 1/3、胃小弯高位接近贲门处,常为穿透性溃疡,易发生出血或穿孔。

三、辅助检查

1. 实验室检查　胃十二指肠溃疡急性穿孔病人可出现血白细胞计数及中性粒细胞比值升高。胃十二指肠溃疡大出血病人早期由于血液浓缩,血常规变化不大,以后红细胞计数、血红蛋白值、红细胞比容均呈进行性下降。

2. 影像学检查

(1)X 线检查:约 80%胃十二指肠溃疡急性穿孔的病人腹部立位 X 线可见膈下新月状游离气体影。X 线钡餐检查可发现胃十二指肠溃疡部位有一周围光滑、整齐的龛影或十二指肠球部变形;幽门梗阻者可见胃扩大,24 小时后仍有钡剂存留。已明确为幽门梗阻者避免做此检查。

(2)血管造影:对胃十二指肠溃疡大出血病人行选择性腹腔动脉或肠系膜上动脉造影可明确病因与出血部位,并可采取栓塞治疗或动脉注射垂体加压素等介入性止血措施。

3. 内镜检查　胃镜检查是确诊胃十二指肠溃疡的首选检查方法,可明确溃疡部位,并可在直视下取活组织做幽门螺杆菌检测及病理学检查。对胃十二指肠溃疡大出血病人可明确出血的原因和部位,出血 24 小时内其阳性率可达 80%,超过 48 小时则阳性率下降。幽门梗阻者可见胃内大量潴留的胃液和食物残渣。

4. 诊断性腹腔穿刺　对于胃十二指肠溃疡急性穿孔临床表现不典型的病例,必要时可行腹腔诊断性穿刺检查以帮助诊断,穿刺抽出液可含胆汁或食物残渣。

四、临床表现

(一)胃十二指肠溃疡

1. 胃溃疡　主要表现为腹痛,腹痛多于进餐后 0.5～1 小时开始,持续 1～2 小时后消失。胃溃疡腹痛的节律性不如十二指肠溃疡明显。进食后疼痛不能减轻,有时反而加重,服抗酸药疗效不明显,易发生大出血、急性穿孔等严重并发症,约 5% 的胃溃疡病人可发生恶变。因此,对年龄较大,近期溃疡症状加重,伴食欲减退、消瘦、贫血者,应做 X 线钡餐或纤维胃镜等检查,以便早期确诊与治疗。

2.十二指肠溃疡 主要表现为餐后 3～4 小时发作的上腹部偏右钝痛或烧灼感,程度不等,右上腹可有压痛。腹痛的节律性明显,表现为饥饿痛或夜间痛,进食可使疼痛减轻,服抗酸药物可镇痛。腹痛具有周期性发作的特点,秋冬、冬春季好发,若发作期延长、缓解期缩短、腹痛程度加重,常提示病情加重。严重者可并发穿孔、出血或瘢痕性幽门梗阻。胃溃疡与十二指肠溃疡的比较见表 4-1。

表 4-1 胃溃疡与十二指肠溃疡的比较

内容	胃溃疡	十二指肠溃疡
疼痛性质	烧灼感或痉挛	钝痛、灼痛、胀痛及饥饿痛
疼痛部位	剑突下正中偏左	上腹正中或偏右
发作时间	进餐后 0.5～1 小时,夜晚疼痛少	进餐后 3～4 小时,夜间疼痛明显
持续时间	1～2 小时	至下次进餐缓解
一般规律	进食→疼痛→缓解	疼痛→进食→缓解

(二)胃十二指肠溃疡并发症

1.胃十二指肠溃疡急性穿孔

(1)症状:穿孔多突然发生于夜间空腹或饱食后,主要表现为突发性上腹部刀割样剧痛,并迅速波及全腹,以上腹部为重。病人疼痛难忍,并有面色苍白、出冷汗、脉搏细速、血压下降、四肢厥冷等表现,常伴恶心和呕吐。当腹腔内大量的渗出液稀释漏出的消化液时,腹痛略有减轻;继发细菌感染后腹痛可再次加重。

(2)体征:病人呈急性面容,表情痛苦,蜷曲位,不愿移动;腹部呈舟状;腹式呼吸减弱或消失;全腹有明显的压痛和反跳痛,以上腹部明显,腹肌紧张,呈"木板样"强直;肝浊音界缩小或消失,可有移动性浊音;肠鸣音减弱或消失。

2.胃十二指肠溃疡大出血

(1)症状:呕血和黑便是主要症状。多数病人只有黑便而无呕血,迅猛的出血则表现为大量呕血与紫黑色血便。呕血前病人常有恶心,便血前多突然有便意。呕血或便血前后常有心悸、眩晕、无力甚至昏厥。短期内失血量超过 400 mL 时,病人可出现面色苍白、口渴、脉搏快速有力、血压正常或略偏高的循环系统代偿征象。当失血量超过 800 mL 时,可出现休克症状,如烦躁不安、出冷汗、脉搏细速、呼吸急促、血压下降、四肢湿冷等。

(2)体征:腹部稍胀,上腹部可有轻度压痛,肠鸣音亢进。

3.胃十二指肠溃疡瘢痕性幽门梗阻

(1)症状:进食后上腹部饱胀不适,并出现阵发性胃痉挛性疼痛,伴嗳气、恶心、呕吐。呕吐反复发作是最突出的症状,特点是呕吐量大,一次 1000～2000 mL;呕吐物含大量宿食,带腐败酸臭味,不含胆汁;呕吐后病人自觉胃部舒适,故病人常自行诱发呕吐以缓解症状。长期呕吐导致营养不良,病人可有面色苍白、消瘦、皮肤干燥、弹性消失等表现。

(2)体征:上腹部可见胃型和胃蠕动波,用手轻拍上腹部可闻及振水音。

第二节　治疗与进展

新型制酸剂和抗幽门螺杆菌药物的应用使得大部分溃疡病人经内科治疗可以痊愈。外科治疗主要用于急性穿孔、出血、幽门梗阻、药物治疗无效的溃疡病以及恶变等情况。胃十二指肠溃疡急性穿孔是胃十二指肠溃疡的严重并发症,起病急、变化快,病情严重,需紧急处理,若诊治不当,可危及生命。胃十二指肠溃疡大出血是上消化道大出血最常见的病因,约占 50% 以上,其中 5%～10% 需要进行外科手术治疗。胃十二指肠溃疡病人可因幽门管、幽门或十二指肠球部溃疡反复发作形成瘢痕狭窄,合并幽门痉挛水肿而造成幽门梗阻。

一、手术治疗

1.适应证　外科治疗主要是针对胃十二指肠溃疡并发症进行处理:①胃十二指肠溃疡急性穿孔;②胃十二指肠溃疡大出血;③胃十二指肠溃疡瘢痕性幽门梗阻;④内科治疗无效的顽固性溃疡;⑤巨大胃溃疡,直径超过 2.5 cm 或高位胃溃疡;⑥胃溃疡疑有恶变;⑦胃十二指肠复合性溃疡。

2.手术方式　胃大部切除术是我国治疗胃十二指肠溃疡的首选手术方式。其治疗溃疡的原理是减少 G 细胞分泌的促胃液素所引起的体液性胃酸分泌,以及减少分泌胃酸、胃蛋白酶的壁细胞和主细胞数量。

胃大部切除术的切除范围为胃远侧 2/3～3/4,包括部分胃体、胃窦部、幽门和十二指肠球部的近胃部分。术式包括毕(Billroth)Ⅰ式胃大部切除术、毕Ⅱ式胃大部切除术和胃大部切除后胃空肠 Roux-en-Y 吻合术。

(1)毕Ⅰ式胃大部切除术:即在胃大部切除后将残胃与十二指肠吻合,多适用于胃溃疡。其优点是重建后的胃肠道接近正常解剖生理状态,胆汁、胰液反流入残胃较少,术后因胃肠功能紊乱而引起的并发症亦较少。

(2)毕Ⅱ式胃大部切除术:即在胃大部切除后将残胃与空肠吻合,十二指肠残端关闭。该术式适用于各种胃十二指肠溃疡,特别是十二指肠溃疡。术后溃疡复发率低,但吻合方式改变了正常的解剖生理关系,胆汁、胰液流经胃肠吻合口,术后发生胃肠道功能紊乱的可能性较毕Ⅰ式多。

（3）胃大部切除后胃空肠 Roux-en-Y 吻合术：即胃大部切除后关闭十二指肠残端，在距 Treitz 韧带 10～15 cm 处切断空肠，将残胃和远端空肠吻合，距此吻合口以下 45～60 cm 处将空肠与空肠近侧断端吻合。此术式可防止术后胆汁、胰液进入残胃。

二、非手术治疗

无严重并发症的胃十二指肠溃疡病人一般采用内科药物治疗，外科手术仅适用于发生并发症的病人。

1. 一般治疗　包括养成规律的饮食作息习惯、劳逸结合、避免精神高度紧张等。

2. 药物治疗　治疗消化性溃疡的药物可分为抗酸药和胃黏膜保护药两大类，常应用根除幽门螺杆菌的药物联合治疗。

（1）抗酸药：①制酸药物，进入胃后与胃液作用形成盐和水，降低胃酸浓度；②组胺 H_2 受体拮抗药，进入胃后竞争性结合 H_2 受体，使壁细胞胃酸分泌减少；③质子泵抑制药，可明显减少胃酸的分泌，抑制质子泵即 Na^+-K^+-ATP 酶的作用。

（2）胃黏膜保护药：①硫糖铝，是硫酸化二糖和氢氧化铝的复合物，进入胃后可在胃十二指肠黏膜尤其是溃疡面附着，形成保护膜；②胶体铋剂，除了具有黏膜保护作用外，还可抑制幽门螺杆菌。

（3）抗幽门螺杆菌药物：体外较多的抗生素对幽门螺杆菌有抗菌作用，但在体内则大多数无效，常用的有阿莫西林、庆大霉素、甲硝唑、替硝唑等。

3. 禁食与胃肠减压　胃十二指肠溃疡出现并发症者如不能立即手术，应禁食，进行胃肠减压。

4. 内镜治疗　消化性溃疡活动性出血和可见非出血性血管裸露可采用内镜下止血法，内镜治疗在初步止血和再出血预防方面的疗效优于单纯药物治疗，与单纯药物治疗相比，内镜治疗可减少手术需要，降低死亡率。经内镜治疗不易控制出血者需行手术治疗。

第三节　路径式健康教育

表 4-2　消化性溃疡病人路径式健康教育表

时间	事项	具体内容
入院第1天	检查和处置	1. 介绍：病室环境、住院须知、主管医生和责任护士 2. 测量：体温、脉搏、呼吸、血压和体重 3. 入院评估：健康史、社会文化状况、心理-社会状况、身体状况等 4. 安全教育：指导压力性损伤、烫伤、跌倒或坠床的相关预防措施 5. 协助清洁皮肤，更换病员服 6. 指导戒烟、戒酒 7. 交代留取化验标本的方法和时间 8. 协助办理就餐卡和订餐
	活动指导	1. 病区内适当活动，避免劳累 2. 保持充足睡眠 3. 积极行呼吸功能锻炼：深呼吸和有效咳嗽
	饮食指导	1. 进软食 2. 次日需空腹化验、检查，指导禁食、禁水
住院第2天至手术前1天	检查和处置	1. 晨起采集血、尿、便等标本 2. 检查指导：包括心电图、胸部 X 线、腹部超声、腹部 CT 或 MRI、胃镜、X 线钡餐等。护士指导各种检查的具体要求、注意事项、时间和安排，检查时适当增添衣服，避免着凉 3. 协助修剪指(趾)甲、剃胡须 4. 进行治疗和处置：备血(复查血型)、静脉输液、药物过敏试验等。必要时给予镇静催眠药，保证充足睡眠 5. 指导胃肠道准备 6. 医生、麻醉师交代手术事宜，家属签字 7. 配合手术室护士术前访视
	活动指导	1. 病区内活动 2. 积极行呼吸功能锻炼：深呼吸和有效咳嗽 3. 指导手术适应性训练
	饮食指导	1. 无并发症病人做完各种需空腹的化验、检查后可进半流食 2. 有并发症病人需禁食、禁水，实施胃肠减压，遵医嘱予以止血、洗胃等治疗
	休息指导	1. 评估病人的睡眠状况 2. 消除引起不良睡眠的诱因，创造安静、舒适的环境 3. 指导放松技巧 4. 适当增加白天活动，必要时遵医嘱予以镇静催眠药
	心理护理指导	1. 评估术前心理-社会状况 2. 介绍疾病及手术相关知识 3. 提供针对性的心理支持和疏导

续表

时间	事项	具体内容
手术当天	检查和处置	1.术晨:测量体温、脉搏和血压;洗漱,女病人勿化妆;皮肤准备;更换病员服,取下义齿、手表、首饰、眼镜等;术前用药;携带影像资料等;用平车护送入手术室 2.术中:麻醉、深静脉置管、静脉输液、留置胃管、鼻肠营养管、腹腔引流管及导尿等 3.术后:心电监护、血氧饱和度监测、氧气吸入、静脉输液、口腔护理、雾化吸入、会阴护理等
	安全指导	1.管道安全指导:保持引流管通畅,勿打折、扭曲和受压 2.有恶心等不适时,予以侧卧位,避免呕吐时发生窒息
	体位指导	1.术后6小时内平卧 2.术后6小时后取半卧位,以减轻切口张力
	疼痛护理指导	1.指导病人表达疼痛时的感受,及时进行疼痛评估 2.镇痛泵使用注意事项 3.镇痛药物的使用
	饮食指导	禁食、禁水
术后第1天至第3天	检查和处置	1.进行治疗和处置:氧气吸入;必要时给予心电监护和血氧饱和度监测;胃肠减压;引流管护理;静脉输液;监测血糖;肠内营养;口腔护理;会阴护理;皮肤护理 2.配合:进行深呼吸和有效咳嗽;漱口、刷牙 3.告知:术后早期活动能预防下肢深静脉血栓的形成;手术后排气、排便是肠蠕动恢复的表现;并发症的观察与护理
	活动指导	1.卧床时应取半坐卧位 2.鼓励并协助病人术后第1天坐起轻微活动,第2天协助病人在床边活动,第3天可在病室内活动
	饮食指导	1.拔除胃管前禁食、禁水 2.拔除胃管后当天可饮少量水或米汤 3.肠内营养指导
	管道护理指导	告知:留置各管道的目的及注意事项
术后第4天至出院前1天	检查和处置	1.进行治疗和处置:静脉输液、引流管护理、肠内营养等 2.配合:进行深呼吸和有效咳嗽;漱口、刷牙
	活动指导	1.卧床时应取半坐卧位 2.早期下床活动 3.根据病人的活动能力逐渐增加步行时间和速度
	饮食指导	拔除胃管后当天可饮少量水或米汤;如无不适,第2天可进半量流质饮食,第3天进全量流质饮食,第4天进半流质饮食
出院当天	检查和处置	1.进行治疗和处置 2.告知:出院指导、办理出院流程指导
	活动指导	1.强化康复运动意识 2.居家康复运动指导
	饮食指导	1.强化营养管理意识 2.居家期间渐进性饮食指导
	复诊指导	1.定期复查 2.建立随访档案

一、护理健康教育评估

(一)入院评估

1. 健康史

(1)一般资料:了解病人的年龄、性别、婚姻、职业、饮食和生活习惯、性格特征、药物使用情况,特别是有无非甾体类抗炎药和皮质类固醇等药物服用史。

(2)家族史:了解家族中有无胃十二指肠疾病病人。

(3)既往史:了解病人既往有无溃疡病史、慢性胃炎和十二指肠炎病史;有无其他部位手术治疗史;有无传染病史;有无其他伴随疾病,如糖尿病、冠心病、高血压等;有无药物过敏史。

2. 身体状况

(1)症状:了解腹痛发生的时间、部位、性质、程度、范围及其伴随症状等;有无呕血和黑便及其发生情况;有无感染中毒反应;有无水电解质紊乱和酸碱失衡表现;有无消瘦和贫血等全身表现。

(2)体征:评估有无腹部压痛、反跳痛、肌紧张等。

3. 心理-社会状况

(1)了解病人及家属对胃十二指肠溃疡疾病和治疗的认知程度,是否存在对疾病的担忧、焦虑情绪等。

(2)了解家庭对病人手术及进一步治疗的经济承受能力和支持程度。

(二)术前评估

1. 辅助检查结果　了解各项辅助检查结果,如胃酸测定、胃镜及 X 线钡餐检查的结果等,判断溃疡及并发症的发生状况,以及病人各脏器功能状态。

2. 心理-社会状况

(1)了解病人及家属能否接受制定的治疗护理方案,对治疗是否充满信心;评估病人有无因担心疾病的治疗和预后而产生焦虑和恐惧心理。

(2)了解病人及家属对治疗和护理的配合程度、家庭经济支持能力等。

(三)术后评估

1. 手术情况　了解病人术中采取的手术和麻醉方式,手术过程是否顺利,术中有无输血及输血量。

2. 身体状况　观察病人生命体征是否平稳,营养状况是否得以维持,疼痛程度是否减轻、频率是否减少,引流是否通畅,引流液的颜色、性质、量及切口愈合情况;有无术后出血、吻合口瘘、倾倒综合征等并发症的发生。

3. 心理-社会状况　了解病人术后心理适应程度,生活能否自理,是否依从活动、饮食等指导,有无做好长期生活习惯调整的准备。

(四)出院准备度评估

1. **身体状况** 评估病人身体恢复情况、生活自理能力情况,有无并发症发生及治疗效果。

2. **知识掌握情况** 评估病人对出院后康复知识的掌握情况,是否了解出院后饮食、活动与休息、药物、复查等知识,是否明确出现哪些症状应立即就诊。

3. **心理-社会状况** 评估病人有无可利用的社会支持资源,家属对病人出院后康复的配合度,病人对长期生活习惯调整的自我效能感水平,以及有无自我管理的能力。

二、护理健康教育重点

(一)非手术治疗/术前重点

1. **戒烟、戒酒** 告知病人吸烟、饮酒及饮浓茶对疾病的不良影响,嘱咐其治疗期间禁止饮用。

2. **心理护理指导**

(1)信息支持:了解病人的认知水平,因知识缺乏而引起焦虑者,重点满足其获取知识的心理需求。根据病人的认知水平,采用卡片、多媒体、展板等不同的形式,告知病人疾病和治疗的有关知识及手术治疗的必要性,解答病人的各种疑问,使病人能积极配合治疗和护理。

(2)同伴支持:可介绍数位恢复良好、心理状态良好的术后病人与其交流,以消除其恐慌情绪,增强治疗疾病的信心,提高适应能力。

(3)家庭支持:向病人家属讲解胃十二指肠溃疡疾病的相关知识和治疗方案,使其全程参与其中,告知家属其对病人情感支持的重要性。

3. **体位指导** 告知病人取平卧位或半卧位。呕血时头偏向一侧,以防误吸。半卧位有利于漏出的消化液积聚于盆腔最低位,减少毒素的吸收,也可减轻腹壁张力和疼痛。

4. **饮食指导** 无胃十二指肠溃疡并发症或幽门梗阻的病人可进高蛋白、高维生素、高热量、易消化的饮食,对伴有糖尿病者,告知其为预防手术并发症,术前应严格控制饮食,并严密监测血糖的变化,使空腹血糖控制在 $6\sim8\ mmol/L$。有胃十二指肠溃疡并发症、完全性幽门梗阻者,告知其因病情需要必须禁食、禁水,不可随意进食,可由静脉输液补充热量和营养,必要时输血浆或全血,以改善病人的营养状况,提高其对手术的耐受性。

5.**胃肠减压**　告知病人及家属保持引流通畅和有效负压的重要性,减少胃内容物继续外漏,清除血凝块或减轻胃组织水肿,注意观察和记录引流液的颜色、性质和量。

6.**活动与休息指导**　嘱病人保证充足的睡眠,减少体力消耗,可进行适当活动,如散步等,避免劳累。适当增加白天活动,必要时遵医嘱予以镇静催眠药物。

7.**术前准备**　大出血者遵医嘱应用止血药物或给予冰生理盐水洗胃;完全梗阻者持续胃肠减压排空胃内潴留物,并于术前 3 天每晚用 300～500 mL 温生理盐水洗胃,以减轻胃壁水肿和炎症,利于术后吻合口愈合。术前 12 小时禁食,术前 4 小时禁水,向病人解释禁食、禁水的目的。

8.**手术适应性训练**　重点交代适应半卧位和带着各种引流管更换体位的方法和注意事项。指导病人在床上使用便器,男性病人较难适应床上排尿,术后易发生尿潴留,术前 1 天要教会病人在床上练习平卧或侧卧位排尿。演示胸式呼吸、有效咳嗽、排痰的方法,并说明这些训练对预防肺部感染的意义。

9.**手术区皮肤准备**

(1)洗浴:嘱病人于术前 1 天下午或晚上淋浴,保持腹部皮肤和脐部清洁。

(2)备皮:向病人解释术前备皮的重要性,若毛发影响手术操作,手术前应予以剃除,若毛发细小,可不必剃毛;备皮时注意保护病人隐私。

10.**相关检查指导**

(1)实验室检查:包括血常规、尿常规、大便常规、粪便隐血试验、血型、肝功能、肾功能、凝血功能、血糖、电解质、肿瘤标志物、血清病毒指标检测等,告知病人及家属留取标本的时间、注意事项及相关监测指标的意义。

(2)胃镜检查:可直接观察胃黏膜病变的部位和范围,并可直接取病变组织做病理学检查。做胃镜检查要空腹进行,检查前 8 小时禁食、禁水。尽量穿宽松的衣服。如果有活动性义齿,要在检查前取下来,以免脱落后误咽。询问病人是否有麻醉药物过敏史。检查后无活检者 30 分钟后可进食半流质饮食,禁辛辣饮食;活检者 2 小时后可进食温凉、易消化的流质饮食,4 小时后可进食半流质饮食。

(3)X 线钡餐:目前多采用 X 线气钡双重造影,通过对黏膜相和充盈相的观察作出诊断,其优点是痛苦小,缺点是不如胃镜直观,且不能取活检进行组织学检查。评估病人有无钡餐检查的禁忌证。检查前 1 天禁吃药物,早、中、晚餐吃馒头、素汤面等无渣食物,不吃蔬菜。晚餐务必在 6 点以前吃完。检查当天早晨禁食、禁水、禁吃药物。

(4)诊断性腹腔穿刺:可明确腹腔积液性质,找出病原,协助诊断。嘱病人穿刺前排空小便,以免穿刺时损伤膀胱。若操作过程中感觉头晕、恶心、心悸和呼吸困难,应及时告知医务人员,以便及时处理。穿刺结束后卧床休息 24 小时。

(二)术后重点

1.体位与活动指导　术后回病房采取平卧位,保持呼吸道通畅;术后6小时全麻清醒、血压平稳后取低半卧位,可减轻切口疼痛,利于呼吸及腹腔引流。协助带管病人正确更换体位。指导病人早期进行床上活动,术后第1天在床上活动,如坐起、翻身及四肢运动;第2天可在床边走动;第3天可在病室内活动,每日2~3次,每次20~30分钟;术后第4天至出院前在病区内活动,每日5次以上,每次20~30分钟。指导家属做好安全防护。早期活动可促进肠蠕动恢复,预防术后肠粘连和下肢深静脉血栓等并发症的发生。

2.疼痛护理指导　取半卧位以减轻疼痛,且有利于呼吸和血液循环。指导正确的翻身及下床方法,消除引起疼痛的因素。对应用止痛药或镇痛泵者,指导应用视觉模拟评分法表达疼痛的程度,合理应用止痛药物。

3.管道护理指导

(1)肠内营养管护理:对术中放置空肠营养管的病人,术后早期经营养管输注肠内营养液,根据病人的状况合理制定营养支持方案。告知病人在床上活动或翻身时勿牵拉管道;解释输注营养液遵循由少到多、由慢到快的原则,起始输注速度为20 mL/h,根据病人胃肠的耐受程度逐渐增加;输注时指导家属将床头抬高30°~45°,并且宣教每次输注前后、连续输注过程中,每隔4小时用温开水冲洗管道一次;讲解肠内营养输注的常见并发症,如恶心、呕吐、腹痛、腹胀、腹泻等,发生病情变化时及时通知医护人员。

(2)胃管护理:说明胃管引流的重要性,指导家属保持胃管的固定位置,防止脱出,保持通畅,杜绝无效的胃肠减压,观察胃管引流物的颜色、性质和量。若无胃液引出,必须报告医生,不能私自调整胃管位置。若术后短期内自胃管持续引流出大量鲜红色血液,应警惕发生术后出血,及时通知医生处理。留置胃管期间,应注意保持病人口腔清洁。

(3)腹腔引流管护理:告知病人引流管的作用和注意事项,妥善固定,勿打折、扭曲,一旦脱落,不可自行回插。指导家属在协助病人下床活动时,将引流管固定于低于引流管出口处,避免引流液逆流。保持引流管通畅,防止受压、扭曲、折叠等,经常挤捏各引流管以防堵塞,如引流管阻塞、引流液出现异常,应及时通知医生处理。

(4)导尿管护理:告知病人注意保持尿道口清洁,并清洗会阴部。留置期间注意保持导尿管通畅;观察尿液性质,若出现脓尿、血尿等,应及时处理。若要拔管,则指导家属先试行夹管,每2~3小时或有尿意时开放,以训练膀胱舒缩功能,防止发生排尿功能障碍。

4.饮食指导　告知病人未拔除胃管前应禁食、禁水,定时漱口、刷牙,保持口腔清洁。胃管拔除后,遵医嘱进食,拔管当天可少量饮水,每次4～5汤匙,1～2小时1次。如无不适,次日可进半量流质饮食,每次50～80 mL。第3天可加量至100～150 mL,以蛋汤、菜汤、藕粉为宜。第4天可进半流质饮食,如稀饭。应少食多餐,以不引起饱胀不适为度。不宜吃生冷、油煎、酸辣等刺激性或黏质食物及易胀气食物。饮食以清淡、易消化、高蛋白、高维生素等营养丰富的食物为宜。进餐后要平卧10～20分钟,以防出现倾倒综合征。

5.提供综合治疗知识　向病人及家属讲解胃十二指肠溃疡治疗的重要性和必要性,讲解常见术后不适、并发症及有效的防治措施。

6.术后并发症防治指导

(1)术后胃出血:告知家属术后胃出血的表现,主要表现为短期内从胃管引流出大量鲜红色血性液体,持续不止,病人表现为血压下降、面色苍白等。若出现以上症状,应及时通知医护人员。护士遵医嘱应用止血药物,用冰生理盐水洗胃,输新鲜血等,必要时行手术治疗。

(2)吻合口瘘:解释吻合口瘘是胃切除术后的一种严重并发症,多发生在术后7天左右。吻合口瘘发生的征象是腹膜炎体征和全身感染症状。处理原则是及时行腹腔引流,控制感染,禁食和静脉补充营养。经过及时处理后,一般多能自行愈合。

(3)十二指肠残端破裂:多发生在术后24～48小时,立刻进行手术治疗的术前准备;术后持续负压吸引,积极纠正水、电解质和酸碱平衡失调,经静脉或空肠造瘘管提供营养支持,遵医嘱使用广谱抗生素抗感染,用氧化锌软膏保护引流管口周围的皮肤。

(4)胃排空障碍:也称胃瘫,常发生在术后4～10天,病人出现上腹饱胀、钝痛和呕吐,呕吐含胆汁样胃内容物。处理原则是禁食、胃肠减压,给予肠外营养支持,纠正低蛋白血症,维持水、电解质和酸碱平衡,应用胃动力促进剂。

(5)术后梗阻:根据梗阻部位可分为输入襻梗阻、输出襻梗阻和吻合口梗阻。术后梗阻的非手术治疗措施同胃排空障碍的处理措施。若经非手术治疗仍无改善,可采用手术解除梗阻。

(6)倾倒综合征:是指由于胃大部切除术后,幽门失去对胃排空的控制,导致胃排空过快所产生的一系列综合征。为避免早期倾倒综合征,应指导病人少食多餐,避免过甜、过咸、过浓的流质饮食,进餐后平卧10～20分钟。为避免晚期倾倒综合征,应指导病人进低碳水化合物、高蛋白饮食,用餐时限制饮水喝汤,少食多餐。

(7)反流性食管炎:由碱性肠液、胆液和胰液逆流至食管下端所引起的炎性反应,表现为胸骨后烧灼痛和不能进食。主要处理原则是解痉止痛及减少体液分泌。

(8)吻合口狭窄:多发生在食管下端吻合口处,除了操作技术上的原因外,还与反流性食管炎有关。轻度狭窄可以施行扩张治疗,严重狭窄者应再次手术,切除狭窄部重新吻合,同时去除消化液反流的因素。

(9)营养不良和贫血:向病人解释全胃切除后食物排空加速,影响消化吸收,导致营养不良和内因子缺乏,从而造成贫血,可补充维生素 B_{12} 及其他营养物质。预防方法:可尽量采用保留部分胃壁组织的近全胃切除术或代胃术。

(三)出院指导

1. 活动与休息指导　嘱病人出院后参加一定的活动或锻炼,活动要循序渐进,劳逸结合,避免过度劳累。1 个月内应能生活自理,2 个月后参加轻微劳动,3 个月后可恢复正常工作。

2. 饮食指导　指导病人出院后 1~2 周可进软食,饮食宜少食多餐,每日 5~6 餐,以后逐渐减少进餐次数及增加进餐量,从而过渡到正常饮食。进高蛋白、低脂饮食,补充铁剂与足量维生素,少食盐腌和烟熏食品,避免过冷、过烫、过辣及煎炸食物。

3. 心理护理指导　指导病人学会调节自己的情绪,保持心情愉快,避免紧张情绪。强调保持心态乐观的重要性。

4. 用药指导　指导药物的服用时间、方式和剂量,说明药物的副作用。质子泵抑制剂如奥美拉唑可引起头晕,特别是用药初期明显,应嘱病人用药期间避免开车等必须高度集中注意力的工作或活动;胃黏膜保护剂宜在餐前 30 分钟和睡前服用,硫糖铝药片要嚼碎后服下,不良反应有口干、恶心、便秘等;胶体次枸橼酸铋钾在酸性环境中方能起作用,故应在餐前服用,不宜与抗酸药同时服用。避免服用对胃黏膜有损害的药物,如阿司匹林、吲哚美辛、皮质类固醇等。

5. 复诊指导　定期进行门诊复查,若有不适,应及时就诊。

第四节　延续性护理

消化性溃疡在临床上具有进展慢、周期性发作的特点,病史可达几年甚至十几年,常因过度疲劳、气候变化、精神压力过大、药物刺激、饮食不当等因素诱发而加重。预防和干预生活方式中的致病因素是促进机体回归健康的重要途径。因此,医护人员不仅要关注病人的临床救治和护理,还应注重其出院后的延续性护理,规避不良生活方式,指导积极健康的生活方式,从而达到提高病人生活质量、促进康复、减少复发的目的。

一、建立随访档案

建立出院病人随访档案,详细记录一般资料,包括姓名、年龄、性别、入院诊断、入院日期、手术方式、术后有无并发症、出院诊断、出院日期、电话号码、家庭住址等,反馈栏的情况包括精神状态、饮食、活动、睡眠等。建立科室消化性溃疡病人微信群,构建医、护、患交流的平台,方便医患、护患和患患之间随时进行交流、沟通,还可以提醒病人复诊的时间,督促病人及时复诊,并监督病人改变不良的饮食和生活习惯。

二、延续性护理健康教育评估

1.身体状况　评估病人的一般情况,包括年龄、性别、饮食习惯、有无吸烟嗜酒和暴饮暴食等不良嗜好,评估合并高血压、糖尿病等合并症的改善情况。评估病人腹部切口愈合情况、营养支持状况,有无吻合口瘘、倾倒综合征等并发症的发生。

2.知识掌握情况　评估病人及家属对术后知识的掌握程度、健康行为依从性,是否保持充足的营养,是否了解出院后饮食、活动与休息、药物、复查等知识,是否明确出现哪些症状应立即就诊。

3.心理-社会状况　评估病人的社会支持水平,有无因担心疾病复发、经济压力而导致的焦虑、抑郁等情绪,评估家属对病人出院后康复的配合度,病人对长期生活习惯调整的自我效能感水平,以及有无自我管理的能力。

三、消化性溃疡术后延续性护理内容

(一)日常生活指导

尽量少食辛辣、刺激性、易产气、易激惹的食物。戒除吸烟、饮酒等影响疾病治愈的不良习惯。鼓励病人参加适量的体育锻炼,保持生活规律和心情舒畅。注意劳逸结合,根据自身实际,本着由少到多、由轻到重、不增加疲劳感的原则,每天做些力所能及的事情,如家务活、散步等。随着体质的改善,可逐渐增加活动量,有利于机体免疫力的增强。

(二)饮食指导

病人出院时,结合病人的疾病情况、饮食爱好等,制定饮食方案,及时发现和纠正刺激胃黏膜、影响溃疡面修复的不良饮食习惯。嘱咐病人在进食过程中尽量选择营养价值高和易消化的食物,按照流质饮食、半流质饮食到普食的顺序过渡,尽量少食多餐,避免暴饮暴食,禁食生冷、坚硬的食物,蔬菜、水果等适量选择。同时对家属进行指导,要引起足够的重视,保证病人的康复质量。

(三)用药指导

告诉病人胃十二指肠溃疡的药物治疗是一个系统的过程,必须遵从医嘱执行。给药的剂量、时间、方法和疗程都有着严格的规定,尤其是抗幽门螺杆菌的治疗,更需要长期、足量疗程用药,不能随意更换药物和停药。同时,教会病人注意识别药物的不良反应及采取相关的应对措施。

(四)心理护理指导

消化性溃疡病程长,容易出现复发的情况,病人易存在焦虑、抑郁等不良情绪。指导病人学会调节不良情绪,帮助病人建立良好的心态;寻找病人近期可能存在的压力源,积极疏导其紧张、焦虑的情绪;鼓励病人树立信心,自觉主动地配合治疗;定期提醒病人进行复查,保证尽快康复。

四、消化性溃疡术后延续性护理形式

(一)电话回访或家访

目前,我国延续性护理多数采用电话回访和家访的方式。电话回访的内容主要包括对出院病人定期的症状评估、持续健康教育和情感支持三方面。家庭访视护士与病人可以面对面地交流,直观了解病人出院后的具体状态,给予技术指导和心理支持。

(二)微信群或微信公众号

建立病友微信群,创建微信公众号,成立延续性护理小组,向病人及家属定时推送消化性溃疡药物常见的不良反应、不良反应出现后的应对措施、按时服药的重要性、消化性溃疡饮食要求、消化性溃疡在家康复运动指导等相关内容,以图文并茂的资料或小视频等较为直观的方式进行推送。

(三)门诊随访

每次门诊复查时进行健康宣教,对病人的饮食进行指导,提醒规律饮食,戒烟、戒酒,禁食辛辣、刺激的食物;讲解胃溃疡的知识和治疗目的,加强病人对疾病的认识,提高病人的遵医行为;利用专业的心理指导方法减轻病人的精神压力,帮助病人树立战胜疾病的信心;养成健康的生活习惯,定期锻炼身体。

(四)"医院-社区-家庭"三位一体管理

"医院-社区-家庭"三位一体管理网络的构建,实现了医院、社区、家庭三方对病人医疗健康信息的监测和共享。消化性溃疡病人术后出院可随时上传症状管理信息,医护人员可及时监测和记录病人治疗、服药过程中发生的不良反应,并最大限度地将所获取的病人信息反馈给社区和家庭,进而提高整体疗效。

第五节　健康教育案例

【案例一】

病人,男性,30岁,农民。家属主诉病人5天前无明显诱因下出现腹痛,以上腹部为甚,呈间断性隐痛,能忍受。4小时前与朋友聚餐进食火锅后再次发作,以右上腹部为甚,较剧烈,呈持续性,自服吗丁啉后无明显缓解。后腹痛加剧,呕血。急诊拟以"消化道穿孔、急性腹膜炎"收治入院。病人既往有胃溃疡病史,吸烟史13年,否认传染病、慢性病及药物过敏史。责任护士小张在对病人进行健康评估的过程中,了解到病人未按医嘱服用抑酸药,喜欢辛辣、刺激、坚硬、不易消化的食物。病人急诊行腹腔镜胃穿孔修补术,术毕安返病房,持续心电监护、吸氧,对症治疗。护士查房时,病人及家属表示疑问:胃溃疡为何会导致穿孔? 该病人目前主要的健康问题是什么? 如何实施路径式健康教育?

(一)护理健康教育评估

1.健康史　该病人既往有胃溃疡病史,喜食辛辣食物,吸烟史13年。无家族胃溃疡、胃癌病史。

2.身体状况　腹痛,存在腹膜刺激征。

3.心理-社会状况　病人因腹痛、呕血而急诊入院,病人及家属的焦虑情绪明显。病人此次腹痛、出血的主要原因是未规律服用药物,饮食习惯较差。

该病人存在的主要健康问题如下:①疼痛,与溃疡穿孔有关。②营养失调,低于机体需要量,与胃溃疡慢性失血及急性出血有关。③知识缺乏,缺乏胃溃疡相关知识。

健康教育的重点是强化疾病认知。

(二)路径式健康教育

1.入院当天　病人急诊入院,焦虑情绪明显。及时安慰病人,缓解其紧张、恐惧情绪,向病人及家属解释现在的疾病诊断及采取的手术治疗方式。减轻疼痛,立即禁食、禁水,进行胃肠减压。告知病人胃肠减压可减少胃内容物继续流入腹腔,减轻胃组织水肿,以免加重病情。

2.手术当天　术后禁食、禁水,通过静脉注射补充水、电解质,维持营养平衡。

指导家属各种管道的固定方法及床上翻身活动的注意事项,避免管道扭曲、折叠和受压,保持引流通畅。

3.术后1~6天　告知病人手术恢复情况、放置各引流管的目的及注意事项。胃管拔除后,遵医嘱进食。拔管当天,可少量饮水,每次4~5汤匙,1~2小时1次。如无不适,次日可进半量流质饮食,每次50~80 mL。第3天可加量至100~150 mL,以蛋汤、菜汤、藕粉为宜。第4天可进半流质饮食,如稀饭。忌辛辣、刺激饮食。协助家属帮助病人完成早期床上活动及下床活动。

4.出院当天　向病人及家属讲解导致消化性溃疡加重的因素,少食盐腌和烟熏食品,避免过冷、过烫、过辣及煎炸食物。告知病人戒烟、戒酒,活动要循序渐进,指导药物的服用时间、方式和剂量,说明药物的副作用,避免服用对胃黏膜有损害的药物,如阿司匹林、吲哚美辛、皮质类固醇等。定期门诊复查,出现药物不良反应或并发症(如出血、急性穿孔、幽门梗阻和癌变的迹象)时,应及时就诊。

【案例二】

病人,女性,54岁,退休,大专文化程度。反复上腹痛十余年,好发于夜间,诊断为"十二指肠溃疡",4天前无明显诱因下出现上腹饱胀感,后反复呕吐,呕吐物为隔餐或隔日所进食物。拟以"十二指肠溃疡合并幽门梗阻"收治入院,完善术前相关检查,在全麻下行胃大部切除术,手术顺利,安返病房。病人因害怕疼痛,不敢咳嗽及下床活动。该病人主要的健康问题是什么?如何实施路径式健康教育?

(一)护理健康教育评估

1.健康史　该病人有十二指肠溃疡病史,否认传染病、慢性病及家族史。

2.身体状况　腹部疼痛,反复呕吐,面容憔悴。

3.心理-社会状况　病人对疼痛敏感,害怕疼痛,不能有效咳嗽,拒绝下床活动。

该病人存在的健康问题如下:①疼痛,与手术创伤有关。②知识缺乏,缺乏疾病相关知识。

健康教育的重点是帮助病人正确认识疼痛,合理镇痛。

(二)路径式健康教育

1.入院当天　了解病人的认知水平,根据病人的认知水平,采用卡片、多媒体、展板等不同的形式,告知病人疾病和治疗的有关知识及手术治疗的必要性,使病人能积极配合疾病的治疗和护理。

2.入院第2天至术前　护士提供信息支持,向病人及家属讲解术后康复知识,使家属与病人一起参与康复方案的制定,告知家属其对病人情感支持的重要性。演示胸式呼吸、有效咳嗽、排痰的方法,并说明这些训练对预防肺部感染的作用。教会病人使用视觉模拟评分法来表达疼痛的程度。

3.手术当天 告知病人禁食、禁水。术后 6 小时若生命体征平稳,指导病人取半卧位可减轻切口疼痛,利于呼吸及腹腔引流,指导家属协助病人完成床上翻身及引流管的护理。

4.手术后 告知病人有效咳嗽、咳痰的意义,指导家属在病人咳嗽时可双手按压手术切口,以减轻咳嗽引起的切口疼痛。鼓励病人及时表达疼痛时的感受,护士正确评估疼痛,遵医嘱合理应用镇痛药。教会病人肌肉放松训练、听音乐等转移注意力、缓解疼痛的方法。指导病人及家属正确的翻身和起床方法,消除引起疼痛的因素。向病人讲解术后早期活动的重要性,指导家属协助病人完成早期床上活动、床边坐起及下床活动,做好安全防护。

5.出院当天 对病人在院期间的表现予以肯定,告知病人及家属居家康复计划,包括饮食、活动、休息和生活指导。

参 考 文 献

[1]李乐之,路潜.外科护理学[M].6 版.北京:人民卫生出版社,2017.

[2]王丽芹,李丽,孙帅.外科病人健康教育指导[M].2 版.北京:人民军医出版社,2015.

[3]陈洁瑜,余克强,孙晓敏,等.健康促进生活方式对亚健康状态转化的影响[J].南方医科大学学报,2017,37(2):184−191.

[4]谭翠莲,熊丹莉,李素云.现代外科健康教育——胃肠外科分册[M].武汉:华中科技大学出版社,2017.

[5]刘文忠.日本《消化性溃疡循证临床实践指南(2015 年)》解读[J].胃肠病学,2016,21(3):129−137.

[6]黄智敏,钟惠梅,余秀晶,等.基于微信平台的延续性护理干预对消化性溃疡患者自护能力、复发率及负性情绪的影响[J].齐齐哈尔医学院学报,2018,39(9):1108−1109.

[7]游明琼,潘燕,杨美华.院外延续性护理干预对于活动期胃溃疡治疗效果的影响[J].中国实用护理杂志,2017,33(13):985−988.

[8]赵庆,刘贤亮,牛淑珍,等.慢性病患者医院-社区联动延续护理质量指标的研究进展[J].中华护理杂志,2018,53(11):1386−1390.

第五章　胃　癌

第一节　疾病相关知识

胃癌是我国最常见的恶性肿瘤之一,是指源自胃黏膜上皮的恶性肿瘤,其发病率在男性恶性肿瘤中仅次于肺癌,居第二位。好发年龄为40～60岁,男性发病率明显高于女性,男女比例约为2:1。胃癌可发生在胃的任何部位,多见于胃窦部,尤其是胃小弯侧。

一、病因

胃癌的确切病因尚未完全清楚,目前认为与下列因素有关。

1. 地域环境　胃癌发病有明显的地域差别,中国、日本、俄罗斯、南非、智利和北欧等国家和地区的发病率较高,而北美、西欧、印度的发病率则较低。我国西北与东部沿海地区胃癌的发病率明显高于南方地区。

2. 饮食生活　长期食用腌制、熏烤食品者胃癌的发病率高,可能与上述食品中亚硝酸盐、真菌毒素、多环芳烃化合物等致癌物或前致癌物的含量高有关。食物中缺乏新鲜蔬菜和水果也与发病有一定关系。吸烟者的胃癌发病风险较不吸烟者高50%左右。

3. 幽门螺杆菌感染　幽门螺杆菌感染是引发胃癌的主要因素之一。幽门螺杆菌感染率高的国家和地区,胃癌发病率也高。幽门螺杆菌能促使硝酸盐转化成亚硝酸盐及亚硝胺而致癌;幽门螺杆菌感染可引起胃黏膜慢性炎症并通过加速黏膜上皮细胞的过度增殖而导致畸变致癌;幽门螺杆菌的毒性产物如 CagA、VacA 等可能具有促癌作用。

4. 癌前疾病和癌前病变　胃癌的癌前疾病(precancerous disease)是指一些使胃癌发病危险性增高的良性胃疾病,如慢性萎缩性胃炎、胃息肉、胃溃疡、残胃炎等。癌前病变(precancerous lesion)是指容易发生癌变的病理组织学变化,但其本身尚不具备恶性改变。胃黏膜上皮细胞的不典型性增生属于癌前病变,可分为轻、中、重三度,重度不典型性增生易发展成胃癌。

5.遗传因素　胃癌有明显的家族聚集倾向,研究发现,与胃癌病人有血缘关系的亲属的发病率较对照组高4倍。有证据表明,胃癌的发生与抑癌基因 $P53$、APC、Rb 缺失和突变有关,而胃癌组织中癌基因 c-met、K-ras 等存在明显的过度表达。不同的基因可能在胃癌发展的不同阶段起作用。

二、疾病分型

约 50% 的胃癌好发于胃窦部,其次为胃底贲门部,约占 1/3,发生在胃体者较少。

1.大体分型　根据胃癌发展阶段可分为早期胃癌和进展期胃癌。

(1)早期胃癌:胃癌仅局限于黏膜和黏膜下层,不论病灶大小或有无淋巴结转移。癌灶直径在 5 mm 以下的称为微小胃癌,癌灶直径在 10 mm 以下的称为小胃癌;癌灶更小,仅在胃镜黏膜活检时诊断为胃癌,但切除后的胃标本虽经全黏膜取材也未见癌组织,称为"一点癌"。早期胃癌的形态一般可分为 3 型:①Ⅰ型(隆起型),癌灶突向胃腔。②Ⅱ型(浅表型),癌灶比较平坦,无明显隆起与凹陷。Ⅱ型分 3 个亚型,即Ⅱa浅表隆起型、Ⅱb浅表平坦型和Ⅱc浅表凹陷型。③Ⅲ型(凹陷型),为较深的溃疡。此外,还有混合型(Ⅱa+Ⅱc、Ⅱc+Ⅱa+Ⅲ等)。

(2)进展期胃癌:包括中、晚期胃癌。癌组织超出黏膜下层侵入胃壁肌层为中期胃癌;病变达浆膜下层或超出浆膜向外浸润至邻近脏器或有转移者为晚期胃癌。国际上多按传统的 Borrmann 分类法将其分为 4 型:①Ⅰ型:息肉(肿块)型,为边界清楚突入胃腔的块状癌灶;②Ⅱ型:无浸润溃疡型,为边界清楚、略隆起的溃疡状癌灶;③Ⅲ型:有浸润溃疡型,为边缘模糊不清的溃疡状癌灶;④Ⅳ型:弥漫浸润型,癌肿沿胃壁各层向四周弥漫浸润生长,边界不清。全胃受累致胃腔缩窄、胃壁僵硬如革囊状者称为皮革胃,几乎都为低分化腺癌或印戒细胞癌,恶性程度极高。

2.组织学分型　世界卫生组织(WHO)于 2000 年将胃癌分为腺癌(包括乳头状腺癌、管状腺癌、黏液腺癌和印戒细胞癌等)、腺鳞癌、鳞状细胞癌、小细胞癌、未分化癌、其他胃癌和类癌。胃癌绝大部分为腺癌。

三、转移扩散途径

1.直接浸润　贲门胃底癌易侵及食管下端,胃窦癌可向十二指肠浸润。胃癌可由原发部位向纵深浸润发展,穿破浆膜后,易扩散至大网膜、结肠、肝、脾、胰腺等邻近器官和组织。

2.淋巴结转移　淋巴结转移是胃癌的主要转移途径,早期胃癌可有淋巴结转移,进展期胃癌的淋巴结转移率高达 70% 左右。胃癌的淋巴结转移率与肿瘤浸润深度成正相关。胃黏膜下淋巴管网非常丰富,胃壁各层中都分布着毛细淋巴管。胃周共有 16 组淋巴结,按淋巴的主要引流方向分为以下 4 群:①腹腔淋巴结群,引流胃小弯上部淋巴液;②幽门上淋巴结群,引流胃小弯下部淋巴液;③幽门下淋巴结群,引流胃大弯右侧淋巴液;④胰脾淋巴结群,引流胃大弯上部淋巴液。胃的淋巴液最后经胃周围淋巴结汇入腹腔淋巴结,可经乳糜池和胸导管进入左颈静脉。一般情况下,胃癌的转移是按淋巴流向转移的,但也可发生跳跃式淋巴结转移。终末期胃癌可经胸导管向左锁骨上(Virchow)淋巴结转移,或经肝圆韧带淋巴管转移到脐周。

3. 血行转移 发生在晚期,胃癌细胞经门静脉或体循环转移至肝、肺、胰、骨骼、肾、脑等,以肝转移为多见。

4. 腹腔种植转移 当胃癌浸润穿透浆膜后,癌细胞可脱落种植于腹膜、大网膜和其他脏器表面形成转移结节。女性病人可发生卵巢转移性肿瘤,称为Krukenberg 瘤。癌细胞广泛播散时,可出现大量癌性腹水。

四、临床病理分期

国际抗癌联盟(Union for International Cancer Control,UICC)和美国癌症联合会(American Joint Committee on Cancer,AJCC)于 2016 年 10 月共同公布第 8 版胃癌 TNM(Tumor Node Metastasis)分期系统。新版分期系统创新性地将单一分期系统更改为包括临床分期(cTNM)、病理分期(pTNM)和新辅助治疗后病理分期(ypTNM)的三标准综合分期系统,可依据不同的临床状况选择适用性更好的分期工具进行分期,从而为临床决策和预后判断提供更为精准的依据。

T 代表原发肿瘤浸润胃壁的深度。T_1:肿瘤侵犯固有层、黏膜肌层或黏膜下层;T_2:肿瘤浸润至固有肌层;T_3:肿瘤穿透浆膜下结缔组织而未侵犯脏腹膜或邻近结构;T_{4a}:肿瘤侵犯浆膜;T_{4b}:肿瘤侵犯邻近组织或脏器。

N 表示局部淋巴结的转移情况。N_0:无区域淋巴结转移(受检淋巴结个数≥15);N_1:1~2 个区域淋巴结转移;N_2:3~6 个区域淋巴结转移;N_3:7 个及以上区域淋巴结移转。

M 代表肿瘤远处转移情况。M_0:无远处转移;M_1:有远处转移。

根据 TNM 的不同组合可将胃癌划分为 Ⅰ~Ⅳ 个临床 TNM 分期。第 8 版UICC 和 AJCC 胃癌临床 TNM 分期见表 5-1。

表 5-1 第 8 版 UICC 和 AJCC 胃癌临床 TNM 分期(cTNM)

分期	N_0	N_1	N_2	N_3	任何 N,M_1
Tis	0				ⅣB
T_1	Ⅰ	ⅡA	ⅡA	ⅡA	ⅣB
T_2	Ⅰ	ⅡA	ⅡA	ⅡA	ⅣB
T_3	ⅡB	Ⅲ	Ⅲ	Ⅲ	ⅣB
T_{4a}	ⅡB	Ⅲ	Ⅲ	Ⅲ	ⅣB
T_{4b}	ⅣA	ⅣA	ⅣA	ⅣA	ⅣB
任何 T,M_1	ⅣB	ⅣB	ⅣB	ⅣB	ⅣB

五、辅助检查

1. 胃镜检查 胃镜检查是诊断胃癌的最有效方法,可直接观察胃黏膜病变的部位和范围,并可直接取病变组织作病理学检查。通过使用色素内镜和放大内镜,可显著提高小胃癌和微小胃癌的检出率。采用带超声探头的纤维胃镜,对病变区域进行超声探测成像,获取胃壁各层次和胃周围邻近脏器的超声图像,可了解肿瘤浸润深度及周围脏器和淋巴结有无转移,有助于确定胃癌的术前临床分期,以决定病变是否适合在内镜下切除。

2. X 线钡餐 目前多采用 X 线气钡双重造影,通过对黏膜相和充盈相的观察作出诊断。其优点是痛苦小,易被病人接受;缺点是不如胃镜直观,且不能取病变组织进行组织学检查。早期胃癌的主要改变为黏膜相异常。进展期肿块型胃癌表现为突向腔内的充盈缺损;溃疡型胃癌主要显示胃壁内龛影,黏膜集中、中断、紊乱和局部蠕动波不能通过;浸润型胃癌可见胃壁僵硬、蠕动波消失。

3. 螺旋 CT 可判断胃癌病变范围、局部淋巴结转移和远处转移情况,有助于胃癌的诊断和术前临床分期。

4. 正电子发射成像技术(positron emission tomography,PET) 正电子发射成像技术是利用胃癌组织对于[18F]氟-2-脱氧-D-葡萄糖(FDG)的亲和性对胃癌进行诊断,还可用于判断淋巴结和远处转移病灶的情况。

5. 实验室检查 粪便隐血试验常呈持续阳性。部分病人的肿瘤标志物癌胚抗原 CEA、CA19-9 和 CA125 可升高,但无助于胃癌的诊断,目前仅作为判断肿瘤预后和治疗效果的指标。

六、临床表现

1. 症状 胃癌早期无特异性症状,且多不明显,如上腹隐痛、嗳气、反酸、进食后饱胀、轻度贫血等。随着病情的发展,症状日益加重,常见的症状包括:体重下降,见于 20%～60% 的病人;腹痛,见于 20%～90% 的病人;恶心和厌食,见于约 30% 的病人;吞咽困难,见于约 23% 的病人。不同部位的胃癌有其特殊表现:贲门胃底癌可有胸骨后疼痛和进行性哽噎感;幽门附近的胃癌可有呕吐宿食的表现;肿瘤溃破血管后可有呕血和黑便。

2.体征　胃癌早期无明显体征,可仅有上腹部深压不适或疼痛。晚期可扪及上腹部肿块。若出现远处转移,可有肝大、腹水、锁骨上淋巴结肿大等。

第二节　治疗与进展

胃癌根治性手术是目前治疗胃癌的有效方法,因此,胃癌一旦确诊,应力争早期行根治性切除术。如因局部或全身原因不能行根治性切除,应争取做原发病灶的姑息性切除,以便进行综合治疗。进展期胃癌即使施行根治性手术,也会有较高的肿瘤复发率与转移率,因此,对于中、晚期胃癌,应积极辅以化疗、放疗等综合性治疗措施,以提高疗效。

一、手术治疗

(一)适应证

1.原发性胃癌的Ⅰ期、Ⅱ期、Ⅲ期、Ⅳ期(除 M 外)。

2.伴有胃周围区域的淋巴结转移的原发性胃恶性淋巴瘤。

3.病人身体状况良好,可耐受手术。

(二)禁忌证

1.病人伴有主要脏器功能衰竭。

2.病人全身情况较差,难以耐受治愈性切除术。

3.外科淋巴清扫难以达到治愈性目的的广泛淋巴结转移。

4.PET 或 CT 检查可见纵膈淋巴结转移,或肺部、肝部等其他部位合并癌转移灶。

5.远隔淋巴结转移或血行转移术前检查可见左锁骨上淋巴结转移。

6.腹腔内合并腹水,大网膜与小肠系膜表面均有散在的转移癌结节。

(三)手术方式

1.根治性手术　治疗原则为整块切除包括癌肿和可能受浸润胃壁在内的胃的全部或大部,以及大、小网膜和局域淋巴结,并重建消化道。切除范围:胃壁的切线应距癌肿边缘5 cm以上,远侧部癌应切除十二指肠第一部3~4 cm,近侧部癌应切除食管下端3~4 cm。

早期胃癌由于病变局限,较少有淋巴结转移,可行内镜下胃黏膜切除术、腹腔镜或开腹胃部分切除术。

胃癌扩大根治术(extended radical resection of gastric carcinoma)是指包括胰体、尾及脾的根治性胃大部切除或全胃切除术(total gastrectomy),适用于胃癌侵及邻近组织或脏器者;有肝、结肠等邻近脏器浸润者可行联合脏器切除术。

2.姑息性切除术　用于癌肿广泛浸润并转移、不能完全切除者。通过手术可以解除症状,延长生存期,包括姑息性胃切除术、胃空肠吻合术、空肠造口术等。

二、非手术治疗

1.化学治疗　化学治疗是最主要的辅助治疗方法,目的在于杀灭残留的亚临床癌灶或术中脱落的癌细胞,提高综合治疗效果。但4周内进行过大手术、急性感染期、严重营养不良、胃肠道梗阻、重要脏器功能严重受损、血白细胞计数$<3.5\times10^9$/L、血小板计数$<80\times10^9$/L等的病人不宜进行化学治疗;化学治疗过程中出现以上情况的也应终止化学治疗。近年来的研究表明,对于无远处转移的进展期胃癌,可进行术前的新辅助化学治疗,有望降低根治术后的复发率。常用的胃癌化学治疗给药途径有口服、静脉、腹膜腔、动脉插管区域灌注给药等。为提高化学治疗效果,常选择多种化学治疗药联合应用。临床上常用的化学治疗方案有:①FAM方案,由5-Fu(氟尿嘧啶)、ADM(多柔比星)和MMC(丝裂霉素)3种药物组成;②MF方案,由MMC和5-Fu组成;③ELP方案,由CF(叶酸钙)、5-Fu和VP-16(依托泊苷)组成。

近年来,紫杉醇类(多烯紫杉醇)、第三代铂类(奥沙利铂)、拓扑异构酶Ⅰ抑制剂(伊立替康)、口服氟尿嘧啶类(卡培他滨)等新的化学治疗药物已用于胃癌治疗,这些新药的单药有效率大于20%,联合用药效果可达50%左右。

2.其他治疗　其他治疗包括放疗、热疗、免疫治疗、中医中药治疗等。胃癌的基因治疗目前尚处在探索阶段,主要有自杀基因疗法和抗血管形成基因疗法。

三、治疗进展

近年来有研究指出,术后腹腔残留癌细胞及微小癌灶是胃癌病人复发和肿瘤转移的重要原因。因此,在胃癌病人外科手术治疗后,以手术、放化疗以及靶向治疗为主的多学科综合、序贯治疗,包含术后辅助化疗、术后单纯放疗、术后同步放化疗、新辅助化疗等多种治疗模式逐渐被广泛应用,但长期临床实践表明,上述常规治疗方案在改善病人预后方面的作用有限。有效清除术后腹腔残留癌细胞被认为是治疗胃癌的关键。

腹腔热灌注化疗(hyperthermic intraperitoneal chemotherapy,HIPEC)是一种腹腔恶性肿瘤辅助治疗手段,是将热疗、腹腔化疗和腹腔灌洗三者有机结合的一种技术。自 1980 年 Spratt 等首次报道腹腔热灌注化疗以来,国内外学者对其技术方法进行了不断的探索,从简单的灌注液加热后直接灌入法,逐渐演变为目前精准的腹腔热灌注治疗技术方法,其设备也得到了不断创新和改进,腹腔热灌注化疗已经成为成熟的临床应用技术。腹腔热灌注化疗是指将含化疗药物的灌注液精准恒温、循环灌注、充盈腹腔并维持一定时间,预防和治疗腹膜的种植转移。胃属于腹腔脏器,尽管已行根治术,但手术后的游离癌细胞常导致肿瘤在腹腔内复发和转移,常规全身化疗的药物在腹腔内发挥作用时浓度已较低,难以彻底杀灭残留癌细胞,此时腹腔热灌注化疗不仅能够彻底杀灭游离癌细胞,还有较好的抗癌效果,能够有效预防肿瘤在腹腔内的复发与转移。因血-腹膜屏障的存在,全身化疗对复发及转移灶的治疗效果并不理想。而腹腔热灌注化疗与全身化疗相比,在治疗腹膜转移、恶性腹水等方面有明显优势,也更具有针对性。除术后行腹腔热灌注化疗外,术中行腹腔热灌注化疗也是常用的治疗模式。术中行腹腔热灌注化疗具有以下优点:①减少肿瘤细胞种植在手术创面的机会;②术中肿瘤负荷最小,对化疗更为敏感;③腹腔粘连尚未形成,腹膜能以最大面积与化疗药物接触。

腹腔热灌注化疗技术因具有独特的药物动力学特征而引起国内外学者的广泛关注。相关研究表明,腹腔热灌注化疗在预防局部进展期胃癌术后腹腔种植以及肝转移方面疗效确切。

第三节　路径式健康教育

表 5-2　胃癌病人路径式健康教育表

时间	事项	具体内容
入院第1天	检查和处置	1.介绍:病室环境、住院须知、主管医生和责任护士 2.测量:体温、脉搏、呼吸、血压和体重 3.入院评估:健康史、社会文化状况、心理-社会状况和身体状况等 4.安全教育:指导压力性损伤、烫伤、跌倒或坠床的相关预防措施 5.协助清洁皮肤、更换病员服 6.指导戒烟、戒酒 7.交代留取化验标本的方法和时间 8.协助办理就餐卡和订餐
	活动指导	1.病区内适当活动,避免劳累 2.保持充足睡眠 3.积极进行呼吸功能锻炼:深呼吸和有效咳嗽
	饮食指导	1.进软食 2.次日需空腹化验和检查,指导禁食、禁水
住院第2天至手术前1天	检查和处置	1.晨起采集血、尿、便等标本 2.检查指导:包括心电图、胸部X线、腹部超声、腹部CT或MRI、胃镜、X线钡餐等。护士指导各种检查的具体要求、注意事项、时间和安排,检查时适当增添衣服,避免着凉 3.协助修剪指(趾)甲、剃胡须 4.进行治疗和处置:备血(复查血型)、静脉输液、药物过敏试验等。必要时给予镇静催眠药,保证充足睡眠 5.指导胃肠道准备 6.医生、麻醉师交代手术事宜,家属签字 7.配合手术室护士术前访视
	活动指导	1.病区内活动 2.积极进行呼吸功能锻炼:深呼吸和有效咳嗽 3.指导手术适应性训练
	饮食指导	1.做完各种需空腹的化验、检查后可进半流食 2.肠道准备后遵医嘱予以流食 3.术前1天00:00后禁食、禁水
	休息指导	1.评估病人的睡眠状况 2.消除引起不良睡眠的诱因,创造安静、舒适的环境 3.指导放松技巧 4.适当增加白天活动,必要时遵医嘱予以镇静催眠药
	心理护理指导	1.评估术前心理-社会状况 2.介绍胃癌及手术相关知识 3.给予针对性的心理支持和疏导

时间	事项	具体内容
手术当天	检查和处置	1.术晨:测量体温、脉搏和血压;洗漱,女病人勿化妆;皮肤准备;更换病员服,取下义齿、手表、首饰、眼镜等;术前用药;携带影像资料等;用平车护送入手术室 2.术中:麻醉、深静脉置管、静脉输液,留置胃管、鼻肠营养管、腹腔引流管及导尿等 3.术后:心电监护、血氧饱和度监测、氧气吸入、静脉输液、口腔护理、雾化吸入、会阴护理等
	安全指导	1.管道安全指导:保持引流管通畅,勿打折、扭曲和受压 2.有恶心等不适时,予以侧卧位,避免呕吐时发生窒息
	体位指导	1.术后6小时内平卧 2.术后6小时后取半卧位,以减轻切口张力
	疼痛护理指导	1.指导病人表达疼痛时的感受,及时进行疼痛评估 2.镇痛泵使用注意事项 3.镇痛药物的使用
	饮食指导	禁食、禁水
术后第1天至第3天	检查和处置	1.进行治疗和处置:氧气吸入;必要时做心电监护和血氧饱和度监测;胃肠减压;引流管护理;静脉输液;监测血糖;肠内营养;口腔护理;会阴护理;皮肤护理 2.配合:进行深呼吸和有效咳嗽;漱口、刷牙 3.告知:术后早期活动能预防下肢深静脉血栓的形成;手术后排气、排便是肠蠕动恢复的表现;并发症的观察与护理
	活动指导	1.卧床时应取半坐卧位 2.术后第1天协助病人下床活动
	饮食指导	1.禁食、禁水 2.拔除胃管后遵医嘱进食不胀气流食 3.肠内营养指导
	管道护理指导	告知:留置各管道的目的及注意事项
术后第4天至出院前1天	检查和处置	1.进行治疗和处置:静脉输液、引流管护理、肠内营养等 2.配合:进行深呼吸和有效咳嗽;漱口、刷牙
	活动指导	1.卧床时应取半坐卧位 2.早期下床活动 3.根据病人活动能力逐渐增加步行时间和速度
	饮食指导	进食不胀气流食后若无不适,遵医嘱予以半流质饮食
出院当天	检查和处置	1.进行治疗和处置 2.告知:出院指导、办理出院流程指导
	活动指导	1.强化康复运动意识 2.居家康复运动指导
	饮食指导	1.强化营养管理意识 2.居家期间渐进性饮食指导
	复诊指导	1.定期复查 2.建立随访档案

一、护理健康教育评估

(一)入院评估

1. 健康史

(1)一般资料:了解病人的年龄、性别、职业、饮食和生活习惯、性格特征和药物使用情况,特别是有无非甾体类抗炎药和皮质类固醇等药物服用史。

(2)家族史:了解病人家中是否有类似病人或其他肿瘤病人。

(3)既往史:了解病人有无慢性萎缩性胃炎、胃溃疡、胃息肉等疾病及胃部手术史;有无其他部位手术治疗史,有无传染病史,有无其他伴随疾病,如糖尿病、冠心病、高血压等,有无药物过敏史。

2. 身体状况

(1)症状:评估病人有无上腹部不适或疼痛、嗳气、反酸、恶心、呕吐等;有无进食后胸骨后疼痛和梗阻症状;是否排黑便。

(2)体征:评估病人有无进行性贫血、消瘦、营养不良等表现,生命体征是否平稳。

3. 心理-社会状况　评估病人有无因担心疾病的治疗和预后而产生焦虑、恐惧情绪;病人及家属对疾病相关知识的了解程度、对治疗和护理的配合程度、家庭经济支持能力等。

(二)术前评估

1. 辅助检查结果　了解各项辅助检查结果,如胃酸测定、胃镜、X线钡餐检查结果;了解肿瘤标志物水平、肿瘤病理类型,评估肿瘤的临床分期(TNM分期)及有无远处转移,了解肿瘤的基因检测情况。

2. 心理-社会状况　评估病人有无因担心疾病的治疗和预后而产生焦虑、恐惧情绪;病人及家属对治疗和护理的配合程度、家庭经济支持能力等。

(三)术后评估

1. 手术情况　了解病人术中采取的手术和麻醉方式,手术过程是否顺利,术中有无输血及输血量。

2. 身体状况　观察病人的生命体征是否平稳,营养状况是否得以维持,疼痛程度是否减轻、频率是否减少,引流是否通畅,引流液的颜色、性质、量及切口愈合情况;有无术后出血、吻合口瘘、倾倒综合征等并发症的发生。

3. 心理-社会状况　了解病人术后的心理适应程度,生活能否自理,是否依从活动、饮食等指导,有无做好长期生活习惯调整的准备。

(四)出院准备度评估

1.身体状况　评估病人的身体恢复情况、生活自理能力情况,有无并发症发生及治疗效果。

2.知识掌握情况　评估病人对出院后康复知识的掌握情况,是否了解出院后饮食、活动与休息、药物、复查等知识,是否明确出现哪些症状应立即就诊。

3.心理-社会状况　评估病人有无可利用的社会支持资源,家属对病人出院后康复的配合度,病人对长期生活习惯调整的自我效能感水平,以及有无自我管理的能力。

二、护理健康教育重点

(一)术前重点

1.心理护理指导

(1)情绪认可:被确诊为胃癌的病人一般都有不同程度的恐惧心理。指导病人不良情绪的自我调适方法,如呼吸放松训练、听音乐、看喜欢的电影等。

(2)信息支持:因知识缺乏而引起焦虑者,重点满足其获取知识的心理需求,认真解答病人提出的疑问。根据病人的认知水平,采用卡片、多媒体、展板等不同的形式,告知病人胃癌治疗和康复的相关信息。

(3)榜样激励:通过列举成功病例来鼓励病人,增强病人治疗康复的信心,改变其对癌症的片面理解,进行认知矫正。说明癌症不等于死亡,癌症难治不等于不能治,手术治疗可制止和延缓其发展,有成功的信念才会有期望的疗效。

2.饮食指导　一般病人术前可进高蛋白、高维生素、高热量、易消化的饮食,注意少食多餐。疑有胃十二指肠损伤、出血、溃疡和完全性幽门梗阻者,告知其因病情需要必须禁食、禁水,进行静脉补液,不可随意进食,补充足够的热量,必要时输血浆或全血,以改善病人的营养状况,提高其对手术的耐受性。糖尿病者术前严格控制饮食,监测血糖的变化,使血糖控制在 6～8 mmol/L。指导普通病人手术前 1 天进流质饮食,在饮食指导方面,传统观点认为术前 12 小时禁食(含水果),术前 4 小时禁水。加速康复外科饮食指导认为:禁食时间延后至术前 6 小时,之前可进食淀粉类固体食物(牛奶等乳制品的胃排空时间与固体食物相当);禁水时间延后至术前 2 小时,之前可口服清饮料,包括清水、糖水、无渣果汁、碳酸类饮料、清茶及黑咖啡(不含奶),不包括酒精类饮品。

3.活动与休息指导　嘱病人保证充足睡眠,减少体力消耗,可进行适当活动,如散步等,避免劳累。适当增加白天活动,必要时遵医嘱予以镇静催眠药。

4.消化道准备指导　说明消化道准备的意义,如幽门梗阻者术前胃肠减压可减少胃肠道胀气和消化液外溢,改善胃肠道血运,促进胃肠道功能恢复;术前3天每晚用300~500 mL高渗盐水洗胃,可减轻胃壁水肿,为手术创造良好的条件。

5.呼吸道准备指导　对有吸烟史者解释吸烟对健康和手术的危害,术前绝对戒烟2周,并督促家人监督。演示胸式呼吸、有效咳嗽和排痰的方法,并说明这些训练对预防肺部感染的作用。

6.手术适应性训练　重点交代有效半卧位和带着各种引流管更换体位的方法和注意事项。指导病人在床上使用便器,男性病人较难适应床上排尿,术后易发生尿潴留,术前1天要教会病人在床上练习平卧或侧卧位排尿。

7.手术区皮肤准备

(1)洗浴:嘱病人于术前1天下午或晚上淋浴,保持腹部皮肤和脐部清洁。

(2)备皮:向病人解释术前备皮的重要性,若毛发影响手术操作,手术前应予以剃除,若毛发细小,可不必剃毛;备皮时注意保护病人的隐私。

8.相关检查指导

(1)胃镜检查:胃镜检查是诊断胃癌的最有效方法,可直接观察胃黏膜病变的部位和范围,并可直接取病变组织做病理学检查。做胃镜检查时要空腹,检查前8小时禁食、禁水。尽量穿宽松的衣服。如果有活动性义齿,要在检查前取下来,以免脱落后误咽。询问病人是否有麻醉药物过敏史。检查后无活检者30分钟后可进食半流质饮食,禁辛辣饮食;活检者2小时后可进食温凉、易消化流质饮食,4小时后可进食半流质饮食。

(2)X线钡餐:目前多采用X线气钡双重造影,通过对黏膜相和充盈相的观察作出诊断,其优点是痛苦小,缺点是不如胃镜直观,且不能取病变组织进行组织学检查。评估病人有无钡餐检查的禁忌证。检查前1天禁吃药物,早、中、晚餐吃馒头、素汤面等无渣食物,不吃蔬菜。晚餐务必在6点以前吃完。检查当天早晨禁食、禁水、禁吃药物。

(3)螺旋CT:可判断胃癌病变范围、局部淋巴结转移和远处转移情况,有助于胃癌的诊断和术前临床分期。

(4)正电子发射成像技术(PET):该技术是利用胃癌组织对于$[^{18}F]$氟-2-脱氧-D-葡萄糖(FDG)的亲和性对胃癌进行诊断,还可用于判断淋巴结和远处转移病灶的情况。

(5)实验室检查:包括血常规、尿常规、大便常规、粪便隐血试验、血型、肝功能、肾功能、凝血功能、血糖、电解质、肿瘤标志物、血清病毒指标检测等。告知病人及家属留取标本的时间、注意事项及相关监测指标的意义。

(二)术后重点

1. 腹腔热灌注化疗

(1)灌注前:责任护士向病人做好解释,细心讲解热灌注化疗的方法和作用、操作中的注意要点以及可能发生的并发症和不良反应等。操作前遵医嘱予以术前用药,解释用药的目的。给予吸氧和心电监护。注意保护病人的隐私,用床帘遮挡。

(2)灌注中:治疗过程中密切观察病人的精神状态和面部表情,安慰并鼓励病人,分散其注意力,使其轻松地接受治疗。密切监测病人的生命体征变化和腹部体征,向病人做好解释工作,告知灌注时轻微腹胀、腹痛、体温稍升高、出汗等是正常现象。

(3)灌注后:密切监测病人的生命体征,灌注后 2 小时内指导病人学会更换体位,这样可以使化疗药物与腹膜表面以及腹腔内脏器充分接触,以增加疗效。热灌注结束后病人会大量出汗,指导家属予以温水擦浴,更换衣物,保持室内温湿度适宜。向病人解释热灌注后常见的不良反应,如有恶心、呕吐、腹痛、腹泻等,应及时通知医护人员进行处理。指导病人多饮水,保证 24 小时尿量大于 3000 mL,灌注后第一个 4 小时内保证尿量大于 400 mL。解释多饮水的目的是加速药液排泄,防止急性肾衰竭的发生。

2. 其余内容参见第四章胃十二指肠溃疡。

(三)出院指导

1. 活动与休息指导　嘱咐病人出院后参加一定的活动或锻炼,活动要循序渐进,劳逸结合,避免过度劳累。1 个月内应能生活自理,2 个月后参加轻微劳动,3 个月后可恢复正常工作。

2. 饮食指导　术后饮食的基本原则是忌食辛辣、生冷和刺激性食物,宜进高蛋白、高维生素、易消化食物,并做到定时、少食多餐。出院后 2 周内可进软食,每日 5～6 餐,以后视具体情况逐渐适应正常进餐。有倾倒综合征倾向者饭后不宜立即平卧,应保持半卧位,半小时后再平卧。

3. 用药指导　胃恶性肿瘤病人出院后需继续做放疗、化疗等综合性治疗,通常术后 3～4 周进行化疗或放疗。指导病人在此期间适当加强营养,促进机体修复,预防感冒,按照医生确定的治疗方案及时回院继续治疗。

4. 复诊指导　术后 3 年内每 3～6 个月复查 1 次,3～5 年内每半年复查 1 次,5 年后每年复查 1 次。内镜检查每年 1 次。行化学治疗和放射治疗的病人,定期检查血常规,出现白细胞和血小板计数明显减少时,遵医嘱及时暂停化学治疗和放射治疗。若发现腹部不适、胀满、肝区肿胀、锁骨上淋巴结肿大等症状,应及时到医院就诊。

5.心理护理指导　指导病人学会调节自己的情绪,保持心情愉快,避免紧张情绪。做好延续性护理,利用电话回访对病人及其照顾者进行一次疾病相关知识的教育,组建病人互助交流群;告知家属要积极为病人提供情感支持,说明家庭支持对提高病人生活质量的重要性。

第四节　延续性护理

延续性护理是指通过一系列行动设计,确保病人在不同的健康照顾场所(如从医院到家庭)及同一健康照护场所(如医院的不同科室)受到不同水平的协作性与连续性的照护,通常是指从医院到家庭的延续护理。延续性护理能够降低胃癌病人术后并发症的发生率,增强其疾病自我管理能力和解决问题的能力,改善病人生活质量,利于疾病的康复。

一、建立随访档案

建立出院病人住院信息登记电子档案,内容包括姓名、年龄、住院号、文化程度、家庭住址、联系电话、疾病诊断、手术名称、手术日期、住院治疗转归、出院日期、有无术后并发症、有无合并症、主要照顾者一般信息和随访日期等。让病人及家属加入科室胃癌病人微信交流群,在微信群里及时进行医患、护患、患患之间的交流、沟通,同时提醒病人复诊的时间,督促病人按时复诊,并监督病人改变不良的饮食和生活习惯。

二、延续性护理健康教育评估

1.身体状况　评估病人的一般情况,包括年龄、性别、饮食和生活习惯、排便是否正常、有无抽烟嗜酒和暴饮暴食等不良嗜好,评估合并高血压、糖尿病等合并症的改善情况。评估病人腹部切口的愈合情况、营养支持状况,有无吻合口瘘等并发症的发生。

2.知识掌握情况　评估病人及家属对胃癌相关知识的掌握程度、健康行为依从性,是否了解出院后饮食、活动与休息、药物、复查等知识,是否明确就诊时机。

3.心理-社会状况　评估病人的社会支持水平,有无因担心疾病复发、经济压力而导致的焦虑、抑郁等情绪,评估家属及病人出院后康复的配合度,病人对长期生活习惯调整的自我效能感水平,以及有无自我管理的能力。

三、胃癌术后延续性护理内容

(一)日常生活指导

养成良好的生活习惯,早睡早起,不熬夜,重视合理膳食和营养均衡,戒烟、戒酒,坚持锻炼,保持心情舒畅,注意劳逸结合。根据自身实际,本着由少到多、由轻到重、不增加疲劳感的原则,每天做些力所能及的事情,如家务活、散步等。随着体质的改善,可逐渐增加活动量,有利于机体免疫力的增强。

(二)饮食指导

胃癌病人术后应以少食多餐、进食易消化饮食为原则,给予高热量、高蛋白、多维生素饮食,按照流质饮食、半流质饮食和软食的顺序过渡,避免暴饮暴食,禁食生冷、坚硬、不易消化的食物。同时对家属进行指导,争取得到病人及家属的理解和重视,从而提高病人的康复质量。

(三)围化疗期居家护理

胃癌病人的治疗周期相对较长,病人绝大部分时间是在家中度过的,疾病的治疗效果不仅与住院期间的治疗方案有关,还与居家护理有重要关系。

1.预防感染　化疗后病人身体免疫力低下,容易诱发感冒,尽量不要去人群聚集的密闭场所,注意个人卫生,重视口腔卫生,预防化疗后的口腔溃疡。按照医生要求定期监测血常规,若白细胞低于 $4\times10^9/L$ 或血小板低于 $80\times10^9/L$,需及时就医。

2.增强膳食营养　少食多餐,保证足够热量,多吃富含蛋白质和维生素的食物。不要吃太热的食物,不要吃刺激性、油腻、腌制的食物。

3.活动与休息　很多病人在化疗之后会感觉乏力和疲劳,这与化疗药物毒性代谢、不良反应、白细胞降低等有关。建议在适当活动的同时保证充足的睡眠(夜间睡足 7~8 小时,日间午休 1 小时左右),以促进病人体力和精力的恢复。

4.心理调节　病人要注意保持心情愉快,正视疾病和化疗带来的不适。良好的心理状态有利于增强机体抵抗力,也是促进病人康复的关键。

(四)病人心理指导

由于癌症病人治疗周期长,化疗的副反应较多,病人会存在不同程度的忧虑、抑郁、自怜甚至愤怒等情绪。康复阶段的病人大多是在家中度过的,不仅需要家庭及社会给予支持,还需要医护人员给予支持和指导。在随访过程中注意评估病人是否伴有抑郁、烦躁、焦虑等情况,根据病人的实际情况进行心理疏导,告知病人进行自我情绪管理的重要性,教导病人正确宣泄情感,如呐喊、哭泣、书写等方式。鼓励病人维持正常的社交活动,积极寻求家人和朋友的情感支持。可通过微信、QQ等网络平台,建立病友健康交流空间,便于病人及家属随时了解胃癌的最新知识,及时沟通和解决疾病护理康复过程中碰到的困惑。收集治疗成功的案例信息,增强病人的治疗信心,提高病人的依从性和配合程度。对于出现严重抑郁和不良情绪而无法自行排解的病人,要协助其联系心理医生进行心理治疗。

(五)家属心理指导

照顾者承担着照顾病人及工作、经济等多重压力,亦普遍存在焦虑、抑郁等心理困扰问题。亲人之间接触密切,病人与家人之间的坏情绪容易进入一个相互影响的恶性循环,从而不利于病人的康复。鼓励家属吸收正确的知识并采取开放的态度,多与病人沟通、交流,表达自己内心的想法和情感,这也是给病人提供情感支持的方式之一。积极参与病人的日常活动和护理。组建照顾者交流群,便于家属随时了解胃癌的最新知识,并能相互交流经验,得到其他照顾者的支持。

四、知识拓展

"互联网+"行动计划的制订,推动了网络新技术与传统医疗卫生事业的结合。互联网具有时效性和广泛性,充分利用互联网的特性,实现传统延续性护理与互联网的深度融合,能够更好地改善术后病人的健康状况,提高病人的自我管理能力,加速康复进程,弥补常规的延续性护理模式(如电话随访、家庭随访、门诊复查等方式单一,资源消耗量大等)的缺陷。

(一)社交媒体

社交媒体以其覆盖面广、传播速度快、影响力大等特点,被广泛应用于医疗卫生保健领域,成为提供延续性护理服务最常见的网络干预方式。护士多借助具有语音、视频、图片、文字功能的微信、微博和QQ建立医护人员与病人间的联系,为病人提供一个检索信息、分享经验、学习技巧的平台。

(二)手机应用程序

手机应用程序(application,APP)是目前移动医疗的主流形式,具有信息化程度高、速度快、成本低以及能够满足个性化需求等特点。将手机APP应用于医疗护理领域的类型与功能众多,包括预约诊疗、远程医疗、疾病感知、记录检测、药物指导、健康教育和随访管理等。

(三)网络信息化平台

网络信息化平台是一种基于互联网技术的具有信息存储、信息管理、信息共享和信息处理功能的网络虚拟平台。作为一种新型延续性护理的医疗护理干预模式,网络信息化平台被广泛应用于术后出院病人的健康教育和远程生理指标监控,弥补了家庭访视、电话随访等传统延续性护理模式获取信息不全的缺陷。

(四)"医院-社区-家庭"三位一体管理

基于互联网的"医院-社区-家庭"三位一体的延续性护理网络是指由医院提供疾病诊断和治疗,社区提供医疗服务团队,家庭提供多方位全面照护,并综合医院、社区卫生服务中心和家庭成员之间的相互合作协调,最终为病人提供全面又不失个性化的、连续性的健康照护服务。通过医院医疗信息系统及病人个人康复电子档案与社区卫生服务中心交接病人治疗、用药、康复计划等相关信息,实现多学科协作及专业人员与病人和其家庭照顾者间的信息共享,达到病情无缝交接的目的。

第五节 健康教育案例

【案例一】

病人,男性,67 岁,小学文化程度。吸烟史 20 年,偶尔饮酒。5 年来病人反复出现进食后胃部不适,自行口服"金奥康"治疗后好转。2 个月前病人无明显诱因下出现消瘦,伴体重下降,2 个月共减轻 10 kg,身体乏力,其余症状同前。病人遂至医院,查胃镜示胃窦部溃疡增殖性病灶,病理检查报告示腺癌。门诊拟以"胃癌"收住入院。入院查体:T 36.5℃,P 90 次/分,BP 90/58 mmHg,神志清楚,精神差,面色苍白,身体消瘦。该病人主要的健康问题是什么?如何实施路径式健康教育?

(一)护理健康教育评估

1.健康史 该病人年龄较大,有吸烟史,每餐要有咸菜,大小便正常,睡眠尚可,否认胃癌家族史。

2.身体状况 病人 2 个月体重下降超过 5%,属于营养不良,BMI 16.1。

3.心理-社会状况 病人小学文化程度,病人及家属对疾病知识缺少了解,愿意积极配合治疗。

该病人存在的主要健康问题有：①营养失调：低于机体需要量，与癌肿慢性消耗有关。②知识缺乏：缺乏疾病病因、饮食及预防等相关知识。

健康教育的重点是强化营养认知。

(二)路径式健康教育

1. 入院当天　护士采用营养风险筛查工具评估病人的营养风险。了解病人的吸烟史和生活习惯，告知病人及家属戒烟、戒酒对疾病治疗及预后有着重要的意义，要帮助和督促病人戒烟、戒酒。通过口头表达、书面表达或视频等多种方式介绍胃癌治疗和康复的相关信息，告知病人腌制咸菜中所含的亚硝酸盐是胃癌的致病因素之一，需改变这种不健康的饮食习惯。

2. 入院第 2 天至术前第 2 天　告知病人进食高蛋白、高维生素、高热量、易消化的饮食，注意少食多餐。可口服营养补充剂(ONS)，静脉补液亦可补充一定的能量和营养，取得病人配合。

3. 术前 1 天　向病人说明肠道准备的意义。告知病人手术前 1 天进流质饮食，术前 12 小时禁食(含水果)，术前 4～6 小时禁水。

4. 术后　告知病人未拔除胃管前应禁食、禁水，定时漱口、刷牙，保持口腔清洁。此期间可由肠外、肠内营养来提供营养支持。向病人及家属讲解肠内营养的方法和注意事项。病人在行肠内营养时取半卧位，输注营养液时应循序渐进，每次输注前后、连续输注过程中每隔 4 小时，均用温开水冲洗一次管道；如有恶心、呕吐、腹痛、腹胀、腹泻等并发症发生，应立即通知医护人员。胃管拔除后，遵医嘱进食，由流食过渡到半流食，术后禁食生冷及刺激性食物，应少食多餐，以不引起饱胀不适为度。

5. 出院当天　督促病人出院后戒烟、戒酒，养成良好的饮食习惯，饮食宜少食多餐，以高蛋白、高维生素、易消化饮食为主，禁食生冷、煎炸、辛辣及刺激性食物。

【案例二】

病人，女性，44 岁，上腹部隐痛半年余，伴有频繁恶心、反酸，门诊胃镜病理检查结果显示为胃癌。拟以"胃癌"收治入胃肠外科，家属陪伴入院，入院后完善相关检查，拟行胃癌根治术。护士发现病人有愁苦面容，不愿交流，可见病人哭泣，护士询问后得知病人有焦虑感，无法接受得病的事实，觉得自己得了不治之症，害怕手术。该病人主要的健康问题是什么？如何实施路径式健康教育？

(一)护理健康教育评估

1. 健康史　病人年纪较轻，饮食欠规律，无疾病史，无家族遗传史，无药物过敏史。

2.身体状况 上腹部隐痛,伴有恶心、反酸。

3.心理-社会状况 病人有明显的焦虑感,平素健谈,对疾病知识缺少了解。该病人存在的主要健康问题是有焦虑情绪,与对手术治疗缺乏信心有关。健康教育的重点是强化心理支持。

(二)路径式健康教育

1.入院当天 护士详细了解病人的病史和发病病程,了解其性格、职业等。了解病人负性情绪和行为产生的原因,鼓励病人说出内心的想法,耐心倾听。了解病人的家庭支持情况,让病人和家属多进行沟通,教育家属多给予病人关爱和理解。

2.术前2~3天 评估病人的认知水平,采用卡片、多媒体、展板等形式告知病人有关胃癌治疗和康复的信息。允许病人有负性情绪,让病人表达对疾病治疗的看法。指导病人排解不良情绪的自我调适方法,如呼吸放松训练、听音乐、看电影等,以增加病人治疗和康复的信心,改变对癌症的片面理解,进行认知矫正。动员家属关心和体贴病人,告知家庭成员情感支持的重要性。鼓励病人及家属参与治疗及康复方案的制定。

3.术前1天 评估病人的心理状态,是否对手术存在焦虑和恐惧心理,是否影响睡眠,并给予心理疏导和同伴教育。术前晚难以入睡时,遵医嘱给予镇静催眠药物。

4.术后 向病人及家属讲解各管道留置的意义,使其明白不良情绪对治疗后恢复的负性作用,保持良好的心态对于自身的康复十分重要。教育家属多陪伴、关心和理解病人,给予病人全面的支持。让病人听舒缓音乐和广播等,使病人的注意力从疼痛上转移开来,减少因疼痛带来的焦虑。

5.出院指导 强调保持良好心态的重要性,可适度参加一定的活动或锻炼,劳逸结合,避免过度劳累。开展延续性护理,利用电话回访对病人及其照顾者进行疾病相关知识的教育,组建病人互助交流群;告知家属为病人提供情感支持,说明家庭支持对提高病人生活质量的重要性。

参 考 文 献

[1]李乐之,路潜.外科护理学[M].6版.北京:人民卫生出版社,2017.

[2]樊慧,乔莉娜,张红梅,等.快速康复外科理念在胃癌病人围术期护理中的应用效果研究[J].护理研究,2019,33(3):503-506.

[3]周华丽,马洪丽,顾琼,等.胃癌患者围手术期加速康复临床护理路径的构建及效果评价[J].护理学杂志,2019,34(10):20-22,41.

[4]腹腔热灌注化疗技术临床应用专家协作组.腹腔热灌注化疗技术临床应用专家共识(2016版)[J].消化肿瘤杂志(电子版),2016,8(3):125－129.

[5]王其芳,李玮,顾文宇.腹腔热灌注化疗的护理[J].中西医结合心血管病电子杂志,2018,6(24):108,110.

[6]李雁,周云峰,梁寒,等.细胞减灭术加腹腔热灌注化疗治疗腹膜表面肿瘤的专家共识[J].中国肿瘤临床,2015,42(4):198－206.

[7]Tabrizian P, Franssen B, Jibara G, et al. Cytoreductive surgery with or without hyperthermic intraperitoneal chemotherapy in patients with peritoneal hepatocellular carcinoma[J]. Journal of Surgical Oncology,2014,110(7):786－790.

[8]刘红霞.家庭护理干预对晚期胃癌病人生存质量的影响[J].护理研究,2018,32(14):2318－2321.

[9]张伟,朱宁宁,雷婷婷,等.胃癌患者术后肠内营养喂养不足循证预防护理方案构建[J].护理学杂志,2018,33(11):1－4.

[10]中华医学会外科学分会,中华医学会麻醉学分会.加速康复外科中国专家共识及路径管理指南(2018版)[J].中国实用外科杂志,2018,38(1):1－20.

[11]贾占花.基于微信平台的延续性护理干预在胃癌根治术后患者中的应用效果[J].中华现代护理杂志,2018,24(25):3043－3046.

[12]郭艳艳,樊向丽,亢君.延续性护理对胃癌患者希望水平的影响[J].护理学杂志,2017,32(14):101－102.

[13]郭辉,沙丽艳,蒲丛珊,等."互联网＋"应用于术后患者延续性护理的研究进展[J].中国护理管理,2019,19(7):1045－1049.

第六章　肠梗阻

第一节　疾病相关知识

肠梗阻(intestinal obstruction)是指由于各种原因引起的肠内容物通过障碍，从而诱发一系列的病理生理变化和复杂多变的临床症候群。肠梗阻是最为常见的外科急腹症之一，由于致病因素不同，起病后病程进展快慢不一，临床表现复杂多变，严重时可威胁病人的生命安全。

一、病因和分类

(一)按肠梗阻发生的基本原因分类

1. 机械性肠梗阻　机械性肠梗阻(mechanical intestinal obstruction)是最常见的肠梗阻类型，主要是由机械性因素引起肠腔狭小或不通，致使肠内容物不能通过。其致病因素可分为以下三类：①肠腔内阻塞：如结石、粪块、寄生虫、异物等；②肠管外受压：如肠扭转、腹腔内肿瘤压迫、粘连引起肠管扭曲、嵌顿疝等；③肠壁病变：如肿瘤、肠套叠、先天性肠道闭锁症等。

2. 动力性肠梗阻　动力性肠梗阻(dynamic intestinal obstruction)是指神经反射或毒素刺激引起肠壁肌肉功能紊乱，使肠蠕动消失或肠管痉挛，以致肠内容物无法正常通行，而本身无器质性肠腔狭窄。可分为：①麻痹性肠梗阻：常见于急性弥漫性腹膜炎、低钾血症、细菌感染及某些腹部手术后等；②痉挛性肠梗阻：较少见，可继发于尿毒症、慢性铅中毒和肠功能紊乱等。

3. 血运性肠梗阻　血运性肠梗阻(vascular intestinal obstruction)是指由于肠系膜血管栓塞或血栓形成，使肠管血运障碍，肠失去蠕动能力，肠腔虽无阻塞，但肠内容物停止运行。虽然血运性肠梗阻发病率低，但极易被误诊，病死率可高达70%。

(二)按肠壁有无血运障碍分类

1. 单纯性肠梗阻　只有肠内容物通过受阻,无肠管血运障碍。

2. 绞窄性肠梗阻　有肠管血运障碍,甚至发生肠管坏死和穿孔。肠扭转和肠套叠易使梗阻肠段发生血循环障碍,进而形成绞窄性肠梗阻。

(三)其他分类

肠梗阻按照梗阻部位分为高位肠梗阻(如十二指肠与空肠上段梗阻)和低位肠梗阻(如回肠末端与结肠梗阻);按照梗阻程度分为完全性肠梗阻和不完全性肠梗阻;按照梗阻发展的缓急分为急性肠梗阻和慢性肠梗阻。当发生肠扭转、结肠肿瘤等时,病变肠袢的两端完全阻塞,中间肠管明显扩张,形成一个闭襻,称为闭襻性肠梗阻。这种肠梗阻病情进展迅速,易发生肠管血运障碍和穿孔,是一种特殊类型的肠梗阻。

值得注意的是,肠梗阻的类型并非一成不变,随着病情的变化,某些类型的肠梗阻可在一定条件下发生转换。

二、病理生理

肠梗阻的病理生理可分为局部变化和全身性变化。

(一)局部变化

在单纯性机械性肠梗阻的早期,一方面,梗阻以上肠管蠕动增加,以克服肠内容物通过障碍;另一方面,肠腔内因液体和气体的积聚而膨胀。积液主要来自胃肠道分泌液。气体大部分是咽下的空气,部分是由血液弥散至肠腔内及细菌发酵后产生的气体。肠梗阻部位越低,时间越长,肠腔积气和积液引起的肠膨胀越明显。

发生急性完全性肠梗阻时,肠腔内压力迅速增加,肠壁静脉回流受阻,毛细血管和淋巴管淤积,肠壁充血、水肿、增厚,呈暗红色。由于组织缺氧,毛细血管的通透性增加,肠壁上有出血点,并有血性渗出液渗入肠腔和腹腔。对于闭襻性肠梗阻,肠腔内压可增加至更高点。肠内容物和大量细菌渗入腹腔,可引起腹膜炎。随着血运障碍的发展,出现动脉血运受阻,形成血栓,肠壁失去活力,肠管变成紫黑色,最后,肠管可因缺血坏死而破溃穿孔。

慢性不完全性肠梗阻局部改变主要是由于长期肠蠕动增强,梗阻的近端肠壁代偿性肥厚和肠腔膨胀,远端肠管则变细,肠壁变薄。痉挛性肠梗阻多为暂时性的,肠管多无明显的病理变化。

（二）全身性变化

1. 水、电解质和酸碱失衡　高位肠梗阻病人因早期频繁呕吐、不能进食，更易出现脱水，加之酸性胃液及大量氯离子丢失，可产生代谢性碱中毒。低位肠梗阻病人呕吐发生迟，其体液的丢失主要是由于肠管活力丧失，无法正常吸收胃肠道分泌的大量液体，丢失的体液多为碱性或中性，丢失的钠离子、钾离子多于氯离子；加之毛细血管通透性增加，导致血浆渗出，积存在肠腔和腹腔内，即丢失于第三间隙；同时，组织灌注不良导致的酸性代谢产物增加、尿量减少等，均极易引起严重的代谢性酸中毒；大量的钾离子丢失还可以引起肠壁肌张力减退，加重肠腔膨胀，并可以引起肌无力及心律失常。

2. 感染和中毒　以低位肠梗阻表现显著。梗阻以上的肠腔内细菌数量显著增加，细菌繁殖并产生大量毒素。由于肠壁血运障碍，通透性增加，细菌和毒素可以透过肠壁引起腹腔内感染，并经腹膜吸收引起全身性感染。

3. 休克及多器官功能障碍　体液大量丢失、血液浓缩、电解质紊乱、酸碱平衡失调以及细菌大量繁殖和毒素释放等均可引起严重休克。当肠坏死、穿孔，发生腹膜炎时，全身中毒尤为严重，最后可引起严重的低容量性休克和中毒性休克。肠腔大量积气、积液可引起腹内压升高，膈肌上抬，影响肺的通气和换气功能；腹痛和腹胀可使腹式呼吸减弱；同时，腹内压增高阻碍了下腔静脉回流，从而导致呼吸、循环功能障碍；最后，可因多器官功能障碍甚至衰竭而死亡。

三、辅助检查

（一）实验室检查

1. 血常规检查　在肠梗阻早期，血常规检查对诊断的意义不大。当发生单纯性肠梗阻时，白细胞计数可正常，也可稍微升高；当发生绞窄性肠梗阻时，多有白细胞计数和中性粒细胞比例显著升高。随着梗阻时间的推移，肠梗阻病人出现脱水、血液浓缩时，其血红蛋白、血细胞比容、尿比重均可出现升高趋势。

2. 血生化检查　二氧化碳结合力、血清电解质、血尿素氮和肌酐的变化可反映电解质、酸碱失衡及肾功能情况。若梗阻长时间存在，可通过血清白蛋白和总蛋白来判断病人目前的营养状态。

3. 其他　若呕吐物和粪便检查结果表明有大量红细胞或隐血试验呈阳性，则提示肠管有血运障碍。发生绞窄性肠梗阻时肌酸激酶及其同工酶的水平明显高于单纯性肠梗阻，可作为鉴别参考。

(二)X 线检查

X 线检查对诊断肠梗阻的应用价值极大,其具有辐射小、费用低、操作简单等优势。正常状态下,小肠内容物运行很快,能使气体和液体充分混合,在腹部 X 线片上无气体显示。肠梗阻出现后,小肠内容物停滞,气体和液体得不到混合而分离,此时 X 线检查的工作原理是:当 X 线透过病灶部位时,可形成二维图像,肠梗阻发生 4~6 小时后,便能有效显现梗阻肠段以上的肠管积液或积气,并能够伴发明显的肠管扩张,通过查看扩张部位便可明确梗阻位置。空肠黏膜环状皱襞有"鱼肋骨刺"状改变提示发生空肠梗阻,出现阶梯状液平面多提示回肠扩张,肠腔内成团的蛔虫成虫体阴影提示蛔虫堵塞,孤立突出胀大肠襻时提示肠扭转。当发生麻痹性肠梗阻时,胃泡影增大,小肠和结肠全部胀气。

(三)腹部超声和 CT

超声检查的优势是简单方便,可以用于孕妇,但因肠管胀气,常影响诊断的效果。而 CT 诊断的准确性优于超声,尤其对完全性肠梗阻和高位小肠梗阻敏感。它能发现明显的实质性肿块或肠腔外积液,有助于发现造成肠梗阻的外在原因(如腹部肿瘤、炎性疾病和积液),靶征、同心圆征、旋涡征、鸟嘴征等是诊断绞窄性肠梗阻较为特性的征象。通过 CT 还能观察肠系膜血管有无血栓或栓塞,可以为手术提供重要的信息。

(四)肠镜检查

肠镜检查是一种直观的检查手段,不仅可以用于诊断,亦可在部分治疗中发挥作用。急诊肠镜检查主要适用于:①明确有肠梗阻,特别是影像学检查提示为结肠梗阻或低位小肠梗阻的病人;②生命体征平稳,无明显水、电解质紊乱;③无明显腹膜刺激征。但是对于伴有消化道穿孔、可疑性肠坏死、生命体征不稳定的病人,不宜行急诊肠镜检查,腹胀明显的病人,须慎重做肠镜检查。

(五)其他

当怀疑肠套叠、乙状结肠扭转时,可行钡剂灌肠,以明确梗阻的部位和性质。

四、临床表现

不同类型肠梗阻的临床表现有其自身的特点,但肠内容物不能顺利通过肠腔则是一致的,因此,不同类型的肠梗阻均存在腹痛、呕吐、腹胀、肛门停止排便排气等共同表现。

(一)症状

1.腹痛　机械性肠梗阻的梗阻部位以上肠管剧烈蠕动,病人表现为阵发性腹部绞痛。疼痛发作时,病人自觉腹内有"气块"窜动,并受阻于某一部位,即梗阻部位;随着病情进一步发展,可演变为绞窄性肠梗阻,表现为腹痛间歇期缩短,呈持续性剧烈腹痛。麻痹性肠梗阻病人腹痛的特点为全腹持续性胀痛或不适;肠扭转所致的闭襻性肠梗阻多表现为突发腹部持续性绞痛并阵发性加剧;肠蛔虫堵塞多为不完全性肠梗阻,以阵发性脐周腹痛为主。

2.呕吐　呕吐与肠梗阻发生的部位和类型有关。在肠梗阻早期,呕吐多为反射性,呕吐物以胃液和食物为主。高位肠梗阻早期便发生呕吐且呕吐频繁,呕吐物主要为胃及十二指肠内容物等;低位肠梗阻出现呕吐较迟且次数少,呕吐物可呈粪样;若吐出蛔虫,多为蛔虫团引起的肠梗阻;麻痹性肠梗阻发生的呕吐呈溢出性;绞窄性肠梗阻的呕吐物为血性或棕褐色液体。

3.腹胀　腹胀的程度与梗阻部位有关,症状发生的时间较腹痛、呕吐晚。高位肠梗阻病人呕吐频繁,腹胀较轻,低位肠梗阻的腹胀明显。闭襻性肠梗阻病人的腹胀多不均匀对称;麻痹性肠梗阻则表现为均匀性全腹胀;肠扭转时腹胀多不对称。

4.停止排便排气　完全性肠梗阻多不再排便排气,但在高位肠梗阻早期,由于梗阻以下肠腔内仍残存粪便和气体,可在灌肠后排出或自行排出,故不应因此而排除完全性肠梗阻。不完全性肠梗阻可有多次少量排便排气。绞窄性肠梗阻可排血性黏液样便。

(二)体征

1.局部　①腹部视诊:机械性肠梗阻可见肠型和蠕动波;肠扭转时腹胀多不对称;麻痹性肠梗阻时则腹胀均匀。②触诊:单纯性肠梗阻因肠管膨胀,可有轻度压痛,但无腹膜刺激征;绞窄性肠梗阻时,可有固定压痛和腹膜刺激征;蛔虫性肠梗阻时,常在腹中部触及条索状团块;肠套叠时可扪及腊肠样肿块。③叩诊:绞窄性肠梗阻时,腹腔有渗出液,移动性浊音可呈阳性。④听诊:机械性肠梗阻时,有肠鸣音亢进、气过水音或金属音;麻痹性肠梗阻时,则肠鸣音减弱或消失。

2.全身　肠梗阻初期病人全身情况可无明显变化。肠梗阻晚期或绞窄性肠梗阻病人可出现唇干舌燥、眼窝凹陷、皮肤弹性消失、尿少或无尿等明显脱水体征,还可出现脉搏细速、血压下降、面色苍白、四肢发冷等中毒和休克征象。

3.几种常见机械性肠梗阻的表现特点

(1)粘连性肠梗阻(adhesive intestinal obstruction):是肠粘连或腹腔内粘连

带压迫所致的肠梗阻,较为常见。主要病因是腹部手术造成腹腔内出血、损伤、感染或带入异物等,其次是由腹腔内炎症损伤、肿瘤等因素所致。肠粘连并非都引起肠梗阻,多由诱发因素,如饮食不当、剧烈活动、体位突然改变等,使肠襻重量增加,肠襻被拉成锐角而产生肠梗阻。急性粘连性肠梗阻主要是机械性肠梗阻的表现,多数为单纯性肠梗阻,可以是不完全性或完全性肠梗阻,少数为绞窄性肠梗阻。

(2)肠扭转(volvulus):是指一段肠管甚至全部小肠及其系膜沿其系膜长轴旋转而造成的闭襻性肠梗阻。同时,肠系膜血管受压,肠扭转很容易发生绞窄和坏死。因肠扭转发生的部位不同,其临床表现各有特点。①小肠扭转:多见于青壮年,常因饱餐后立即进行剧烈活动而发病。起病急骤,表现为突发剧烈腹部绞痛,多在脐周,常为持续性疼痛伴阵发性加重,病人往往不敢平卧,喜取膝胸位或蜷曲侧卧位,呕吐频繁,腹胀不明显,早期即出现休克。腹部可触及有压痛的肠襻。腹部 X 线检查结果显示符合绞窄性肠梗阻的表现。②乙状结肠扭转:多见于老年男性,病人常有便秘习惯。临床表现除有腹部绞痛外,还有明显腹胀,而呕吐一般不明显。若进行低压灌肠,往往不足 500 mL 便不能灌入。钡剂灌肠 X 线检查见扭转部位钡剂受阻,钡影尖端呈"鸟嘴"状。

(3)肠套叠(intussusception):一段肠管套入其邻近肠管腔内称为肠套叠,易形成绞窄性肠梗阻。原发性肠套叠(急性肠套叠)好发于 2 岁以下的婴幼儿,常与饮食性质改变引起的肠功能紊乱有关。最多见的为回肠末端套入结肠。肠套叠的三大典型症状是腹痛、血便和腹部肿块,表现为突然发生剧烈的阵发性腹痛,患儿哭闹不安、面色苍白、出汗,伴有呕吐和果酱样血便,腹部检查可扪及腊肠形肿块。空气灌肠显示空气在结肠内受阻。

(4)蛔虫性肠梗阻(ascaris intestinal obstruction):是一种单纯性机械性肠梗阻,多见于儿童,农村发病率较高。诱因常为驱虫不当,临床表现为阵发性脐周腹痛伴呕吐,腹胀不明显,腹部可扪及条索状团块,肠鸣音亢进或正常。少数肠道蛔虫堵塞的病人可发生肠扭转或肠壁坏死穿孔,虫体进入腹腔可引起急性腹膜炎。

第二节　治疗与进展

早期、及时、准确的诊断和处理对肠梗阻的治疗结局起着至关重要的作用。在临床诊疗过程中,应结合疾病变化趋势,重视常见梗阻类型的早期诊断与治疗,避免发生肠管坏死、短肠综合征、感染性休克、低血容量性休克等严重并发症。处理原则是纠正肠梗阻引起的全身生理紊乱和解除梗阻。具体治疗方法应根据肠梗阻的病因、性质、类型、部位、程度、有无并发症以及病人的全身情况来确定。

一、手术治疗

手术是治疗肠梗阻的一项重要措施,手术的目的是解除梗阻,去除病因,防止病情进一步恶化。具体手术方法要根据梗阻的病因、性质、部位及病人的全身情况来确定。

(一)适应证

手术治疗的适应证包括各种类型的绞窄性肠梗阻、肿瘤及先天性肠道畸形引起的肠梗阻,以及单纯性肠梗阻经过24～48小时的非手术治疗,梗阻的症状未能缓解或加重、出现腹膜炎症状或腹腔间隔室综合征的病人。一经诊断,须及时进行手术治疗,反复发作者可根据病情行即时或择期手术治疗。

(二)手术方式

1. 单纯解除梗阻手术　如粘连松解术、小肠折叠排列术、肠切开取异物术、肠套叠复位术、肠扭转复位术等。

2. 肠段切除吻合术　如出现肠管肿瘤、炎症性狭窄或局部肠襻已坏死,则应做肠段切除吻合术。

3. 肠短路吻合术　若梗阻部位切除有困难,如晚期肿瘤已浸润固定,或肠粘连成团、与周围组织粘连广泛,可将梗阻近端与远端肠襻行短路吻合术。但应注意,旷置的肠管尤其是梗阻部的近端肠管不宜过长,以免引起盲襻综合征(blind loop syndrome)。

4. 肠造口或肠外置术　一般情况极差或局部病变复杂、不能行复杂手术的病人,可行肠造口术,暂时解除梗阻。对单纯性结肠梗阻,一般采用梗阻近侧(横结肠)造口,以解除梗阻。如已有肠坏死,则宜切除坏死肠段,并将两断端外置做造口术,以后行二期手术,重建肠道的连续性。

(三)手术类型

1. 开放手术　开放手术存在手术切口大、创伤大、术后疼痛明显、恢复慢、术后可能再次出现粘连性肠梗阻等问题。但对于肠管扩张严重、有高度腹胀不宜建立气腹、广泛肠粘连、有复杂内疝等情况的病人,因操作复杂,对术者的要求较高,目前仍以开放手术为主。

2. 微创手术　以往认为,病人在肠梗阻时出现腹胀、肠管扩张,行腹腔镜手术易出现肠管损伤,肠梗阻是腹腔镜手术的禁忌证。随着手术技术的不断提高和器材的不断改进,运用腹腔镜手术治疗肠梗阻已成为可能。国外有报道显示,45%的病人可以治愈,33%的病人的症状可以明显缓解。腹腔镜手术具有视野开阔、创伤小、术后疼痛轻、恢复快等优势,但由于手术操作过程中不同技术的限制,为保证手术的安全性和可靠性,腹腔镜手术的适应证相对于开放手术要求更加严格,禁忌证的范围应相对扩大。腹腔镜手术的适应证包括:①各种原因导致的肠梗阻而肠管扩张程度较轻,无明显腹胀或轻度腹胀者;②单纯性粘连性肠梗阻,经非手术治疗24小时无效或加重者;③经非手术治疗症状减轻、肛门恢复排便排气但梗阻仍未完全解除者;④反复发作的不完全性机械性肠梗阻;⑤无开放手术禁忌证。腹腔镜手术的禁忌证包括:①肠管扩张严重,以及由各种原因引起的高度腹胀的肠梗阻;②估计不宜建立气腹、术野显露困难、操作空间小(如腹腔结核感染、晚期肿瘤腹腔广泛转移和腹腔广泛粘连)等腹腔镜手术难以解决的肠梗阻;③病人心肺功能差,不能耐受气腹者;④合并腹腔出血或明确肠绞窄穿孔坏死者;⑤既往有腹部复杂手术史者;⑥合并膈疝者;⑦肠壁水肿严重者;⑧严重出血倾向者;⑨血流动力学不稳定及全身状态无法耐受手术者。

(四)并发症的处理

1.吻合口瘘、腹膜炎及肠瘘　肠梗阻病人行肠切除术或肠吻合术时,如病人一般情况差,伴有严重营养不良等慢性疾病,长期使用类固醇类激素等,以及存在吻合口局部血供不佳、感染、吻合口水肿、吻合口张力过大等,术后容易并发吻合口瘘。肠瘘则与肠壁炎性水肿、缝合不良、贫血、低蛋白血症、远端有梗阻因素、肠管局部病理性炎症、术中肠管损伤等有关。病人多在术后3～5天出现腹痛、腹胀及持续发热,易被误诊为术后反应而延迟诊断,以后症状逐渐加重,可呈局限性或弥漫性腹膜炎征象,腹腔引流管可见胃肠液及较多带有粪臭味的液体排出。吻合口瘘或肠瘘一旦发生,应保持引流通畅,加强抗感染和营养支持,维持内环境稳定。一般情况好转后,对于引流不畅和感染不能控制的病人,需再次进行手术处理。应注意保持瘘口周围皮肤清洁干燥,并涂氧化锌软膏保护局部皮肤,防止发生皮炎。

2.短肠综合征　短肠综合征是由于不同原因造成小肠吸收面积减少而引起的一种临床症候群,多由广泛小肠切除、小肠短路手术造成保留肠管过少,导致营养物质的吸收障碍和腹泻,严重者可危及生命。其主要临床表现是严重腹泻和营养不良。

二、非手术治疗

并非所有的肠梗阻病人都需行手术治疗,应根据病情、生命体征和影像学检查来进行判断。目前,在临床上对症状轻微、梗阻面积较少且未出现腹膜炎体征者,约90%可行非手术治疗。非手术治疗主要适用于单纯性粘连性肠梗阻、麻痹性或痉挛性肠梗阻、蛔虫或粪块堵塞引起的肠梗阻、肠结核等炎症引起的不完全性肠梗阻等。处理原则一般包括禁食、胃肠减压、补液、维持水电解质平衡、抑制消化液分泌及提供必要的营养支持。同时,随着介入治疗的普及与开展,非手术治疗不再限于缓解临床症状,而是要达到彻底解除梗阻、保障病人安全的目的。

(一)介入治疗

1.禁食、胃肠减压 在治疗过程中,无论肠梗阻是否发生绞窄,胃肠减压都是至关重要的一步。胃肠减压的主要目的是减少胃肠道积气、积液,减轻腹胀,还可以减少肠腔内的细菌和毒素,改善肠壁血液循环,减少肠壁水肿。

2.经鼻肠梗阻导管解除梗阻 应用鼻肠梗阻导管对低位性肠梗阻及粘连性小肠梗阻进行治疗具有巨大优势。与传统的胃管相比,鼻肠梗阻导管可置入更深的位置,除可抽吸胃内容物之外,当导管随着肠蠕动抵达梗阻近端时,也可抽吸肠内容物,使得引流、减压效果更为彻底。

3.经肛肠梗阻导管解除梗阻 主要适用于左半结肠引起的急性梗阻,通过对梗阻近端的结肠进行减压,并施行肠道灌洗,可有效减轻肠壁水肿,减少毒素的吸收,变急诊手术为限期手术,提高一期肠切除吻合的成功率,显著降低吻合口瘘的发生率。与Hartmann术相比,此方法可避免病人二次手术还纳造口和携带造口的痛苦。

4.采用自膨式金属支架解除梗阻 主要适用于左半结肠和直肠的急性梗阻,其作用与经肛肠梗阻导管相似,可为择期手术创造机会。若结直肠癌病人已失去手术机会,与姑息性手术相比,此方式可帮助病人减轻梗阻,提高生活质量。目前,自膨式金属支架在临床使用过程中也面临诸多挑战,可能会导致肠壁穿孔、出血、支架移位、支架折断、压迫肿瘤组织引起肿瘤堵塞等,但支架材料和置入方式的改良已不断弥补了这些缺陷。

(二)纠正水、电解质及酸碱失衡

肠梗阻病人因频繁呕吐可出现严重的水、电解质及酸碱失衡,应及早给予纠正。在血液生化结果报告之前,可先补充等渗盐溶液,如乳酸林格氏液。待生化结果报告后,再相应地补充电解质与纠正酸碱平衡。定期进行电解质监测、尿量监测、血细胞压积和白细胞计数测定,可用于评估液体补充是否充足。由于液体需求量大,某些病人尤其是老年病人,可能需要测定中心静脉压,以防止液体补充过多或不足。对于晚期单纯性肠梗阻和绞窄性肠梗阻,常有大量血浆和血液渗出至肠腔或腹腔,需要补充血浆、全血或血浆代用品。

(三)防治感染

一般单纯性肠梗阻可不应用抗生素,但对于单纯性肠梗阻晚期、绞窄性肠梗阻以及经手术治疗的病人,则应使用抗生素,以减少细菌繁殖,尤其当肠管发生坏死而引起腹膜炎时,更应使用。此外,使用抗生素也可作为肠切除术的预防感染措施。常用的抗生素包括广谱头孢菌素、氨基糖苷类抗生素以及抗厌氧菌的甲硝唑等。

(四)其他治疗

对于腹胀明显、呼吸功能差的病人,予以吸氧、化痰治疗,以防止肺部感染;使用生长抑素抑制胃肠液的分泌,防止腹胀进一步加重;对于不完全性肠梗阻病人,可口服液状石蜡,促进胃肠蠕动,或用甘油灌肠,加快排便排气;可应用镇静药、解痉药等对症治疗,止痛药的应用应遵循急腹症治疗的原则;对于麻痹性肠梗阻,可以应用交感神经兴奋剂,如毒扁豆碱、新斯的明和垂体后叶素等,回盲部肠套叠可试用钡剂灌肠或充气灌肠复位。

第三节　路径式健康教育

表 6-1　肠梗阻病人路径式健康教育表

时间	项目	具体内容
入院第1天	检查和处置	1. 介绍:病室环境、住院须知、主管医生和责任护士 2. 测量:体温、脉搏、呼吸、血压、体重和身高 3. 入院评估:健康史、身体状况、心理-社会状况等 4. 安全教育:指导压力性损伤、烫伤、跌倒或坠床、非计划拔管等相关预防措施 5. 协助卫生处置、更换病员服、修剪指(趾)甲、剃胡须等 6. 指导戒烟、戒酒 7. 交代急诊 X 线摄片、血化验、心电图等检查的注意事项,以及留取化验标本的方法和时间 8. 进行治疗和处置:药物过敏试验、静脉输液、胃肠减压等 9. 协助办理就餐卡和订餐
	活动指导	1. 病区内活动 2. 床上活动 3. 指导胸式深呼吸功能锻炼及有效咳嗽方法 4. 取有效低半卧位
	营养管理	禁食禁水、胃肠减压、肠外营养支持

时间	事项	具体内容
住院第2天至手术前1天	检查和处置	1. 晨起采集血、尿、便等标本 2. 检查指导:包括心电图、腹部 X 线、腹部超声、腹部 CT 或 MRI、肠镜、钡剂灌肠检查等。护士指导各种检查的具体要求、注意事项、时间和安排,检查时适当增添衣服,避免着凉 3. 进行治疗和处置:备血(复查血型)、静脉输液、药物过敏试验等。必要时给予镇静催眠药,保证充足睡眠 4. 手术区皮肤准备 5. 肠道准备 6. 术前用药:纠正水、电解质及酸碱失衡,向病人及家属解释术前预防性使用抗生素的目的和意义 7. 医生、麻醉师交代手术事宜,家属签字 8. 配合手术室护士术前访视
	腹痛管理	1. 取低半卧位,减轻腹肌紧张、腹痛和腹胀症状 2. 确定无肠绞窄后,可应用阿托品、山莨菪碱等解痉剂
	活动指导	1. 病室内活动 2. 积极行呼吸功能锻炼:深呼吸和有效咳嗽 3. 指导手术适应性训练
	饮食指导	1. 肠梗阻时禁食、禁水 2. 梗阻解除后:病人开始排气、排便,腹痛、腹胀消失 12 小时后,指导进不产气流质饮食等;如无不适,24 小时后进半流质饮食;3 天后进软食 3. 术前 1 天(肠道准备后)禁食,术前 4 小时禁水
	休息指导	1. 评估病人的睡眠状况 2. 消除引起不良睡眠的诱因,创造安静、舒适的环境 3. 指导放松技巧 4. 病情允许者,适当增加白天活动,必要时遵医嘱予以镇静催眠药
	心理护理指导	1. 评估术前心理-社会状况 2. 介绍肠梗阻疾病及手术相关知识 3. 给予针对性的心理支持和疏导
手术当天	检查和处置	1. 术晨:测量体温、脉搏、呼吸和血压;洗漱,排空大小便;更换病员服,取下义齿、手表、首饰、眼镜等;询问女病人是否处于月经期,勿化妆;胃肠减压;术前用药;携带影像资料等;用平车护送入手术室 2. 术中:麻醉、深静脉置管、静脉输液、留置导尿管等 3. 术后:安置病人,与麻醉师和手术室护士做好交接,做好心电监护、血氧饱和度监测、氧气吸入、静脉输液、口腔护理、雾化吸入、会阴护理、切口护理等
	安全指导	1. 管道安全指导:保持引流管通畅,勿打折、扭曲和受压,注意观察引流液的量、颜色、性质并记录 2. 术后不适的观察与处理:如有恶心、呕吐等不适,予以侧卧位,避免窒息
	体位指导	1. 术后 6 小时去枕平卧 2. 待术后 6 小时生命体征平稳时予以半卧位,以减轻切口张力,有利于呼吸和引流
	疼痛护理指导	1. 指导病人表达疼痛时的感受,进行动态疼痛评估 2. 告知止痛药物的使用方法和注意事项 3. 告知镇痛泵的使用方法和注意事项
	饮食指导	禁食、禁水

续表

时间	事项	具体内容
术后第1天 至第3天	检查和处置	1.进行治疗和处置:氧气吸入;必要时进行心电监护和血氧饱和度监测;胃肠减压;深静脉置管;引流管护理;静脉输液;血糖监测;雾化吸入;口腔护理;会阴护理;皮肤护理;切口观察 2.配合:进行深呼吸和有效咳嗽,必要时叩背排痰;漱口、刷牙;拔尿管前行膀胱功能锻炼 3.强调术后早期活动能促进肠蠕动恢复,减少肺部并发症,预防下肢深静脉血栓的形成 4.手术后排气、排便是肠蠕动恢复的表现 5.术后不适的观察与处理 6.并发症的观察与护理
	活动指导	1.第1天坐起轻微活动 2.第2天协助病人在床边活动 3.第3天可在病室内活动,每日活动2～3次,每次20～30分钟
	饮食指导	1.禁食禁水、胃肠减压 2.给予全肠外营养 3.病人在肠功能恢复前禁食、禁水,肛门排气后,可饮少量温开水,若无不适,可进流质饮食
术后第4天 至出院 前1天	检查和处置	1.进行治疗和处置:静脉输液、雾化吸入、引流管护理等 2.配合:进行深呼吸和有效咳嗽;漱口、刷牙、更衣
	活动指导	1.卧床时应取半坐卧位 2.强调下床活动的重要性,在病区内活动,每日5次以上,每次20～30分钟 3.下床活动量的监测
	饮食指导	1.进少渣、半流质饮食 2.予以高热量、高蛋白、易消化、富含维生素的饮食
出院当天	检查和处置	1.进行治疗和处置 2.告知:出院指导、办理出院流程指导
	活动指导	1.强化康复运动意识 2.居家康复运动指导
	饮食指导	1.术后2周左右可进少渣普食 2.饮食方面注意补充高热量、高蛋白、低脂、维生素丰富的食物
	复查指导	1.定期复查 2.建立随访档案

一、护理健康教育评估

(一)入院评估

1. 健康史　主要了解病人的一般情况,包括年龄、性别、发病前有无诱因(如体位不当、饮食不当、饱餐后剧烈活动等)、既往有无腹部手术和外伤史、有无急慢性肠道疾病史及个人卫生情况等。

2.身体状况

(1)肠梗阻程度:评估病人肠梗阻症状(如腹痛、腹胀、呕吐、停止排便排气等)的严重程度,目前是否有进行性加重的趋势;准确判断病人呕吐物、排泄物、胃肠减压吸出液的颜色、性质和量,有无腹膜刺激征及其范围,为决定行保守治疗还是手术治疗提供依据。

(2)肠梗阻类型:初步评估病人发生肠梗阻可能的类型,是机械性、动力性还是血运性,是单纯性还是绞窄性,是完全性还是不完全性等。

(3)全身性变化:监测病人的生命体征情况,观察病人有无眼窝凹陷、皮肤弹性降低等明显脱水貌及休克体征。

(4)辅助检查:告知病人及家属常规标本留取和特殊检查的注意事项,协助病人完善实验室和腹部X线等必要的辅助检查。根据检查结果判断病人有无水、电解质及酸碱平衡紊乱,腹部异常结果也可提示相对应的梗阻类型。

3.心理-社会状况 评估病人目前的心理情况,是否有焦虑、恐惧等负性情绪。了解病人对围手术期相关知识的掌握程度,以便给予个体化健康宣教。了解病人的家庭、社会支持情况,家属对病人的关心程度、经济支持状况等。

(二)术前评估

1.辅助检查结果 通过实验室检查白细胞、血红蛋白、血细胞比容,做呕吐物隐血试验等,判断肠管是否有血运障碍;利用X线检查肠管是否存在积液或积气征,以初步判断是否有肠梗阻。同时,也可辅助做腹部CT、超声甚至内镜检查。

2.心理-社会状况 评估病人有无对手术并发症及远期疗效的担忧、焦虑等负性情绪;能否接受制定的治疗护理方案;对手术及进一步治疗的经济承受能力和支持程度。

(三)术后评估

1.手术情况 了解病人术中采取的手术和麻醉方式,手术过程是否顺利,术中有无输血及输血量。

2.身体状况 观察病人的生命体征是否平稳,营养状况是否得以维持或改善,疼痛程度是否减轻、频率是否减少,有无发生出血、再梗阻、吻合口瘘、肠瘘等。

3.心理-社会状况 了解病人行肠梗阻术后的心理适应程度,生活能否自理,是否依从活动、饮食等指导,有无做好长期生活习惯调整的准备。

(四)出院准备度评估

1.身体状况 评估病人身体恢复情况、活动能力和生活自理能力情况,有无并发症发生及治疗效果。

2. 知识掌握情况　评估病人对出院后康复知识的掌握情况,是否了解出院后饮食、活动与休息、药物、复查等知识,是否明确出现哪些症状应立即就诊。

3. 心理-社会状况　评估病人有无可利用的社会支持资源,家属对病人出院后康复的配合度,病人对长期生活习惯调整的自我效能感水平,以及有无自我管理的能力。

二、护理健康教育重点

(一)术前重点

1. 疼痛护理指导

(1)胃肠减压:有效的胃肠减压对单纯性肠梗阻和麻痹性肠梗阻可起到解除梗阻的作用。现在多采用鼻胃管连接负压盘进行减压,先将胃内容物抽空,再行持续低负压吸引。向病人及家属介绍胃肠减压的目的和注意事项,置胃肠管减压期间应保持减压管通畅,维护减压装置有效的负压,避免受压、扭曲和堵塞,观察并记录引流液的颜色、性质和量。如发现血性液体,应考虑肠绞窄的可能。

(2)体位指导:协助病人取低半卧位,减轻腹肌紧张、腹痛、腹胀等症状,有利于病人的呼吸。

(3)应用解痉剂:在确定无肠绞窄后,可应用阿托品、山莨菪碱等抗胆碱类药物,以解除胃肠道平滑肌的痉挛,抑制胃肠道腺体的分泌,使病人的腹痛得以缓解。

(4)按摩或针刺疗法:若为不完全性、痉挛性或单纯蛔虫所致的肠梗阻,可指导病人适当顺时针轻柔按摩腹部,并配合医生应用针刺疗法,缓解疼痛。

2. 饮食指导　肠梗阻时需禁食,应给予胃肠外营养。若梗阻已解除,病人开始排气、排便,腹痛、腹胀消失 12 小时后,指导病人进流质饮食,忌食易产气的甜食和牛奶等;如无不适,24 小时后进半流质饮食;3 天后进软食。

3. 病情变化监测指导　及早发现绞窄性肠梗阻,定时测量体温、脉搏、呼吸和血压。告知病人若出现以下情况,应警惕绞窄性肠梗阻发生的可能:①腹痛发作急骤,发病开始即可表现为持续性剧痛或持续性剧痛伴阵发性加重,有时出现腰背痛;②呕吐出现早,剧烈而频繁;③腹胀不对称,腹部有局限性隆起或触痛性肿块;④呕吐物、胃肠减压液或肛门排出物为血性,或腹腔穿刺抽出血性液体;⑤出现腹膜刺激征,肠鸣音可不亢进或由亢进转为减弱甚至消失;⑥体温升高、脉率增快、白细胞计数升高;⑦病情进展迅速,早期出现休克,抗休克治疗无效;⑧经积极非手术治疗后症状和体征未见明显改善;⑨腹部 X 线检查可见孤立、突出胀大的肠襻,位置固定不变,或有假肿瘤状阴影,或肠间隙增宽,提示腹腔积液。此类病人病情危重,应在抗休克、抗感染的同时积极做好术前准备。

4.术前肠道准备 告知病人充分的肠道准备可减少或避免术中污染、术后感染,预防吻合口瘘,增加手术成功率。对于急性肠梗阻病人,急诊手术不宜灌肠,防止腹内压增高引起肠穿孔,口服泻剂也可能加重病情。肠道清洁主要通过术中冲洗完成。

对于不完全性肠梗阻限期手术病人,温盐水灌肠是肠道准备的首选,采用平卧位清洁灌肠联合腹部逆时针按摩的效果较好。在操作时,应注意以下事项:

(1)肛管插入前,其前端要用液状石蜡充分润滑,插管时切勿使用暴力,避免因直肠病变而引起肠壁擦伤或出血。

(2)严密观察病人的病情,在灌肠过程中倾听病人主诉,如出现严重的腹胀、腹痛、心慌、气促、脉速、面色苍白、出冷汗等,应立即停止灌肠,同时注意观察肠道有无血性液体排出,并及时处理。

(3)腹部按摩时,用力不能过急、过猛,注意观察病人腹部的体征,当病人主诉腹痛不适时,应及时停止。对于排便缓慢的病人,可以指导其自行顺时针按摩腹部,以促进粪便或灌肠液的排出。

(4)病人在下床排便的过程中,要注意保持地面干燥,避免跌倒和摔伤。对于下床不便或体质虚弱者,应嘱其床上排便或协助其如厕排便。

5.手术区皮肤准备

(1)洗浴:嘱病人及家属于术前1天下午或晚上清洗皮肤。细菌栖居密度较高的部位(如手和足)或不能接受强刺激消毒剂的部位(如面部和会阴部),术前可给予氯己定反复清洗,同时注重脐部清洁。若皮肤上有油脂或胶布粘贴的残迹,可用松节油或75%乙醇溶液擦净。

(2)备皮:结合病人手术区域的毛发情况进行备皮,向病人解释术前备皮的重要性,若毛发细小,可不必剃毛;若毛发影响手术操作,手术前应予以剃除(脱毛或剪毛)。手术区皮肤的准备范围包括切口周围至少15 cm的区域,注意保护病人隐私。

6.手术适应性训练

(1)指导病人卧床使用便器的方法,以适应床上排便和排尿。

(2)指导病人床上自行翻身和调整卧位的方法,以适应术后体位的变化。

(3)部分病人还应指导其练习术中体位。

(4)指导病人有效咳嗽和排痰。

7.心理调适指导 关心和同情病人,向病人及家属介绍医院病区环境及病区设施,并介绍主治医生、护士长、责任护士等医护小组成员,以消除其陌生感,建立良好的护患关系。向病人讲解肠梗阻相关知识,有针对性地进行解释和安慰,教会病人及家属深呼吸、肌肉松弛等放松方法来缓解紧张、焦虑心理。

(二)术后重点

1.管道护理指导　采用高举平台法妥善固定各管道(如胃管、鼻肠营养管、腹腔引流管、尿管等)并进行二次固定,标识清楚。负压盘需每日进行更换,防反流引流袋需每周进行更换,各班次均需观察并记录各引流液的颜色、性质和量。观察切口有无渗血、渗出液,若切口敷料潮湿,应及时更换。向病人及家属解释留置各管道的目的和必要性,叮嘱其在翻身、活动时勿用力过猛,保持引流通畅,避免受压、扭曲、牵拉甚至意外脱管。告知家属观察引流液的要点,若短时间内引流出100～200 mL 鲜红色血液,则提示可能出现活动性出血,需立即通知医生,并配合其做相应处理。在留置尿管期间,需加强会阴部护理,观察尿道口周围有无红肿、分泌物颜色和性状有无异常,待病人肠蠕动恢复正常后,嘱病人多饮水,预防泌尿系感染。

2.饮食指导　术后当天告知病人禁食、禁水,在禁食期间,依据病人的病情合理安排输液,维持机体水、电解质及酸碱平衡,并给予全肠外营养支持。输入营养液时要严格控制输注速度,以每分钟 40～50 滴为宜,同时需在 24 小时内匀速滴入,并定期监测病人的肝肾功能、血电解质及血糖情况,确保能供给机体所需的各种营养素。待肠蠕动恢复并伴有肛门排气后,胃肠减压引流量逐渐减少时,可拔除胃管。拔除胃管当天仍需禁食,观察是否会出现腹胀症状。第 2 天起可少量试饮水,若无恶心、呕吐、腹痛、腹胀等肠梗阻症状,第 3 天起可进流质饮食,如菜汤、果汁、鱼汤、骨头汤等,之后可改为易消化的食物,并逐渐过渡到半流质饮食和普食。饮食原则上遵循“少食多餐、从少到多、从稀到稠”,食物种类以高蛋白、高维生素食物为主,避免易产气的食物,忌生硬、油炸、浓茶、酒及辛辣刺激性食物。对于行肠道切除者,进食时间应在肛门排气后 1～2 天。

3.活动与休息指导　待术后 6 小时麻醉清醒后,嘱病人尽早在床上翻身活动,每 1～2 小时翻身一次。术后鼓励病人在确保引流通畅和切口保护的前提下开展活动训练,以病人自主活动为主,循序渐进,对于体质较弱的病人,由家属及护士进行协助。在卧床期间,应指导病人进行床上活动,如收腹、抬臀、缩肛等动作,同时,还可进行上肢和下肢运动。上肢运动包括上肢伸、屈、握拳、上举运动,每日进行2～3 次,每次 10～20 遍;下肢运动包括一侧下肢伸展,另一侧屈髋、屈膝,双手尽可能抱膝后伸直,双侧下肢交替进行,反复多次,每日进行 3 次,每次 10分钟。若病情允许,则鼓励病人手术 24 小时后坐起或下床活动,以促进肠蠕动恢复,预防肺部并发症和肠粘连的发生。下床活动时,应协助其妥善固定引流管,以免发生折叠、扭曲或脱落。

4.口腔护理指导　禁食、留置胃管期间,护士每日评估病人的口腔状况,并告知病人做好口腔护理的重要性。对日常生活能力量表(activity of daily living scale,ADL)评分≤2级、病情允许的病人,督促其每日自行刷牙2次,并用温开水漱口数次。针对 ADL 评分≥3级、病情较重者,由护士给予口腔护理(每日 2 次),并协助用温开水漱口,保持口腔黏膜湿润和口腔卫生,防止口腔感染,增加病人的舒适感。

5.心理护理指导　疾病让病人的身心均受到严重创伤,尤其是肿瘤因素所致的肠梗阻病人,常出现焦虑、抑郁、恐惧等负性情绪。首先,护士应加强病房巡视,主动询问并及时关注病人的心理变化,对其疾病给予充分的理解,用乐观、积极的情绪感染病人。其次,护士需多与病人及家属交流、沟通,向他们讲述成功的案例,减轻他们的心理压力,使其树立战胜疾病的信心,促进病情恢复。同时,也可从病因、诊断、治疗、护理等多个层面向病人讲解疾病相关知识,满足其对自身疾病了解的需求,使其能配合各项治疗和护理措施,减少因对疾病的严重程度和治疗效果不了解而产生的负性情绪。

6.并发症的观察与护理

(1)预防吸入性肺炎:鼓励、帮助病人深呼吸和有效咳嗽,咳嗽时按压伤口以减轻疼痛,进行常规雾化吸入,保持呼吸道湿润,有利于痰液咳出。

(2)出血:手术后 24～48 小时内易发生出血等并发症。当病人出现面色苍白、出冷汗、脉搏细弱、血压下降或脉压缩小,伤口有渗血,引流液为血液,每小时引流量超过 200 mL,或同时出现腹胀时,提示活动性出血。一旦出现上述情况,应及时报告医师并积极配合抢救。

(3)再梗阻:术后再次出现梗阻的原因包括:广泛性肠粘连未能分离完全,遗留梗阻因素;忽略了同时存在的不同病因的机械性肠梗阻,如粘连性肠梗阻伴有肠扭转或腹内疝、结肠肿瘤等;手术后胃肠道处于暂时麻痹状态,加上腹腔炎症,重新引起粘连。预防粘连和梗阻有效的措施是鼓励病人术后早期活动,如病情平稳,指导病人术后 24 小时即可开始床上活动,3 天后下床活动,以促进机体和胃肠道功能的恢复,防止肠粘连。一旦出现阵发性腹痛、腹胀、呕吐等肠梗阻症状,及时报告医生并协助处理,遵医嘱积极采取非手术治疗措施,如口服液状石蜡、胃肠减压等,一般多可缓解,必要时做好再次手术的准备。

(4)切口裂开:营养状况差、低蛋白血症及腹胀病人,手术后易发生切口裂开。应给予切口减张缝合,指导病人咳嗽时用双手保护伤口,经常调整腹带的松紧度等。有慢性咳嗽、前列腺肥大、排尿困难者,做好相应处理,便秘者可口服液状石蜡,以保持大便通畅。

(三)出院指导

1.饮食指导　忌辛辣刺激性食物,宜进高蛋白、富含维生素、易消化吸收的食物。避免暴饮暴食及饭后剧烈运动。

2.保持排便通畅　便秘者应注意通过调整饮食、腹部按摩等方法保持大便通畅,给便秘病人应用缓泻药,必要时灌肠,避免用力排便。

3.用药指导　告知病人出院后应严格按照出院医嘱服用药物。向病人说明药物的用法和用量,注意观察有无不良反应。

4.复诊指导　指导病人自我监测病情,若出现腹痛、腹胀、呕吐、停止排便等不适,应及时就诊。

5.制订延续性护理计划　建立出院病人随访档案,评估病人的出院准备度。与病人充分沟通后,制订延续性护理计划,发放肠梗阻术后健康教育手册。

第四节　延续性护理

随着时代的变迁、外科技术的发展、人类生活习惯和饮食结构的改变、疾病谱的变化等,肠梗阻的发病情况与病因构成也发生了明显的变化。在美国,每年有30万～35万新发肠梗阻病例,其中因肠梗阻而死亡的人数可达3万人。随着人口老龄化和人们日常饮食结构的变化,消化道肿瘤已成为急性肠梗阻的最主要发病原因,其次为肠粘连和疝。延续性护理有助于了解病人的居家生活状态和康复依从状况,对病人的疾病预后至关重要。

一、建立随访档案

出院时建立病人档案,包括病人姓名、年龄、病因和诱因、治疗方式等信息。发放肠梗阻健康教育手册,让病人加入肠梗阻微信群,构建医、护、患交流的平台。在微信群里及时进行医患、护患、患患之间的交流和沟通,同时提醒病人复诊时间,督促病人及时复诊,并监督病人改变不良的饮食和生活习惯。

二、延续性护理健康教育评估

1.身体状况　评估病人的一般情况,包括年龄、性别、手术史、饮食习惯、有无吸烟饮酒和暴饮暴食等不良嗜好,是否有恶性肿瘤、疝等合并症。

2.知识掌握情况　评估病人及家属对肠梗阻的认知能力、健康行为依从性;病人及家属是否了解出院后饮食、活动与休息、药物、复查等知识,是否明确出现哪些症状应立即就诊。

3.心理-社会状况　评估病人有无因手术、恶性肿瘤、饮食习惯的改变等影响生活和工作而导致的焦虑、抑郁等情绪,家属对病人出院后康复的配合度,病人对长期生活习惯调整的自我效能感水平,以及有无自我管理的能力。

三、肠梗阻术后延续性护理内容

(一)日常生活指导

了解病人的日常饮食种类,针对病人的食欲和肠梗阻病史,指导病人进食高蛋白、富含维生素、易消化和清淡的饮食,如软烂面条、粥、各种新鲜蔬菜水果、鱼类、鸡蛋羹等。忌食刺激性强的辛辣、难消化饮食,如糯米、油炸食品、富含膳食纤维的蔬菜(芹菜、韭菜等)、各种含添加剂的食物等。避免暴饮暴食和腹部受凉。

(二)肠梗阻预防指导

1.预防粘连性肠梗阻　既往行腹部手术的病人容易发生粘连性肠梗阻,在胃肠道恶性肿瘤术后的发病率为 $2.28\%\sim5.84\%$。这是由于手术导致胃肠道的完整性受到破坏,生理性肠蠕动功能减弱,肠壁水肿和炎性渗出导致肠管不同程度的粘连。术后 4 周是肠管粘连最严重的时期,3 个月以内出现肠管粘连的情况占绝大多数。临床观察发现,这类病人在肠梗阻前有食用水果和饮食不当的情况。术后 3 个月是胃肠功能和饮食恢复的关键时期,除上述基本的饮食指导外,还应根据胃肠道的恢复特点做好专科饮食知识的指导。饮食从流食到半流食循序渐进,一般软食应维持到术后 6～12 个月,禁食粗硬和易形成团块的食物,如黏性食物、动物肌腱筋膜等。进食肉类宜选择高压焖、炖等烹调方式。对于水果类,1 个月内可只食用果汁,果肉吐掉。术后 1 个月后,进食前应加工成熟食或加热到 $40\sim50\ ℃$,进食时咀嚼成糊状,进食量以 1/4 个苹果为宜,在餐后 2 小时左右进食。香蕉肉质软糯、营养丰富,具有润肠通便的作用,很多人认为多食香蕉有益处,但香蕉属于糯性食物,若进食过量,较弱的肠蠕动不能将其向下推进,反而会引发肠梗阻,因此,中等大小的香蕉每次进食量不超过 1/4 根,并需要充分咀嚼,体质差的病人不宜食用或慎食用。此外,护士应对病人的进食方式进行指导,使病人掌握并遵循合理的饮食方法,少食多餐,每日 6～7 餐,每次六七分饱,细嚼慢咽,温度适宜,饮食定量有规律。转食时应试吃 1～2 天,并且从 1/3 量转起,如有不适,应及时停转。如病人出现饱腹感或食欲减退,则指导病人缓慢进食或进食米汤、稀饭并适当增加活动。讲解多次咀嚼的重要性并进行“50 次咀嚼法”的训练,即每一口饭咀嚼 50 次。咀嚼可使病人产生饥饿感,有利于增加食欲,小口、充分、长时间的咀嚼可增加胃肠道对食物的耐受性，降低胃部不适；同时，长时间咀嚼也易产生饱腹感，不容易进食过量。另外，建议病人在术后 1 个月内不宜长时间卧床和静坐，可进行适当的活动，注意劳逸结合。

2.预防肿瘤相关性肠梗阻　肿瘤相关性肠梗阻可由胃肠道原发肿瘤堵塞或由恶性肿瘤复发转移灶压迫或侵犯肠道所致，易并发肠梗阻的原发恶性肿瘤依次为结直肠癌（25%～40%）、卵巢癌（16%～29%）和胃癌（6%～19%）。因此，需加强肿瘤早期筛查和诊断，大多数可通过占位或肠壁的不规则增厚 CT 影像作出初步判断。疑似结直肠肿瘤的病人，若病情允许，可行结肠镜检查，以明确诊断，并进行积极治疗。

3.预防疝相关肠梗阻　疝尤其是腹股沟疝容易导致肠梗阻，通常腹外疝导致的肠梗阻较腹内疝导致的肠梗阻更为常见。应予以及时治疗，避免因嵌顿、绞窄造成肠梗阻，遵循腹外疝相关指导。随着减重代谢外科的兴起，越来越多的减重手术获得开展，此术式不仅有着与其他腹部外科手术史病人同等的肠梗阻风险，还有由于手术造成的肠系膜缺损所导致的腹内疝发生的风险，术后应指导病人自我监测病情，若出现腹痛、腹胀、呕吐、停止排便等不适，应及时就诊。

4.预防粪石性肠梗阻　粪石性肠梗阻多发生于老年病人，主要是由于老年人全身各脏器发生退行性改变，肠道功能低下，肠道的消化、吸收、分泌、顺逆蠕动等功能易出现紊乱，肠道消化液分泌减少，加之肠蠕动无力，常有习惯性便秘，食物残渣聚集成秘结的粪块。粪石可分为植物性粪石、毛发性粪石、药物性粪石和混合性粪石，其中以喜食柿子、苹果、山楂等导致的植物性粪石最为常见。对于此类病人，建议其少食用或不食用这些食物。此外，老年便秘者应注意通过调整饮食、腹部按摩等方法保持大便通畅，给便秘病人应用缓泻药，必要时灌肠，避免用力排便。

5.其他病因　加强卫生宣传和教育，养成良好的卫生习惯。饭前便后要洗手，不吃不干净的食物，减少肠道寄生虫病的发生；对曾发生过蛔虫性肠梗阻的病人定期驱虫，以防再次发生肠梗阻。饭后不宜剧烈运动和活动，防止发生肠扭转。保持心平气和与乐观心态，维持积极向上的心理状态，避免因情绪激动导致肠蠕动功能紊乱或自主神经功能紊乱而引发肠蠕动过急。

(三)心理护理指导

肠梗阻常继发于腹部手术后或合并恶性肿瘤、疝气等，部分病人需行二次手术，这对其而言是极大的应激事件，易使病人产生焦虑、恐惧、担心预后等心理压力。护士应给病人普及疾病相关知识，介绍手术期间需配合的要点及预后情况，并向其介绍肠梗阻成功治疗的案例，用榜样的作用帮助其树立积极、乐观、向上的心态。此外,护士应与病人建立良好的护患关系,鼓励病人诉说内心不适,并给予针对性的心理干预,根据文化层次、年龄、接受能力和性格制订个体化的心理护理计划,同时,也需分析病人家属的心理状态,让其参与到病人的疾病护理中。

第五节　健康教育案例

【案例一】

病人,男性,45 岁,公司职员,身高 170 cm,体重 60 kg,有直肠癌手术史,1 天前在无明显诱因下出现腹部胀痛,疼痛呈阵发性,位于下腹部,同时伴造口停止排便、排气,急诊入院。体检可见胃肠型,无蠕动波,腹肌紧张,右上腹压痛(＋)、反跳痛(＋)。腹部叩诊呈鼓音,肠鸣音未闻及。完善腹部站立位平片示:低位小肠梗阻。胸、腹、盆腔 CT 平扫示:直肠术后,左下腹造瘘术后,造瘘口旁疝伴低位小肠梗阻,造口周围皮下积液。积极进行术前准备,急诊在全麻下行剖腹探查术＋肠粘连松解术＋坏死小肠切除术,术后留置胃管、腹腔引流管、尿管各 1 根,遵医嘱予以胃肠减压、抗炎、补液、营养支持治疗。术后病人惧怕疼痛,不愿意翻身活动。该病人主要的健康问题是什么? 如何实施路径式健康教育?

(一)护理健康教育评估

1. 健康史　病人既往做过经腹会阴联合直肠癌根治术,左下腹有一肠造口外接造口袋;曾接受过化学治疗。

2. 身体状况　病人的肠造口停止排便、排气 1 天,腹部胀痛。

3. 心理-社会状况　病人急诊入院,腹痛、腹胀明显,加上既往有直肠癌病史,病人及家属怀疑肿瘤复发,焦虑情绪明显;病人家庭经济较宽裕,家属可以承担病人的治疗费用。

该病人存在的健康问题如下:①疼痛:与术前肠道梗阻、术后手术创伤有关。②知识缺乏:缺乏肠梗阻围手术期相关知识。

健康教育的重点是缓解病人术前术后疼痛。

(二)路径式健康教育

1. 入院当天　护士小郑向病人宣教疼痛相关知识,使病人能够使用疼痛数字评分法表达自己疼痛的程度;当病人疼痛时,指导病人运用音乐疗法转移注意力;让病人理解禁食、禁水及胃肠减压的目的是缓解肠腔的压力,减轻腹部胀痛,使病人能配合治疗。

2.术前　护士小郑告知病人术后疼痛的管理理念、常用的镇痛方法及面对疼痛和减轻疼痛的自我管理技巧,并指导病人家属参与疼痛管理。

3.术后至出院前

(1)术后6小时协助病人取半卧位,减轻切口张力,可以用听音乐、看视频等方法,转移病人的注意力,缓解切口的疼痛感;加强术后疼痛的评估,遵医嘱及时给予镇痛药物,并观察药物效果。

(2)术后指导病人早期床上翻身活动及下床活动。早期活动可促进肠蠕动恢复,缓解因术后肠麻痹引起的腹胀不适;告知病人术后不尽早活动会有可能再次引发粘连性肠梗阻,因为多次手术导致病人胃肠道的完整性受到破坏,生理性肠蠕动功能减弱,肠壁水肿和炎性渗出会造成肠管不同程度的粘连。

(3)护士小郑了解到病人担心用止疼药过多会引起成瘾性。向病人宣教手术后疼痛会给机体带来不利影响,帮助病人树立正确的态度对待疼痛。告知病人有享受术后无痛的权利,鼓励病人表达自己的疼痛感受。

(4)病人术后从手术室带回静脉自控镇痛泵,护士小郑教会病人和家属正确运用镇痛泵,告诉病人疼痛的减轻可以提高病人早期活动的依从性,促进肠功能的恢复,预防下肢深静脉血栓、肠梗阻等并发症的发生。

(5)当病人下床活动或咳嗽时,提醒病人要注意保护切口,尤其是咳嗽时要用双手按压切口,减轻切口张力,减轻疼痛的程度。

4.出院指导　保持良好心态,参加一定的活动或锻炼,劳逸结合,避免过度劳累。开展延续性护理,通过微信群、电话等进行定期回访,了解病人疾病的恢复情况。当病人出现腹痛、腹胀等不适症状时,应及时就诊。

【案例二】

病人,女性,55岁,农民,既往无手术史。因腹部疼痛2天,伴恶心、呕吐加重1天入院。腹、盆腔CT示:小肠扩张伴气液平,考虑小肠梗阻。体检示:腹部膨隆,无胃肠型,右上腹及剑突下有压痛,无反跳痛。腹部叩诊呈鼓音,肠鸣音亢进。完善相关检查,遵医嘱予以禁食、胃肠减压、灌肠、抗炎、补液营养支持治疗。病人不能耐受插胃管带来的不适,想拔除胃管。在交谈的过程中,病人自述感觉口渴、饥饿,对禁食、禁水不能理解。该病人主要的健康问题是什么?如何实施路径式健康教育?

(一)护理健康教育评估

1.健康史　病人既往无手术史,平时身体素质较好。

2.身体状况　病人腹部疼痛2天,伴恶心、呕吐加重1天,近两天进食较少。

3.心理-社会状况　病人平时身体素质较好,突发腹痛、腹胀,病人及家属比较焦虑,害怕疾病的预后不好,丈夫在院陪护。家庭经济条件一般。

该病人存在的健康问题如下:①舒适的改变:与插胃管、灌肠带来的不适有关。②焦虑:与环境陌生、担心疾病预后有关。③知识缺乏:缺乏肠梗阻治疗相关知识。

健康教育的重点是增加病人的舒适度,提高治疗依从性。

(二)路径式健康教育

1.入院当天　病人腹胀、腹痛症状明显,导致病人出现焦虑、抑郁等情绪,对医生的治疗不配合,影响临床治疗的开展。护士小郑耐心地向病人介绍疾病相关知识,讲解治疗的注意事项,并介绍成功治疗的病例,以增强病人治疗的信心。病人以前没有住院经历,病房里的陌生环境会给病人带来心理负担,护士小郑通过沟通了解到病人喜爱看电视剧,通过播放病人喜爱的电视剧来减轻病人的心理负担;在日常生活中尽量满足病人的需求,消除病人的陌生感。

2.入院后至术前

(1)护士小郑知道病人对留置胃管有抵触情绪是因为不能耐受胃管带来的不适感,告诉病人胃肠减压对治疗肠梗阻的重要性和必要性,胃肠减压可以减少胃肠道积气、积液,减轻腹胀,还可以减少肠腔内的细菌和毒素,改善肠壁血液循环,减少肠壁水肿。治疗过程中为病人提供舒适、安静的环境,尽量减少外界刺激。放置胃管会造成咽喉摩擦,而长时间搁置易加重咽喉损伤,从而产生炎症或溃烂。护士小郑为病人进行口腔护理,保持口腔清洁、湿润,增加舒适感,防止感染的发生;当病人主诉咽喉疼痛时,给予生理盐水漱口。

(2)护士小郑在给病人灌肠时遭到拒绝,病人认为灌肠非常难受,而且效果不明显。护士小郑耐心地解释灌肠的重要性,并采用旋转体位灌肠法,注意动作轻柔,避免因直肠病变引起肠壁擦伤或出血。在灌肠液面匀速下降过程中,嘱病人按照左侧卧位、仰卧位、右侧卧位的顺序变换体位,每种体位保持时长约为注入灌肠液时长的1/3。在液体即将流尽或停止时拔出肛管,嘱病人自左向右缓慢转体之后转回,再次转体,如此反复3~5圈,并平卧5~10分钟后排便,这样能充分润滑病人肠壁、软化粪便、减轻病人腹胀症状、促进病人排便通畅,提高灌肠的有效性,使病人对治疗充满信心,并愿意配合。

(3)肠梗阻会引起腹部疼痛,护士小郑告知病人疼痛是由梗阻部位以上肠管剧烈蠕动而引起的,并及时给予评估,在明确疼痛原因的情况下,观察疼痛的部位和性质,遵医嘱应用解痉药物,缓解疼痛,并观察药物的治疗效果。

3.术前1天　护士小郑评估病人的心理状态,发现病人因第2天要做手术而非常焦虑,无法入睡,于是与家属沟通,通过指导家属播放舒缓音乐及协助病人进行放松训练,促进病人入睡。

4.手术后至出院前

(1)护士小郑发现病人术后因切口疼痛而不愿意下床活动,告知病人早期下床活动可以促进肠蠕动恢复,预防下肢深静脉血栓形成,肠道通气后,不仅腹胀情况可以得到缓解,而且可以进食,增加营养,促进身体恢复。护士小郑协助病人取半卧位,指导病人进行呼吸练习、翻身活动、肢体活动等;可逐渐过渡至双腿下垂位坐起、床边站立、走动等,根据病人的恢复情况逐渐增加活动量。可根据病人的运动耐力和喜好制定活动方案,以病人可耐受为主,循序渐进地增加活动量。

(2)为了提高病人术后早期下床活动的依从性,减少病人疼痛,遵医嘱按时给予镇痛药物,并动态进行疼痛评估,提高病人术后的舒适度。

(3)护士小郑告诉病人术后肛门未排气前应禁食、禁水,当口腔干燥时,可以多漱口,也可以通过嚼口香糖来促进唾液分泌,缓解口干现象。在禁食、禁水期间会通过肠外营养给予营养支持,维持水、电解质的平衡。当肛门排气后可试饮水,进流质饮食,逐渐过渡到半流质饮食、软食和普食,不能暴饮暴食。

5.出院指导　指导病人进食高蛋白、高维生素、高营养食物,多食蔬菜和水果,少食不易消化的荤腥食物,保持大便通畅;通过微信群与病人及家属沟通,了解病人出院后遇到的心理问题,发现情绪异常后及时给予心理疏导;告知病人应科学合理地安排日常起居,保障充足的睡眠,在身体状况允许的情况下做适量运动,提高自身的抵抗能力;如果发生腹痛、腹胀、恶心、呕吐等情况,应及时就诊。

参 考 文 献

[1]王利刚.普外科临床路径的构建及护理效果研究[J].现代预防医学,2012,39(22):6059—6060,6065.

[2]陈鸣,虞文魁.液体治疗在急性肠梗阻治疗中价值及评价[J].中国实用外科杂志,2019,39(12):1298—1301.

[3]李瑞奇,沈可欣,罗海,等.肠梗阻介入治疗进展[J].中国实用外科杂志,2019,39(12):1340—1343.

[4]杜晓辉,杨华夏.腹腔镜手术在肠梗阻治疗中应用[J].中国实用外科杂志,2019,39(12):1351—1353,1356.

[5]胡建昆,张维汉.急性肠梗阻发病现状及病因分析[J].中国实用外科杂志,2019,39(12):1269—1272.

[6]丁亚,赵瑞,于航娜,等.胃肠肿瘤患者术后进食与早期肠梗阻的关系及护理[J].解放军护理杂志,2017,34(1):61—63.

[7]罗洋,李芬,马金龙.平卧位灌肠联合腹部按摩在肠梗阻患者肠道准备中的效果观

察[J].上海护理,2019,19(4):39—41.

[8]姚璐,龚昱达,张波,等.急性肠梗阻的病因及治疗分析[J].中华普通外科杂志,2019,34(3):196—199.

推荐阅读

1.韩慧娟,吴秋霞,邸红军.实用专科护理手册[M].北京:人民军医出版社,2013.

2.李中信,贾漪涛.肠梗阻诊治点津[M].石家庄:河北科学技术出版社,2018.

第七章　急性阑尾炎

第一节　疾病相关知识

急性阑尾炎(acute appendicitis)是下腹部疼痛的常见原因,人群患病率为6%～12%,居各类急腹症的首位,也是因急腹症住院的年轻病人的常见病因。急性阑尾炎的临床表现、严重程度、影像学表现和手术方面在不同国家存在很大差异,其穿孔率在 16%～40% 不等,年轻人(40%～57%)和 50 岁以上的病人(55%～70%)发生频率更高。

一、病因

(一)阑尾管腔阻塞

阑尾管腔阻塞是导致急性阑尾炎的最常见病因,主要由阑尾的特殊解剖结构所致。阑尾是一个细长的管状结构,开口狭小,仅一端与盲肠相通,另一端为盲端,系膜短,使阑尾卷曲成弧形,容易发生阻塞。阻塞的原因有:①阑尾黏膜下层淋巴滤泡增生或水肿,该原因引起的阑尾管腔阻塞约占 60%,多见于年轻人;②食物残渣、粪石、异物、蛔虫等阻塞阑尾管腔;③阑尾系膜过短导致阑尾蜷曲,引起管道不畅;④阑尾壁被破坏引起管腔狭窄,导致阑尾蠕动能力减弱;⑤阑尾在盲肠的连接端有病变,如炎症、息肉、肿瘤、结核等,压迫阑尾开口,导致排出受阻。阑尾管腔阻塞后阑尾黏膜仍继续分泌黏液,腔内压力上升,血运发生障碍,使阑尾炎症加剧,引起上腹部或脐周疼痛。

(二)感染

主要是由于阑尾管腔细菌繁殖,分泌内毒素和外毒素,损伤黏膜上皮并使黏膜形成溃疡,细菌穿过溃疡的黏膜进入阑尾肌层。阑尾壁间质压力升高,妨碍动脉血流,造成阑尾缺血,最终造成梗死和坏疽。致病菌多为肠道内的各种革兰阴性杆菌和厌氧菌。

(三)其他

阑尾动脉是回结肠动脉的分支,属于无侧支的终末动脉,当血运不佳时,易致阑尾坏死。阑尾先天畸形(如阑尾过长、过度扭曲、管腔细小等)也是急性炎症的病因。胃肠道功能障碍引起内脏神经反射,导致肠管肌肉和血管痉挛,黏膜受损,细菌入侵,可致急性炎症。

二、病理生理

(一)病理类型

急性阑尾炎的基本病理改变为阑尾管壁充血水肿,大量炎性细胞浸润,导致组织发生不同程度的破坏。根据临床过程和病理解剖学变化,急性阑尾炎可分为4种类型。

1.急性单纯性阑尾炎　急性单纯性阑尾炎属于轻型阑尾炎,一般处于病变早期,病变多局限于黏膜和黏膜下层。阑尾外观轻度肿胀,浆膜充血并失去正常光泽,表面有少量纤维素性渗出物。镜下可见阑尾各层水肿和中性粒细胞浸润,黏膜表面有浅表小溃疡和出血点。

2.急性化脓性阑尾炎　急性化脓性阑尾炎又称急性蜂窝织炎性阑尾炎,常由急性单纯性阑尾炎进展而来,此时炎症加重,阑尾肿胀明显,浆膜高度充血并且有较多的脓性分泌物。镜下可见阑尾壁内有较多的炎性细胞浸润,阑尾黏膜的溃疡面增大并深达肌层和浆膜层,各层均有小脓肿,腔内有积脓。化脓性阑尾炎可导致阑尾周围的局限性腹膜炎。

3.坏疽性和穿孔性阑尾炎　坏疽性和穿孔性阑尾炎是急性阑尾炎最严重的类型,由急性化脓性阑尾炎感染加重所致,也可能是由于阑尾管腔梗阻或积脓,腔内压力增高,加重了阑尾壁血运障碍,引起阑尾管壁坏死或部分坏死。坏死组织呈暗紫色或黑色,黏膜几乎全部糜烂脱落,严重者甚至可发生穿孔,穿孔部位多发生在阑尾根部和尖端。若大网膜未能包裹局部穿孔物,感染将继续扩散,可引起急性弥漫性腹膜炎。儿童和老年人多见。

4.阑尾周围脓肿　急性阑尾炎化脓、坏疽或穿孔时,大网膜和邻近的肠管将阑尾包裹并形成粘连,即形成炎性肿块或阑尾周围脓肿。由于阑尾位置多变,其脓肿位置可能在盆腔、肝下或膈下。

除此之外,急性阑尾炎也可分为非复杂性急性阑尾炎(uncomplicated acute appendicitis,UCAA)和复杂性急性阑尾炎(complicated acute appendicitis,

CAA)。非复杂性急性阑尾炎的病理类型包括急性单纯性阑尾炎和急性化脓性阑尾炎,大体表现为充血、颜色改变、直径增粗、有渗出液和脓液;镜下表现为透壁炎症、溃疡或血栓,有或无壁外脓液。复杂性急性阑尾炎的病理类型包括坏疽性和穿孔性阑尾炎与阑尾周围脓肿,其中坏疽的大体表现为伴有紫色、绿色或黑色改变的易碎阑尾,镜下表现为伴有坏死的透壁炎症。

(二)转归

急性阑尾炎的转归主要取决于病人全身、局部防御能力和急性阑尾炎的病理类型。急性阑尾炎的转归可有以下 3 种。

1.炎症消退　部分急性单纯性阑尾炎经及时的药物治疗后,炎症消退,大部分将转为慢性阑尾炎。急性化脓性阑尾炎虽经药物治疗后炎症消退,但可出现阑尾管腔狭窄、管壁增厚、阑尾粘连扭曲,炎症易复发。

2.炎症局限　部分化脓性、坏疽性或穿孔性阑尾炎被大网膜和邻近肠管包裹粘连后,炎症局限,形成阑尾周围脓肿。常需经大量抗生素或中药治疗后,炎症方可逐渐被吸收,但过程缓慢。

3.炎症扩散　若阑尾炎症较重,发展快,未经及时的手术切除,又未能被大网膜包裹局限,会造成炎症扩散,发展为弥漫性腹膜炎、化脓性门静脉炎或感染性休克等。

三、辅助检查

1.实验室检查　当发生急性阑尾炎时,多数病人的血白细胞计数和中性粒细胞比例增高。白细胞计数可升高到$(10\sim20)\times10^9/L$,发生核左移。部分急性单纯性阑尾炎或老年病人的白细胞可无明显升高。C 反应蛋白(CRP)水平与感染程度呈正相关,CRP$>$50 mg/L时,诊断阑尾炎穿孔的灵敏度和特异度较好,具有一定的临床指导意义。

2.影像学检查　临床常用的方式主要有以下 4 种。

(1)腹部 X 线平片:腹部 X 线平片检查操作便捷、花费少,因而应用更为普遍。阑尾炎在平片上的表现为:右下腹肠管局限性扩张、积气或气液平面;阑尾结石;腹壁脂肪线消失;当有阑尾周围脓肿或盲肠后位周围脓肿时,腰大肌影模糊;当腰大肌痉挛时,可出现脊柱右弯;阑尾穿孔后因腹腔游离气体少,平片多无膈下游离气体征象。

(2)CT 检查:普通 CT 和螺旋 CT 检查均可用于辅助诊断急性阑尾炎,阑尾的CT 表现多样,总的来说可分为直接征象和间接征象。直接征象是指阑尾自身的改变,如阑尾增粗、阑尾管壁增厚、阑尾粪石等;间接征象是指阑尾周围炎性改变,如阑尾周围积液、阑尾周围液体中小气泡影、蜂窝织炎和脓肿形成、局部淋巴结增生等。

（3）超声检查：超声检查因快速、敏感性较强、无放射性，不需要病人特殊准备而被广泛使用。阑尾炎的超声声像图有一定的特异性，典型的声像图表现为阑尾肿胀，呈"指状"低回声，管壁增厚，黏膜回声增强，阑尾管腔可见积液而扩张。如腔内有粪石嵌顿，可表现出相应的腔内强回声；如阑尾周围有积液，则提示阑尾穿孔。

（4）腹腔镜检查：随着腔镜技术的成熟和普及，临床上采用腹腔镜或后穹窿镜检查的病例越来越多，一旦确诊，还可同时在腹腔镜下做阑尾切除术。这些检查对于急性阑尾炎的诊断不是必需的，在诊断不明确时可选择使用。

四、临床表现

（一）症状

1. 转移性右下腹痛　典型的腹痛发作始于上腹或脐部，可在数小时（6～8小时）后转移并局限在右下腹。转移性右下腹痛的疼痛时间长短取决于病变发展的程度和阑尾位置。70%～80%的病人具有这种典型的转移性腹痛的特点。部分病例在发病开始即出现右下腹痛。不同类型的阑尾炎的腹痛也有差异，如急性单纯性阑尾炎表现为轻度隐痛；急性化脓性阑尾炎呈阵发性胀痛和剧痛；坏疽性阑尾炎呈持续性剧烈腹痛；穿孔性阑尾炎因阑尾腔压力骤减，腹痛可暂时减轻，但出现腹膜炎后，腹痛又会持续加剧并且范围扩大。

不同位置的阑尾炎的疼痛部位也有区别，如盲肠后位阑尾炎的疼痛在右侧腰部，盆腔位阑尾炎的疼痛在耻骨上区，肝下区阑尾炎可引起右上腹痛，极少数左下腹部阑尾炎呈左下腹痛。

2. 胃肠道症状　发病早期可能出现厌食，恶心、呕吐也可发生，但程度较轻。一般在发病数小时内偶有呕吐，有的病人可能发生腹泻。盆腔位阑尾炎的炎症刺激直肠和膀胱，可引起排便、里急后重和排尿痛症状。弥漫性腹膜炎可致麻痹性肠梗阻，表现为腹胀、排便排气减少。

3. 全身症状　早期有乏力感。炎症严重时出现中毒症状，如心率增快、出汗和发热（38℃左右），阑尾穿孔时体温可达40℃。发生门静脉炎时可出现寒战、高热和轻度黄疸。当阑尾化脓、坏疽、穿孔并发腹腔广泛感染时，可出现弥漫性腹膜炎，同时引起血容量不足和败血症表现，甚至合并其他脏器功能障碍。

（二）体征

1. 右下腹压痛　发病早期腹痛还未转移至右下腹之前，右下腹压痛就已经存在,这是急性阑尾炎最常见的重要体征。压痛点始终在一个固定的位置上,通常位于麦氏点(Mcburney 点,位于右髂前上棘与脐连线中外 1/3 交界处),但也可以随着阑尾尖端位置的变异而改变。Lanz 点(左、右髂前上棘连线的右、中 1/3 交点上)和 Morris 点(右髂前上棘与脐连线和腹直肌外缘交汇点)也是常见的压痛部位。压痛程度取决于炎症程度,也受病人的腹壁厚度、阑尾位置的深浅、对疼痛耐受能力的影响,因此,与病情的严重程度不一定成正比,老年人对压痛的反应较轻。当炎症加重时,压痛的范围也随之扩大。当阑尾穿孔时,疼痛和压痛的范围可波及全腹。但此时,仍以阑尾所在位置的压痛最明显。

2.腹膜刺激征象　表现为腹肌紧张、压痛、反跳痛及肠鸣音减弱或消失等。腹膜刺激征象是腹膜受炎症刺激后出现的防御性反应,一般来说,腹膜炎波及范围越广,表明阑尾炎症程度越严重,局部腹腔内有较多渗出液或阑尾穿孔已导致弥漫性腹膜炎。早期或轻型急性阑尾炎可无腹膜刺激征象,当腹膜刺激征象加重且局限于右下腹时,阑尾可有渗出、化脓、坏疽或穿孔等病理改变。但是,对于小儿、老人、孕妇、肥胖者、虚弱者或盲肠后位阑尾炎病人,腹膜刺激征象可不明显。

3.右下腹肿块　如查体时发现右下腹饱满,扪及一个压痛性肿块,边界不清,固定,应考虑阑尾炎性肿块或阑尾周围脓肿的诊断。

4.用于辅助诊断的其他体征

(1)结肠充气试验(colon airing test):协助病人取仰卧位,用右手压迫左下腹降结肠部,再用左手反复挤压近侧结肠部,结肠内气体可传至盲肠和阑尾,引起右下腹疼痛者为阳性。

(2)腰大肌试验(psoas test):协助病人取左侧卧位,使右大腿向后过伸,引起右下腹疼痛者为阳性,说明阑尾位于腰大肌前方、盲肠后位或腹膜后位。

(3)闭孔内肌试验(internal obturator muscle test):协助病人取仰卧位,使右髋和右膝分别屈曲,然后被动向内旋转,引起右下腹疼痛者为阳性,提示阑尾位置较低,靠近闭孔内肌。

(4)经肛门直肠指检:当阑尾位于盆腔或炎症波及盆腔时,直肠指检可发现直肠右前端有触痛,如发生盆腔脓肿,可触及痛性肿块。

第二节　治疗与进展

一、手术治疗

自从 19 世纪外科医师开始行阑尾切除术以来,外科手术已成为急性阑尾炎最广泛接受的治疗方法。在美国，每年进行的阑尾切除术超过 30 万例。一旦确诊，绝大多数急性阑尾炎应尽早行手术治疗，因为早期行阑尾切除术既安全、简单，又可减少近期或远期并发症的发生。如发展到阑尾坏疽或穿孔，手术操作就会变得困难且术后并发症显著增加。

(一)适应证

1.各临床类型急性阑尾炎 对于不同临床类型的急性阑尾炎，其手术方法也不尽相同。

(1)急性单纯性阑尾炎：行阑尾切除术，切口做一期缝合。有条件时也可采用腹腔镜阑尾切除术。

(2)急性化脓性或坏疽性阑尾炎：行阑尾切除术，若腹腔已有脓液，应仔细清除，用湿纱布蘸净脓液后关闭腹膜。注意保护切口，做一期缝合。也可采用腹腔镜阑尾切除术。

(3)穿孔性阑尾炎：宜采用右下腹经腹直肌切口，有利于术中探查和确诊，切除阑尾，清除腹腔脓液或冲洗腹腔，根据情况放置腹腔引流管。术中注意保护切口，冲洗切口，做一期缝合。术后注意观察切口，有感染时及时引流。也可采用腹腔镜阑尾切除术。

(4)阑尾周围脓肿：阑尾脓肿尚未破溃时可以按急性化脓性阑尾炎处理。如阑尾穿孔已被包裹形成阑尾周围脓肿，病情较稳定，宜应用抗生素治疗或同时联合中药治疗，促进脓肿吸收消退，也可在超声引导下穿刺抽脓或置管引流。待肿块缩小局限、体温正常，3 个月后再行手术切除阑尾。如脓肿扩大，无局限趋势，宜先行超声检查，确定切口部位后行手术切开引流。手术目的以引流为主，如阑尾显露方便，也应切除阑尾，阑尾根部完整者可施单纯结扎。如阑尾根部坏疽穿孔，可行 U 字缝合关闭阑尾开口的盲肠壁。术后加强支持治疗，合理使用抗生素。

2.小儿与老年人的急性阑尾炎 小儿大网膜发育不全，不能起到足够的保护作用。患儿病情发展较快且较重，右下腹体征不明显，穿孔率较高(15%～50%)。治疗原则是早期做手术，并配合输液、纠正脱水、应用广谱抗生素等。老年人对疼痛感觉迟钝，腹肌薄弱，临床表现轻但病理改变却很重，加之老年人常伴发心血管病、糖尿病、肾功能不全等，早期手术的危险要比延迟手术的危险小得多。一旦诊断，应及时手术，同时要注意处理伴发的内科疾病。

3.妊娠期急性阑尾炎 妊娠期急性阑尾炎的发病率为 1/1000。妊娠期子宫增大，盲肠和阑尾被推向右上腹，大网膜难以包裹炎症阑尾，腹膜炎不易被局限。若不及时选择合适的外科治疗，可增加特定并发症的发生率，如弥漫性腹膜炎、败血症等,从而增加流产、早产和死产的风险。对于明确诊断为妊娠期急性阑尾炎的病人,无论处于妊娠的何种阶段,均应在发病 24 小时内积极采取手术治疗,围手术期应加用黄体酮;在妊娠中、晚期高度怀疑妊娠期急性阑尾炎的病人,应积极剖腹探查。如果有合适的手术设备和专业技能,与经腹手术相比,腹腔镜手术更为安全,不会导致胎儿畸形和死胎,同时孕妇术后恢复更快,住院时间更短,切口感染率更低。

4.慢性阑尾炎　慢性阑尾炎的主要病变为阑尾壁不同程度的纤维化及慢性炎性细胞浸润,病人经常有右下腹疼痛。主要体征是右下腹的局限性深压痛,经常存在,位置固定,X 线钡剂灌肠可见阑尾腔不规则、有狭窄,充盈的阑尾走行僵硬、位置不易移动。慢性阑尾炎诊断明确后需手术切除阑尾,并行病理检查,以证实此诊断。

(二)禁忌证

1.阑尾周围脓肿已形成,经过治疗后症状和体征无扩大迹象者。急性阑尾炎化脓坏疽时,大网膜移至右下腹,将阑尾包裹,形成阑尾周围脓肿,经过抗生素或全身支持治疗后,症状和体征无扩大,可继续保守治疗。

2.病人存在其他严重的器质性疾病,不能耐受手术者。急性阑尾炎病人伴发心脑血管疾病、糖尿病、肾功能不全等严重的器质性疾病时,手术的风险大,不宜手术。

(三)手术方式

1.腹腔镜阑尾切除术　腹腔镜阑尾切除术始于 1983 年,近年来随着腹腔镜技术的进步,有开展腹腔镜手术能力的医院应将腹腔镜阑尾切除术作为首选。与开放式阑尾切除术相比,其优点在于对腹腔损伤较小、术后瘢痕小、切口感染率低、疼痛感小、住院时间更短等。但因腹腔镜阑尾切除时阑尾残端不包埋,应注意结扎线或钛夹的处理,预防阑尾残端瘘的发生。

2.内镜逆行阑尾炎治疗术　内镜逆行阑尾炎治疗术(endoscopic retrograde appendicitis therapy, ERAT)主要用于治疗非复杂性急性阑尾炎(如急性单纯性阑尾炎和急性化脓性阑尾炎),方法是对阑尾管腔进行冲洗、取出粪石、置管引流,再结合抗生素进行治疗,相比于单纯抗生素的治疗,其复发率明显降低。治疗过程中出现阑尾穿孔以及治疗后腹痛无缓解、复发、转为慢性阑尾炎者,均需要进行阑尾切除。ERAT 的优势在于其既能够确诊急性阑尾炎,又能排除结肠炎、盲肠炎、回盲部肿瘤和憩室等疾病,集诊断、鉴别诊断和治疗价值于一身,诊断准确率高达 91%,远超 B 超、CT、MRI 等检查。

(四)常见并发症与处理

1. 出血　术后 1～2 天内,病人突然出现面色苍白,脉搏细快,呼吸急促,出冷汗,个别病人大量便血,血红蛋白下降,并有腹胀,应认为有腹腔内出血。试验穿刺证实腹内有出血后,应立即输血、补液,紧急再次手术,清除积血,寻找出血点,做缝扎处理。

2. 切口感染　对于已发生的切口感染,在未形成脓肿前,每天局部用酒精湿敷,静脉输注敏感性抗生素药物,部分切口炎症可以消退。但应注意,如皮下或深层组织内有炎性渗出液,应及早拆除一针缝线,并开小口彻底引流,不要期望自行吸收,因为可能会使感染扩散,形成较大脓肿。脓肿已形成者要及时拆除缝线,充分引流,如有坏死组织或异物,应予以彻底清除,消灭无效腔,每天换药时均需用过氧化氢溶液冲洗伤口。待伤口清洁后,应使伤口两侧组织靠拢,以利于及早愈合。

3. 粘连性肠梗阻　阑尾术后肠粘连的机会较多,特别是并发穿孔后的发生率可达 5%,与局部炎症重、手术损伤、切口异物、引流物拔出过晚、术后卧床等多种因素有关。一般先行综合的保守治疗,无效时再采用手术治疗。

4. 腹腔感染　①全身应用抗生素。②手术后并发腹腔脓肿者,应行脓肿切开引流术,每天用抗感染药物和生理盐水冲洗脓腔。盆腔脓肿可经直肠引流。表浅较小脓肿也可在 B 超引导下经皮穿刺置管引流。凡有腹膜炎者,宜手术探查。较小脓肿可保守治疗,待其吸收。有报道称,直径<3 cm 的脓肿经抗感染治疗后,88% 的病人可完全吸收。③中医中药治疗:大蒜加芒硝局部外敷,内服活血化瘀、清热解毒、排脓消肿的中药。④体质衰弱者,应给予营养支持疗法。

5. 阑尾残株炎　阑尾切除时,若残端保留过长,超过 1 cm,术后残株易复发炎症,表现为阑尾炎的症状,X 线钡剂检查可明确诊断。症状较重者,应手术切除阑尾残株。

6. 粪瘘　粪瘘少见,产生粪瘘的原因有多种,如残端结扎线脱落、盲肠原有结核或癌肿等病变、手术时因盲肠组织水肿脆弱而造成损伤,以及腹腔引流管过硬、压迫盲肠壁引起坏死等。有时阑尾周围脓肿与肠管相通,可于术后数日内在切开引流后出现粪臭分泌物。粪瘘形成时炎症已经局限化,一般保持引流通畅,经换药、积极的支持治疗后粪瘘可闭合自愈。若粪瘘经久不愈,应做瘘管活组织病理检查以查明病因,有利于再次手术切除瘘管。

二、非手术治疗

非手术治疗仅适用于:急性单纯性阑尾炎与急性阑尾炎的早期阶段,经适当的药物治疗即可恢复正常者;病人拒绝手术治疗,全身条件差或客观条件不允许,或伴有其他严重器质性疾病、有手术禁忌证者。

1.抗菌药物治疗　急性单纯性阑尾炎成年病人采用以抗菌药物为先的策略被认为是安全有效的。根据 2020 年世界急诊外科学会(World Society of Emergency Surgery,WSES)临床实践指南,推荐先使用静脉抗菌药物,然后根据病人的临床情况改用口服抗菌药物,但不建议在妊娠期间采用此方式。对于急性单纯性阑尾炎且没有阑尾粪石的儿童病人,也可使用基于抗菌药物的非手术治疗作为手术的安全替代选择,但需告知保守治疗失败或遗漏复杂性阑尾炎的可能。

2.自我缓解　急性单纯性阑尾炎也可以安全地自我缓解,与使用抗菌药物相比,具有相似的治疗失败率及更短的住院时间和更少的花费。但是,目前证据不足以支持或反对不使用抗菌药物。

第三节　路径式健康教育

表 7-1　急性阑尾炎病人路径式健康教育表(以阑尾切除术为例)

时间	事项	具体内容
入院 第 1 天 (手术前)	检查和处置	1. 介绍:病室环境、住院须知、主管医生和责任护士 2. 入院评估:健康史、心理-社会状况、身体状况等 3. 安全教育:指导压力性损伤、烫伤、跌倒或坠床的相关预防措施 4. 协助清洁皮肤、修剪指(趾)甲、剃胡须等 5. 指导戒烟、戒酒 6. 协助办理就餐卡及订餐 7. 进行治疗和处置:药物过敏试验、静脉输液等 8. 留取血液标本,完成血常规、凝血功能、血生化等急诊检查 9. 检查指导:完成心电图、腹部 X 线、腹部超声、腹部 CT 等急诊检查 10. 入手术室前准备:测体温、脉搏、呼吸、血压和体重;皮肤准备;更换病员服,取下义齿、手表、首饰、眼镜等;携带影像资料等;用平车护送入手术室(以上可根据病情简化)
	疼痛护理指导	1. 指导病人表达疼痛时的感受,及时进行疼痛评估 2. 严密观察腹部症状和体征,尤其注意腹痛的变化 3. 药物止痛:对诊断明确或已决定手术的病人,可遵医嘱给予解痉或止痛药;禁用吗啡类镇痛剂
	活动指导	1. 卧床休息,协助安置舒适的体位,如半卧位 2. 积极行呼吸功能锻炼:深呼吸和有效咳嗽 3. 指导手术适应性训练
	饮食指导	术前 12 小时禁食,术前 4 小时禁水
	心理护理指导	1. 评估术前心理-社会状况 2. 介绍急性阑尾炎手术相关知识 3. 给予针对性的心理支持及疏导

续表

时间	事项	具体内容
入院第1天（手术后）	检查和处置	进行治疗和处置:安置病人,与麻醉师和手术室护士做好交接,包括心电监护、血氧饱和度监测、氧气吸入、静脉输液、会阴护理、切口观察等
	安全指导	1.管道安全指导:保持引流管通畅,勿打折、扭曲和受压 2.有恶心、呕吐等不适时,予以侧卧位,避免呕吐时发生窒息
	体位指导	1.术后6小时内去枕平卧 2.术后6小时后取半卧位,以减轻切口张力
	疼痛护理指导	1.指导病人表达疼痛时的感受,及时进行疼痛评估 2.严密观察腹部症状和体征,尤其注意腹痛的变化 3.指导病人使用放松疗法,减轻疼痛 4.告知镇痛泵的使用方法和注意事项
	饮食指导	禁食、禁水
术后第1天至第3天	检查和处置	1.进行治疗和处置:必要时给予氧气吸入、心电监护和血氧饱和度监测;引流管护理;静脉输液;会阴护理;皮肤护理;切口观察 2.配合:进行深呼吸和有效咳嗽 3.告知:术后早期活动能促进肠蠕动的恢复,预防下肢深静脉血栓的形成;手术后排气、排便是肠蠕动恢复的表现;并发症的观察与护理
	活动指导	1.术后第1天鼓励并协助病人下床在病室内活动 2.病区内活动,每日5次以上,每次20～30分钟
	饮食指导	1.禁食、禁水(阑尾穿孔者禁食时间较长) 2.肠蠕动恢复后先少量试饮水,无不适后给予米汤、面汤等清淡流质饮食,遵医嘱逐渐进食半流质饮食,如米粥、面条等
术后第4天至出院前1天	检查和处置	1.进行治疗和处置:静脉输液、复查血常规及相关指标(必要时) 2.评估:病情变化,尤其是腹部的症状和体征;切口情况;自理能力
	活动指导	1.卧床时应取半坐卧位 2.下床病区内活动
	饮食指导	遵医嘱由流质饮食过渡到普食
出院当天	检查和处置	1.进行治疗和处置 2.告知:出院指导、办理出院流程指导
	活动指导	1.强化康复运动意识 2.居家康复运动指导,3个月内避免重体力劳动
	饮食指导	1.强化营养管理意识 2.居家期间渐进性饮食指导
	复诊指导	1.定期复查:如出现发热、腹胀、腹痛、停止排便排气、恶心、呕吐等,应及时就诊 2.建立随访档案

一、护理健康教育评估

(一)入院评估/术前评估

1.健康史　了解病人的年龄、性别、饮食习惯、生活方式、有无吸烟饮酒和暴饮暴食等不良嗜好。

2.辅助检查结果　监测白细胞计数、中性粒细胞比例、CRP水平,完善相关影像学检查等,避免正常阑尾被误切。

3.身体状况　评估腹痛的部位、性质及程度;有无高热;有无厌食、恶心、呕吐等胃肠道症状;有无腹肌紧张、压痛、反跳痛及肠鸣音减弱或消失等腹膜刺激征。通过触诊来鉴别右下腹肿块的性质。

4.心理-社会状况　了解病人及家属对急性腹痛和阑尾炎的认知程度、心理承受能力及对手术的认知程度;有无对手术并发症及远期疗效的担忧、焦虑等负性情绪;能否接受制定的治疗护理方案;对手术及进一步治疗的经济承受能力和支持程度。

(二)术后评估

1.手术情况　了解病人术中采取的手术和麻醉方式,手术过程是否顺利,术中有无输血及输血量。

2.身体状况　观察病人的生命体征是否平稳,营养状况是否得以维持或改善,疼痛程度是否减轻、频率是否减少,有无出现恶心、呕吐等。

3.心理-社会状况　了解行阑尾切除术后病人的心理适应程度,生活能否自理,是否依从活动、饮食等指导。

(三)出院准备度评估

1.身体状况　评估病人身体的恢复情况,活动能力和生活自理能力,有无并发症发生及治疗效果。

2.知识掌握情况　评估病人对出院后康复知识的掌握情况,是否了解出院后饮食、活动与休息、药物、复查等知识,是否明确出现哪些症状应立即就诊。

3.心理-社会状况　评估病人有无可利用的社会支持资源,家属对病人出院后康复的配合度,病人对长期生活习惯调整的自我效能感水平,有无自我管理的能力。

二、护理健康教育重点

(一)术前重点

1.非手术治疗的护理　告知病人阑尾炎疼痛变化的规律,鼓励病人主动表达疼痛的程度,临床常用的是数字疼痛评分法,教会病人如何正确表述疼痛水平。协助病人安置舒适的体位,如半卧位,可放松腹肌,减轻腹部张力,缓解腹痛。当疼痛评分≤3分时,指导病人采取非药物措施,如放松疗法、音乐疗法、心理疏导等。当疼痛评分>3分时,对诊断明确或已决定手术的病人,可遵医嘱给予解痉或止痛药,禁用吗啡类镇痛剂,以缓解疼痛,并告知病人用药的注意事项。如果腹痛突然减轻,并伴有明显的腹膜刺激征,且范围扩大,提示阑尾穿孔,应立即行手术治疗。

2. 相关检查指导

(1)实验室检查:评估病人的炎性指标状况,如血白细胞计数、中性粒细胞比例、CRP 水平等。告知病人及家属留取标本的时间、注意事项及相关监测指标的意义。

(2)腹部 X 线平片:判断阑尾炎征象及有无阑尾穿孔。

(3)CT 或 B 超检查:判断有无阑尾肿大或脓肿形成。行 CT 检查时,嘱病人检查前禁食 4～6 小时;去除检查部位衣物上的金属物品或饰品;检查前进行平静呼吸训练,有助于在检查时保持体位不动。

3. 饮食指导　术前指导病人禁食,甚至行胃肠减压,同时给予肠外营养,以减轻胃肠道负担,避免术后腹胀,利于术后胃肠功能恢复。

4. 手术适应性训练

(1)指导卧床使用便器的方法,以适应床上排便和排尿。

(2)指导病人床上自行翻身和调整卧位的方法,以适应术后体位的变化。

(3)部分病人还应指导其练习术中体位。

5. 心理护理指导

(1)介绍阑尾切除术相关知识:由于急性阑尾炎病人均伴有不同程度的腹痛症状,对疾病缺少足够的认识,多存在焦虑、恐惧心理。因此,护士需评估病人目前的心理情况,了解病人及家属对急性腹痛、围手术期相关知识的掌握程度及对手术的认知程度,以便个体化给予健康宣教,包括病因、临床表现、需要的检查及治疗方式等。针对妊娠期病人,应评估病人及家属对胎儿风险的认知水平、心理承受能力和应对方式。

(2)心理支持和疏导:护理人员应与病人积极沟通,耐心介绍手术注意事项及必要性、手术成功案例及预后,介绍医院的技术水平,增强其治疗信心,使病人积极配合手术治疗;向病人及家属介绍医院病区环境和设施,并介绍主治医生、护士长、责任护士等医护小组成员,积极动员病人的社会支持系统,使其感受到被关心和重视。

6. 并发症的观察和护理

(1)腹腔脓肿是阑尾炎未经有效治疗的结果,以阑尾周围脓肿最常见,也可在盆腔、膈下或肠间隙等处形成脓肿。临床表现为有压痛性肿块,麻痹性肠梗阻所致的腹胀,亦可出现直肠、膀胱刺激症状和全身中毒症状等。B 超和 CT 检查可协助定位。可在 B 超引导下穿刺抽脓、冲洗或置管引流。必要时做好急诊手术的准备。

(2)门静脉炎(pylephlebitis)少见。急性阑尾炎时细菌栓子脱落进入阑尾静脉中,可沿肠系膜上静脉至门静脉,导致门静脉炎,表现为寒战、高热、轻度黄疸、肝大、剑突下压痛等。若进一步加重,可致全身性感染,亦可发展为细菌性肝脓肿。一旦发现,除采用大剂量抗生素治疗外,还要做好急诊手术的准备。

(二)术后重点

1.腹腔引流管的管理　阑尾切除术后较少留置引流管,只有在局部有脓肿或阑尾残端包埋不满意及处理困难时采用,目的在于引流脓液。若有肠瘘形成,肠内容物可从引流管中流出。一般在1周左右拔除。向病人及家属介绍术后留置腹腔引流管的目的和注意事项,保持腹腔引流管通畅,避免受压、扭曲和堵塞,观察并记录引流液的颜色、性质和量;经常从近端至远端挤捏引流管,防止因血块或脓液而堵塞。

2.疼痛护理指导　疼痛会造成病人生理上的不适,剧烈的疼痛可影响各器官的正常生理功能和休息。术后指导病人自我监测腹部体征的变化,尤其是腹痛性质的变化,及时评估和了解疼痛程度。指导病人采用非药物措施缓解疼痛,如放松疗法、音乐疗法、心理疏导等,必要时遵医嘱使用镇静止痛药物,同时告知病人药物使用的注意事项,发现异常应及时通知医师。

3.饮食指导　肠蠕动恢复前暂禁食,在此期间可予以静脉补液。肛门排气后,指导病人逐步恢复经口进食,第1天以清淡流食为主,但不宜给予牛奶和甜食,以防腹胀的发生,第2天可给予半流质饮食,并逐渐恢复到普食。

4.活动指导　鼓励病人术后早期在床上翻身、活动肢体,待麻醉反应消失后即下床活动,以促进肠蠕动恢复,减少肠粘连的发生,同时可促进血液循环,加速伤口愈合。

5.术后并发症防护指导

(1)切口感染:切口感染是阑尾切除术后最常见的并发症,以化脓性或穿孔性阑尾炎多见,主要由手术时污染切口,存留血肿和异物、引流不畅所致。指导病人监测体温,若手术后3天左右体温升高,切口部位出现胀痛或跳痛、红肿、压痛,甚至出现波动感等,应警惕切口感染。被感染的切口先行试穿抽出脓液,或在波动处拆除缝线敞开引流,排出脓液,清除异物,定期换药。

(2)粘连性肠梗阻:与局部炎性渗出、手术损伤和术后长期卧床等因素有关,指导病人在术后第1天渐进式下床活动,并逐渐增加活动时间,卧床时取半卧位。

(三)出院指导

1.饮食指导　出院后可进清淡、易消化的普食,遵循少食多餐的进食原则,多食新鲜蔬菜,严禁食用生冷、辛辣的刺激性饮食。

2.活动与休息指导　注意劳逸结合,适当锻炼,3个月内不要做重体力劳动。出院1周后可淋浴。

3.用药指导 告知病人出院后应严格按照出院医嘱服用药物。向病人说明药物的用法和用量，注意观察不良反应。

4.复诊指导 注意身体变化，如有发热、腹胀、腹痛、肛门停止排便排气、恶心、呕吐等症状，应及时就诊。

5.制订延续性护理计划 建立出院病人随访档案，评估病人出院准备度。与病人充分沟通后，制订延续性护理计划，发放阑尾切除术后健康教育手册。

第四节 延续性护理

急性阑尾炎是急腹症中最常见的疾病，尽管医学技术发展日新月异，但是阑尾的切除率仍有 $11\%\sim40\%$。研究表明，年龄<50 岁、糖尿病及阑尾粪石是阑尾炎复发的高危因素。手术具有一定的创伤，易导致病人出现不同程度的术后疼痛，而延续性护理能够使病人在出院后得到持续的照护，从而缓解病人疼痛，帮助病人养成健康的生活习惯。因此，居家优质护理在急性阑尾炎病人出院后显得尤为重要。

一、建立随访档案

出院时建立病人信息档案，包括病人的姓名、年龄、病因及诱因、治疗方式等信息。指导病人阅读阑尾炎健康教育手册，让病人加入阑尾炎病人微信群，让现代科技与传统护理紧密结合，构建医、护、患三位一体的交流平台。在微信群里及时进行医患、护患、患患之间的交流沟通，同时监督病人改变不良的饮食和生活习惯，如有问题，应及时向医护人员反馈。

二、延续性护理健康教育评估

1.身体状况 评估病人的一般情况，包括年龄、性别、饮食习惯、有无吸烟嗜酒和暴饮暴食等不良嗜好，评估合并高血压、糖尿病等合并症的改善情况。评估病人有无切口感染等并发症。

2.知识掌握情况 评估病人及家属对急性阑尾炎的认知能力、健康行为依从性，病人及家属对缓解疼痛技术（如腹部按摩）的掌握程度，是否了解出院后饮食、活动与休息、药物、复查等知识，是否明确出现哪些症状应立即就诊。

3.心理-社会状况 评估病人有无因伤口疼痛影响生活和工作而导致的焦虑、抑郁等情绪，评估家属对病人出院后康复的配合度，病人对长期生活习惯调整的自我效能感水平，以及有无自我管理的能力。

三、阑尾切除术后延续性护理内容

(一)饮食指导

原则上少食多餐,避免暴饮暴食,食物应该多样化,1周内禁忌牛奶、豆制品等产气食物,保持大便通畅。根据病人的个体营养状态,进一步为病人制定营养、健康、科学的饮食方案,以富含膳食纤维、易消化类饮食为主,多食水果和新鲜蔬菜,忌辛辣、刺激性和生冷食物,少食油炸和不易消化食物,戒烟、戒酒,养成良好的饮食习惯。

(二)疼痛护理指导

及时评估病人的疼痛状态,然后根据病人的疼痛严重程度,采取针对性的护理干预方案。倘若病人疼痛轻微,可采取音乐疗法和深呼吸训练法,转移病人的注意力,使病人的心态保持平和,进而起到缓解术后疼痛的作用;倘若病人疼痛剧烈,则需指导其及时就诊。

(三)心理护理指导

护理人员需及时评估病人的心理状态,针对病人常见的焦虑、抑郁等心理症状进行及时疏导,例如采取音乐疗法,通过病人喜爱的音乐,转移病人的注意力,起到改善病人心理状态的作用。与此同时,护理人员应多鼓励、支持病人,或指导家属多鼓励、关心病人,改善病人的心理状态,进一步增强病人对抗疾病的自信心,促进病人康复。

(四)预防指导

指导病人改变不良的生活习惯,如改变高脂、高糖、低膳食纤维的饮食,注意饮食卫生,应细嚼慢咽,不要暴饮暴食,忌食生、硬等难消化食物,否则会导致肠道的正常蠕动发生改变,出现功能紊乱。教育病人参加体育锻炼,增强体质,改善胃肠道功能,提高机体抵抗力;术后3个月内勿从事重体力劳动和剧烈活动;根据病人的病情恢复状态,指导病人或家属对病人进行腹部按摩,缓解病人腹部疼痛;合理使用抗生素药物,避免切口感染的发生,并注意保暖,避免受凉。病人在出现便秘或腹泻时,要积极寻找原因,及时调理和治疗,保持大便通畅。积极治疗或控制消化性溃疡、慢性结肠炎等。

(五)复诊指导

出院后如出现腹痛、腹胀、大便习惯改变、伤口红肿热痛等症状,应及时就诊。

因阑尾周围脓肿而未切除阑尾者,告知病人3个月后再行阑尾切除术。

第五节 健康教育案例

【案例一】

病人,女性,18岁,学生,身高161 cm,体重50 kg,转移性右下腹痛8小时,以"急性阑尾炎"收治入院,入院后积极完善术前准备,急诊拟行腹腔镜辅助下阑尾切除术。入院期间,病人腹部疼痛明显,对手术有着恐惧心理。该病人主要的健康问题是什么? 如何实施路径式健康教育?

(一)护理健康教育评估

1.健康史 病人年龄较小,为年轻女性,既往身体健康。

2.身体状况 病人入院时腹部疼痛明显,腹部彩超提示阑尾炎性改变。

3.心理-社会状况 病人对阑尾炎的围手术期相关知识了解不全面,对手术有着焦虑和恐惧心理,因处于高三备考阶段,担心疾病会影响自己的学业;家属较为担心病人的腹痛情况。

该病人存在的健康问题如下:①疼痛:与阑尾炎症刺激腹膜及手术创伤有关。②焦虑、恐惧:与对手术相关知识不了解、担心疾病预后、影响学业等有关。

健康教育的重点是缓解病人疼痛。

(二)路径式健康教育

1.入院当天 护士小杨用宣教手册指导病人学会用数字疼痛评分法表达自己疼痛的程度,鼓励病人说出疼痛的感受。当疼痛评分≤3分时,指导病人缓解疼痛的方法,如播放病人喜爱的轻缓音乐,与病人进行沟通,转移病人的注意力等;当病人的疼痛评分>3分时,遵医嘱给予镇痛药物,并积极观察药物的疗效。积极向病人宣教阑尾炎围手术期的相关知识,提高病人对疾病的认知水平,病人年龄较小,心理承受能力不足,为了减少病人的焦虑和恐惧心理,对病人提出的疑问及时解答,告知病人既往手术成功的案例,增加其自信心。

2.术前 护士小杨告知病人即将进行急诊手术,积极协助病人完善术前准备,使病人术前不会因忙乱而感到焦虑,并遵医嘱使用抗生素治疗。

3.术后6 h至出院前 护士小杨向病人解释术后早期下床活动的重要性,当病人配合活动时,及时给予肯定和表扬;卧床时协助病人取半坐卧位,以降低切口缝合处张力,指导病人咳嗽时注意保护切口,做好保暖措施,避免因牵涉痛、感冒咳嗽等加重疼痛。当病人切口疼痛明显时,可采取音乐疗法和深呼吸训练法等,转移病人的注意力,使病人的心态保持平和,以缓解术后疼痛。

4. 出院当天　养成良好的饮食、卫生和生活习惯,保持心情愉悦,学习应劳逸结合,适当锻炼,避免熬夜;遵医嘱服用抗生素等,出院 1 周后可淋浴,注意切口处不要用力揉搓,以免引起疼痛。

【案例二】

病人,男性,59 岁,身高 171 cm,体重 63 kg,因"转移性右下腹痛 10 小时"急诊入院,既往有糖尿病病史,并有吸烟等不良生活习惯。入院后行阑尾切除＋肠粘连松解术,术后第 3 天,病人体温 38.6 ℃,切口红肿,主诉胀痛,挤压后发现切口内有脓液溢出,拆除皮肤缝线,见大量浓稠液体流出,为黄色脓液。该病人主要的健康问题是什么? 如何实施路径式健康教育?

(一)护理健康教育评估

1. 健康史　该病人既往有糖尿病病史,并有吸烟等不良生活习惯。
2. 身体状况　病人行阑尾炎手术治疗,术后第 3 天体温升高,出现切口感染。
3. 心理-社会状况　病人对阑尾炎围手术期相关知识缺乏了解,对切口感染有着恐惧心理,家属较为担心病人切口的恢复情况。

该病人存在的健康问题如下:①焦虑:与术后出现切口感染、担心疾病预后有关。②知识缺乏:缺乏阑尾炎围手术期相关知识。

健康教育的重点是缓解病人因切口感染而导致的焦虑情绪。

(二)路径式健康教育

1. 入院当天　护士小杨积极主动关心病人,鼓励病人表达内心感受,向病人宣教阑尾炎围手术期的相关知识,提供有利于治疗和康复的信息,尽量满足病人的各种需要,减少病人的焦虑和恐惧心理,增强战胜疾病的信心。向病人宣教吸烟的危害,鼓励病人戒烟,防止吸烟引起咳嗽,影响术后切口愈合。

2. 术前　护士小杨告知病人即将进行急诊手术,入院后加强病人血糖的监测,防止血糖异常引起相关的并发症,遵医嘱通过静脉补充营养,并动态调整病人的血糖情况。

3. 术后至出院前

(1)指导病人术后 6 小时后下床活动,以促进肠蠕动恢复,待病人肛门排气后,给予病人糖尿病饮食指导,加强营养,促进切口愈合。鼓励病人进食高蛋白、高热量、富含维生素和膳食纤维的食物,避免高糖饮食,少食多餐,多饮水,以促进感染性毒素排泄及有效预防便秘；加强血糖监测，血糖异常时及时给予处理。

（2）病人体温升高时，可给予温水擦浴，并注意保暖，加强开窗通风；遵医嘱用药，出汗明显时，应及时更换汗湿衣物，避免着凉。

（3）当病人出现切口感染时，向病人宣教切口感染的相关知识，包括引起切口感染的原因、治疗方法和预后，及时解答病人的疑问，在病人出现情绪波动时给予安慰，并用切口感染预后良好的案例给予病人信心。加强切口的观察，当切口渗液明显时，加强换药；指导病人取半卧位，以减小腹壁张力，缓解切口疼痛；指导病人咳嗽时注意保护切口，防止切口裂开。遵医嘱应用抗生素，控制感染，在换药时适当给予镇痛药，可有效缓解疼痛，使病人配合治疗，减少不良情绪的产生。

（4）护士小杨与家属进行沟通，切口感染的治疗需要一定的恢复时间，请家属配合护士给予病人心理支持，使病人能安心配合治疗。

4. 出院当天　指导病人出院后应定期到医院换药，借助微信群与病人保持联系，进行延续性护理服务，在病人有疑问时及时给予解答。强调控制血糖的重要性，给予相应的饮食指导，防止因血糖控制不合理而影响切口愈合，指导病人保持良好的心态，戒烟、戒酒，注意劳逸结合，避免过度劳累。

参 考 文 献

［1］Di Saverio S, Podda M, De Simone B, et al. Diagnosis and treatment of acute appendicitis: 2020 update of the WSES Jerusalem guidelines［J］. World Journal of Emergency Surgery. 2020,15(1):1－42.

［2］Yüksel Y, Dinç B, Yüksel D, et al. How reliable is the Alvarado score in acute appendicitis？［J］. Ulus Travma Acil Cerrahi Derg, 2014, 20 (1):12－18.

［3］华科俊,胡贤杰,张星, 等. 炎性指标在阑尾炎穿孔诊断中的价值研究［J］. 中国全科医学,2017,20(17):2139－2142.

［4］符建桃,黄守国,张静. 妊娠期急性阑尾炎诊治的研究进展［J］. 中国普通外科杂志,2020,29(4):187－193.

［5］王成,孙培龙. 内镜逆行阑尾炎治疗术对急性阑尾炎诊治价值研究进展［J］. 中国实用外科杂志,2019,39(3):283－284.

推 荐 阅 读

1. 金中奎,钟朝辉,林晶. 胃肠外科围术期处理［M］. 北京:人民军医出版社,2015.

2. 左爱芳,姚利,彭瑞琴等. 普通外科临床护理路径［M］. 北京:人民军医出版社,2008.

3. 陈孝平,汪建平,赵继宗. 外科学［M］. 9 版. 北京:人民卫生出版社,2018.

第八章　肠外瘘

第一节　疾病相关知识

肠瘘(intestinal fistula)是指肠管与其他脏器、体腔或体表之间存在病理性通道，肠内容物经此通道进入其他脏器、体腔或至体外，引起严重感染、体液失衡、营养不良等改变。肠瘘分为肠内瘘和肠外瘘，肠内瘘是指肠腔通过瘘管与腹内其他脏器或肠管的其他部位相通，其病理生理改变、症状与治疗方法随所在器官而异。肠外瘘(enterocutaneous fistula)较多见，指肠腔与体表相通的瘘。本章节主要介绍肠外瘘。

一、病因

肠外瘘确切地说是一种并发症，常继发于手术、损伤、炎症、感染等，少数与先天性畸形有关，其病因可概括为创伤性因素和非创伤性因素两大类。

(一)创伤性因素

1.外伤　①开放伤：火器伤、锐器伤等；②闭合伤。

2.手术　手术是造成肠外瘘的主要原因，可分为：①误伤：粘连严重、操作不细致或手术野显露不良；②吻合口愈合不良：感染、肠壁组织不健康或技术上的失误；③切口裂开，腹壁缺损；④腹腔脓肿、异物遗留、引流物等；⑤医疗造口。

3.其他　如放射损伤、内镜、人工流产、人造物等。

(二)非创伤性因素

1.先天性畸形　由于卵黄管未闭，可在脐部形成肠外瘘，卵黄管肠端未闭而腹壁端已闭者则形成梅克尔憩室(Meckel diverticulum)，先天性肠瘘为数极少。

2.感染　①化脓性：如阑尾炎、憩室炎、肠穿孔等；②炎性肠道疾病：如克罗恩病、肠贝赫切特综合征(又称肠白塞综合征)、溃疡性结肠炎等；③特异性感染：如结核、放线菌感染等。

3.肿瘤　肿瘤穿破成瘘,多发生在结肠。

4.肠梗阻　当发生肠道梗阻后,特别是粘连性肠梗阻,肠内容物增多,肠腔内压力增加,肠蠕动增快,可能导致粘连的肠壁撕裂、破损,在机体炎性物质的作用下形成肠瘘。

二、疾病分型

(一)按瘘的部位划分

肠瘘可分为十二指肠残端瘘、空肠瘘、回肠瘘、结肠瘘等。

(二)按瘘口流出的肠内容物的量划分

1.高流量瘘　每日流出量超过 500 mL。

2.低流量瘘　每日流出量低于 500 mL。

(三)按瘘口的形状划分

1.管状瘘　管状瘘是指肠壁与腹壁瘘口之间有瘘管相连,多经适当的非手术治疗可以痊愈。

2.唇形瘘　肠黏膜外翻与皮肤相连,瘘口呈唇状,黏膜不能回缩,需经手术治疗才能愈合。

3.断端瘘　断端瘘又称完全瘘,是指肠管断裂形成的肠瘘,必须进行手术闭合。

(四)按瘘管所在肠段划分

1.高位瘘　高位瘘是指胃、十二指肠及距离十二指肠空肠悬韧带 100 cm 以内的空肠瘘。

2.低位瘘　低位瘘是指距离十二指肠空肠悬韧带 100 cm 以外的小肠瘘和结肠瘘。

三、病理生理

肠瘘形成后的病理生理改变与瘘管的部位、大小、数目等相关。一般而言,高位瘘以水、电解质紊乱及营养丢失较为严重;而低位瘘则以继发性感染更为明显。

(一)内稳态失衡

正常成人每日分泌约 8000 mL 消化液,绝大部分消化液由肠道吸收,仅有约

150 mL液体随粪便排出体外。发生肠外瘘时,消化液可经瘘管排至体外、其他器官或间隙,或因消化道短路,过早进入低位消化道,重吸收率大大降低,导致消化液大量丢失,严重时导致循环衰竭和肾衰竭。伴随消化液的流失,还可出现相应电解质的丧失,如以胃液丢失为主,丧失的电解质主要为 H^+、Cl^-、K^+,病人可出现低氯低钾性碱中毒;而伴随肠液丢失的电解质主要为 Na^+、K^+、HCO_3^-,病人表现为代谢性酸中毒及低钠、低钾血症。

(二)营养不良

50%～90%的肠外瘘病人会出现不同程度的营养不良,主要是由于炎症、创伤导致蛋白质分解代谢增加,加之消化液中大量消化酶和蛋白质丧失,以及消化吸收障碍,引起负氮平衡以及多种维生素的缺乏。病人表现为体重骤减,并发贫血、低蛋白血症,若未及时处理,可因恶病质而死亡。

(三)消化液腐蚀及感染

排出的消化液中含有大量消化酶,对瘘管周围的组织和皮肤具有强烈的腐蚀作用,造成局部糜烂,阻碍瘘口的愈合,亦可引起腹腔出血并继发感染。消化液若流入腹腔或其他器官内,可引起弥漫性腹膜炎、腹腔脓肿、深部真菌感染、脓毒症等,反复的感染可导致多器官功能障碍综合征,而多器官功能障碍综合征是肠外瘘病人最常见的死亡原因。此外,感染、瘘口形成与营养不良互为因果,互相影响,彼此加重。

(四)原有疾病的改变

大多数肠外瘘病人在发病时原有的疾病已得到治疗。但有部分病人的原有疾病未得到有效的治疗或有并存病,如肝胆管结石病人行胆肠吻合后发生了瘘,但原发病并未得到妥善处理,还可能因瘘激发或加重原有的疾病,致肝胆管内感染加重,出现黄疸、肝功能损害等。

四、辅助检查

(一)实验室检查

血常规示血红蛋白、红细胞计数下降;严重感染时白细胞计数和中性粒细胞比值升高。血生化检查示血清 Na^+、K^+ 浓度降低,血清白蛋白、转铁蛋白、血清蛋白水平和总淋巴细胞计数下降,肝酶谱(GPT、GOT、AKP、γ-GT 等)和胆红素值升高。

(二)特殊检查

1.口服染料或药用炭　口服染料或药用炭是最简便、实用的检查手段,适用于肠外瘘形成初期。通过口服或向胃管内注入亚甲蓝、骨炭末等染料,观察并记录其从瘘口排出的情况,包括部位、排出量、时间等,以初步判断瘘的部位和瘘口大小。

2.瘘管组织活检与病理学检查　可明确是否存在结核、肿瘤等病变。

(三)影像学检查

1.腹部 CT 与消化道泛影葡胺造影　CT 与消化道泛影葡胺造影是早期明确肠外瘘的最有效手段。如 CT 不能明确肠外瘘的发生,还可使用 60％ 的泛影葡胺经口、胃管、空肠造口管甚至引流管造影,明确有无肠外瘘。

2.胃肠道钡剂检查　胃肠道钡剂检查的目的不在于诊断有无肠外瘘,而是了解整个胃肠道的情况,判断瘘所在的位置、瘘上下端肠管通畅的情况等,这些对选择治疗方案有帮助。如瘘以下的肠管有梗阻,可断定瘘无自愈的可能;若瘘的上段肠管较长,可考虑应用胃肠道营养等。

3.瘘管造影　瘘管造影适用于瘘管已形成者,有助于明确瘘的部位、长度、走向、大小、脓腔范围及引流通畅程度,同时,还可了解其周围肠管或与其相通的肠管情况。

五、临床表现

(一)腹部表现

1.瘘口和漏出物　肠外瘘的主要临床表现是腹壁有 1 个或多个瘘口,有肠液、胆汁、气体或食物从瘘口排出。肠外瘘可于术后第 3～5 天腹部手术反应期后出现症状,先是腹痛、腹胀和体温升高,接着出现局限性或弥漫性腹膜炎征象或腹腔脓肿。术后 1 周左右,脓肿向切口或引流口穿破,创口内可见脓液、消化液和气体排出。阑尾切除后的盲肠瘘多发生于术后第 3～7 天,表现为切口感染和腹膜炎,拆除缝线或拔除引流管后,可从上述部位流出带粪臭味的深褐色脓液。由于肠外瘘大部分发生于手术后,因此,瘘口多出现在感染或裂开的切口部位及引流物拔除后的腹壁裂孔上。偶尔深部的肠外瘘也可通过腹腔脓肿形成向腰部或臀部建立的脓性窦道,出现细小的瘘口。根据从瘘口流出的液体的性质和量可大致判断肠外瘘发生的部位。不同部位肠外瘘瘘口流出液的性质和量见表 8-1。

表 8-1　不同部位肠外瘘瘘口流出液的性质和量

肠外瘘部位	流出量	流出液性质
十二指肠瘘或上段空肠瘘	流出量大,多者 24 小时流出 4000～5000 mL	含大量胆汁和胰液,有很强的刺激性和腐蚀性,常致瘘口周围皮肤糜烂;经口进食后,食物很快从瘘口排出,且多为原形
下段空肠瘘	稍少于十二指肠瘘	淡黄色稀蛋花样液体,对瘘口周围皮肤的腐蚀仍较重
回肠瘘	流出量随瘘内口的口径而异,但较空肠瘘为少	肠液较稠,刺激性较轻,口服的食物基本上已不成原形
结、直肠瘘	流出量少	半成形或成形的粪便

2.局部表现　对于高位瘘和高流量瘘,腹部瘘口周围常可见潮红、糜烂和轻度肿胀,病人常感觉疼痛难忍。部分病例可有感染、脓痂、溃疡或出血。有些病人由于反复手术,腹部遗留多条瘢痕,也可因腹壁缺损或营养障碍等,瘘周围腹壁软弱或出现腹壁疝。

3.腹腔内感染　大多数肠外瘘病人有腹腔内感染的病史。在肠外瘘发生的早期,可出现从肠损伤、腹腔内脓肿到肠外瘘形成的过程。在肠外瘘发展期,可出现肠襻间脓肿、膈下间隙脓肿、肝下脓肿或瘘管周围脓肿等。由于这些感染常较隐蔽,其发热、血象升高、腹部胀痛等常被原发病或手术处置等所掩盖,因此,很难在早期作出诊断及提供有效的引流。当肠液尚未显露在腹壁以外时,以腹腔内感染为主要症状。

(二)全身表现

由于大量肠液丢失,可出现明显的水、电解质失衡及严重的酸碱代谢紊乱,有些病人的血清钾可低至 2 mmol/L 以下,并伴有低钠。由于低钠和血清白蛋白值下降,病人可出现水肿。原先营养状态良好的病人发生肠外瘘的早期可不表现明显的消瘦,但由于机体处于应激状态,分解代谢加强,血浆白蛋白和其他内脏蛋白质值已有下降(即蛋白质营养不良)。肠外瘘严重且病程较长者,由于营养物质吸收障碍及大量含氮物质从瘘口丢失,可表现为明显的体重下降、皮下脂肪消失和骨骼肌萎缩。合并感染时,病人处于高分解代谢状态,有寒战、高热(可为弛张热或稽留热),伴有呼吸急促、脉率加速,严重者可表现为败血症或脓毒症,血压下降,偶有软组织或肝、肺等部位脓肿。若病情得不到控制,可导致弥散性血管内凝血、多器官功能障碍综合征或多器官衰竭。

第二节　治疗与进展

1970 年以前,肠外瘘的首选治疗方法是紧急手术修补肠瘘,但由于腹腔内感染严重,肠襻组织不健康且愈合不良,早期手术失败率高达 80%。手术失败的主要原因是营养不良和腹腔感染,肠外瘘的病死率为 50%～60%,至今仍有 15%～20%。经过多年的认识和发展,"引流加择期手术"成为目前肠外瘘治疗的主要原则,具体可以归纳为以下 7 点:①纠正内稳态失衡;②控制感染;③加强瘘口的管理;④重视营养支持;⑤维护重要器官的功能;⑥防治并发症;⑦设法关闭瘘管。肠外瘘的治疗重点是设法使瘘闭合,恢复肠管的延续性,消除肠液外溢所致的各种生理变化。

一、手术治疗

(一)适应证

影响肠外瘘自行愈合的因素,即为肠外瘘的手术指征,主要有以下几种。

1.瘘的远端肠襻存在梗阻　这是一个常见的因素,特别是腹腔内曾有粘连性梗阻进行过分离,它本身即是产生肠外瘘的原因,或者肠外瘘发生后腹腔内有弥漫性腹膜炎,其后继发粘连性梗阻。

2.唇状瘘　唇状瘘多发生在以下情形:①腹部切口裂开时,肠襻外露破裂形成的瘘;②腹部切口减张缝合线切割肠管致瘘;③瘘发生后有严重腹腔感染和切口裂开,瘘直接暴露在创口中;④肠襻已与腹膜黏着,在引流、搔刮时被损伤成瘘,多见于切口感染行引流时肠管损破成瘘。肠黏膜与腹壁皮肤愈合后,肠腔直接暴露于腹壁瘘口,腹壁与肠外瘘之间不能形成瘘管,肠外瘘不能自愈。

3.肠管断裂,肠壁瘘口过大,无自愈的可能,即使愈合也是瘢痕性愈合,产生肠梗阻。

4.瘘管周围瘢痕组织过多,瘘管内壁已上皮化　这类瘘管的病史多较长,由于初期处理不善,失去自愈的时机,瘘管周围的组织已瘢痕化,瘘管内壁已上皮化。多见于早期引流不够通畅,瘘管周围有残腔形成,或者引流物距肠壁接口有较长的距离,肠液流出后不能及时被引出体外,先积留在瘘口附近,再引流至体外。随着时间的延长,瘘管的周围组织已瘢痕化而不能自愈。

5.瘘口部有异物存留　最常见的异物是线结与粪石,有些瘘口部有较长、较粗的缝合线附着在肠瘘口的肠缘上或聚在瘘管处,使用不吸收线连续缝合胃肠道可导致吻合口溃疡和炎症。当吻合口破裂后,连续缝合的不吸收线即成为异物,影响瘘管的愈合。粪石是肠破裂时漏出的食物残渣未被清除的结果,有时还可以发现由钡剂形成的粪石。因此,早期有效的引流不但能控制感染,还可以减少这些影响愈合的因素。

6.肠外瘘附近有脓腔,引流不畅　早期引流不当,致使溢出的肠液在腹腔内泛滥,其后虽经引流,但形成多个岔道,其中可有残腔,导致瘘管内始终充满着脓性分泌物,影响瘘口的愈合。

7.肠襻上有多个瘘存在 这种情况多出现在腹腔内曾有广泛粘连,分离粘连时有多处被损伤;或者瘘发生后曾过早地进行剖腹修补术,瘘未能被修补成功,反导致更多的瘘,多个瘘也易发生在腹壁切口裂开外露的肠管上。多个瘘可以是管状瘘与唇状瘘同时存在,也可以全是唇状瘘。全是管状瘘的情况较少见,但可出现在病理性肠瘘(即肠管有病变而穿破成瘘)或曾进行过肠道多处吻合手术的病人中。肠襻上有多个瘘口存在时,难有自愈的机会。

8.瘘继发于肠管的病变,如肿瘤、结核、局限性肠炎、肠贝赫切特综合征等。由于瘘是因这些病变而产生的,是这些病变的并发症,故原发病灶不经治疗,瘘难以愈合。

(二)禁忌证

1.重要器官功能严重障碍。
2.晚期肿瘤。

(三)手术方式

1.肠切除吻合术 这是肠外瘘最主要、效果最好、最常采用的手术方式,适用于多数空回肠与结肠部的肠外瘘。吻合部肠管充分游离、无张力、组织健康与血运好是保证吻合口良好愈合的基本条件,不可因粘连多、游离肠襻困难而勉强吻合,在腹腔污染严重、仍有残余感染的情况下强行吻合,将增加再瘘的机会。

2.肠瘘旷置术 在粘连严重、无法进行肠瘘部肠襻分离的情况下,为恢复肠道的通畅,减少肠液的漏出,可以将瘘口所在肠襻的远、近侧肠管行短路吻合,以旷置瘘所在的肠段,待以后再行二期手术切除旷置的肠段或等待肠瘘自行愈合。肠瘘旷置术有3种方式:①瘘口的近、远段肠襻侧侧吻合;②近侧肠管切断、近瘘的一端封闭,另一端与瘘的远侧肠段行端侧吻合;③远、近侧肠段切断,近瘘的两残端封闭,另两端作对端吻合。

3.带蒂肠浆肌层片覆盖修补术 该手术方式具有操作简单、成功率较高的优点,适用于十二指肠、高位直肠等部位的瘘。在这些部位行肠切除吻合术操作复杂、困难,在有广泛粘连的条件下易误伤其他组织,尤其是十二指肠第二段的瘘,若要切除,则需考虑胰、十二指肠切除术,手术过于复杂。而该术式的条件要求较低,仅需剥离出肠瘘口及其周围2 cm范围的组织,将带蒂的肠浆肌层片覆盖缝合于单层间断缝合的瘘口上即可。

4.肠浆膜覆盖修补术 该手术方式与带蒂肠浆肌层片覆盖修补肠外瘘具有

同样的机制。仅采用一段肠襻上提,以该肠段的浆膜面覆盖肠瘘部,省去了肠浆肌层片的制作操作步骤,但是整个肠上提易发生上提部扭折梗阻。为了避免这一并发症,可将上提的肠襻切断形成失功段,切断段的近端再与上提的肠行 Roux-en-Y 吻合。由于上提的失功段肠襻是一盲襻,因此,其长度可根据手术时的情况加以选择。当然,旷置的肠段不宜过长,以免影响肠管的吸收功能。这一方式的手术步骤并未简化,并且肠襻上提缝合增加了操作的难度。

5.空肠与十二指肠瘘 Roux-en-Y 吻合术　在十二指肠端或侧瘘较大,切除缝合有困难时,可应用上提的空肠与十二指肠瘘作端端或端侧吻合术,使十二指肠液进入空肠。

6.肠瘘部肠管楔形切除缝合术　在瘘较小、周围无明显粘连、肠壁组织正常的情况下,可将瘘周围的组织修整后,分别间断缝合全层与浆肌层关闭瘘口。应用此方法时,要求肠瘘组织有较好的条件。在多数的情况下,肠切除缝合将取代这一手术方式。

7.腹壁缺损修补术　肠外瘘病人常有腹部切口裂开和感染,导致腹壁缺损,尤其是对于有巨大的或多个唇状瘘的病人,瘘切除后腹壁呈现缺损,周围腹壁组织因有持久的感染、炎症、纤维组织增生或瘢痕化,难以进行有效的减张分离将腹壁缺损对合。

(四)常见并发症与处理

1.失血性休克　复杂肠外瘘手术后,因剥离面广、手术操作步骤多、创伤大、腹腔暴露时间长等,术中可丧失大量的血液和体液,应及时按量补充。术后腹腔内可能继续有渗血和渗出液,因此,术后应严密观察生命体征、腹部体征及引流管引流情况。出现胃肠道瘘口出血时,首先去除局部敷料,找出出血原因,仔细观察各引流管内有无血液及引流管内出现血液的先后次序,有利于判明出血的部位。护理人员要安慰病人,让其保持安静,并及时进行处理。不论是瘘口局部出血,还是胃肠道应激性溃疡、黏膜弥漫性出血,均与感染、肠液的滞留有直接关系。使漏出的肠液得到良好的引流及严格控制感染就成为预防胃肠道出血最有效、最主要的措施。局部应用血管收缩剂对止血有较好的作用。

2.抗生素相关性肠炎　抗生素相关性肠炎是抗生素治疗后引起的菌群失调症,肠外瘘病人一旦并发此症,病情常极为凶险,死亡率极高。对于年老体弱的肠外瘘病人,尤其是合并腹腔感染、营养不良和免疫功能极差的肠外瘘病人,要特别注意,尽可能不要使用易于诱发抗生素相关性肠炎的抗生素。症状轻者停用抗生素即可自愈,重者可致死,病死率为 $10\%\sim30\%$。现已证明抗生素相关性肠炎是由艰难梭菌引起的,但也不排除小部分是由金黄色葡萄球菌或其他细菌引起的,如病人因其他感染仍需要使用抗生素,可加用小剂量的万古霉素以清除艰难梭菌,预防可能发生的抗生素相关性肠炎。

3. 多脏器功能障碍

(1)肝功能障碍:肠外瘘病人肝功能损害的原因是多方面的,如长期的营养不良、术后的低血容量和药物的应用等,均可导致肝脏功能的损害,而最为明显的是手术时腹腔内感染,手术时间长,内毒素直接进入门静脉,致门静脉炎和肝细胞的损害,出现黄疸、酶谱的升高。护理中除及时做好生化监测标本的采集外,还应严密观察临床症状的产生,处理上仍以积极有效的引流、控制感染为主,适当予以保肝、抗感染治疗而使其得到改善。较长时间应用肠外营养支持后将出现淤胆性和淤积性胆囊炎。其发病急骤,有寒战、高热等中毒症状,右上腹压痛明显,护理人员应注意病人全身和局部症状,能及时作出处理。

(2)肾功能障碍:大量的肠液丢失,导致水、电解质丢失,内稳态失衡及周围循环量减少,肾功能受损,这是肠外瘘早期最易发生肾功能障碍的原因。其后因腹腔严重感染而继发的肾功能障碍是多器官功能障碍之一。手术可能增加肾脏的负担,加重损害。因此,对肠外瘘病人术后的输入量和排出量应精确记录,定期做尿常规检查与血液尿素氮、肌酐的测定,以早期发现肾功能有无障碍及监测治疗的效果。

二、非手术治疗

(一)纠正内稳态失衡

发生瘘尤其是高流量的瘘(空腹时 24 小时肠液流出量＞1000 mL)以后,可以迅速发生内稳态失衡,根据肠液的流失量及时通过静脉补给适量的液体和电解质。流量大者每日的液体需要量为 7000～8000 mL 或更多,单是肠液的流失量就有 5000～6000 mL,这时从周围静脉输液将不能满足需求,建立两条以上的静脉通道又增加了病人的不适感,限制了肢体的活动,所以有必要进行深静脉置管输液,保证液体和电解质的输入。

(二)控制感染

感染是当前导致肠外瘘治疗失败的主要原因,因此,当发现有肠外瘘时,应重视感染的控制,及时地将漏出的肠液引流至体外。当出现瘘与腹膜炎时,应及时行剖腹探查术,清除腹腔内的肠液和分泌物,如腹腔内病变严重,肠液污染的范围广,可以考虑行腹腔开放疗法。

(三)营养支持

对于肠液流出量大的病人,营养支持是治疗的重点,可采取肠内营养与肠外输注的途径。在瘘发生的初期,为减少肠液的流出量、控制感染、补充丢失的液体和电解质等,宜采用肠外输注的途径。待病人的内稳态等稳定后,再开始实施肠内营养支持。

(四)药物治疗

生长抑素制剂如奥曲肽等,能显著降低胃肠液分泌量,从而降低瘘口肠液的排出量,减少液体丢失。当肠液明显减少时,改用生长激素,可促进蛋白质合成,加速组织修复。

(五)瘘口局部处理

瘘口局部处理的好坏可以直接或间接地影响治疗的效果。良好的瘘口局部处理可减轻瘘周围皮肤糜烂疼痛;减少周围组织的侵蚀、出血等并发症;有利于控制感染;减少肠液的流失,有利于维持内稳态平衡以及营养供给的效果。常用的瘘口局部处理方法有以下几种。

1.双套管负压引流 这是最基本的瘘口处理方法,能及时将溢出的肠液引流到体外,在不影响自愈的因素情况下,60%~70%的管状瘘经有效引流后可以愈合。空肠瘘、回肠瘘与结肠瘘自然愈合的平均时间分别为3~4周、4~6周与6~8周。

2.水压、管堵和黏合胶堵 经负压引流后瘘管形成,可继续使用双套管负压引流,直至瘘管愈合或等待手术。对于一些病例,为让病人起床活动,以防并发症,恢复经口饮食,可采用水压、管堵、黏合胶堵等外堵的方法。

3.硅胶片内堵 唇状瘘经负压引流后,肠黏膜与皮肤附着,不能自愈。因无瘘管,水压、管堵和黏合胶堵等方法均不能应用,对于肠壁瘘口暴露在腹壁表面的,可采用硅胶片内堵的方法。

第三节　路径式健康教育

表8-2　肠外瘘病人路径式健康教育表

时间	事项	具体内容
入院第1天	检查和处置	1.介绍:病室环境、住院须知、主管医生和责任护士 2.测量:体温、脉搏、呼吸、血压、体重和身高 3.入院评估:健康史、心理-社会状况和身体状况 4.安全教育:指导压力性损伤、烫伤、跌倒或坠床的相关预防措施 5.协助卫生处置、更换病员服等 6.指导戒烟、戒酒 7.交代留取化验标本的方法和时间 8.进行治疗和处置:药物过敏试验和静脉输液 9.协助办理就餐卡及订餐
	活动指导	1.病区内活动 2.床上活动 3.指导胸式深呼吸功能锻炼和有效咳嗽方法
	饮食指导	禁食禁水、胃肠减压
住院第2天至手术前1天	检查和处置	1.晨起采集血、尿、便等标本 2.检查指导:心电图、胸部X线、腹部超声、腹部CT或MRI、胃肠道造影、口服染料或骨炭末等。护士指导各种检查的具体要求、时间和安排,检查时适当增添衣服,避免着凉 3.协助修剪指(趾)甲和剃胡须 4.进行治疗和处置:备血(复查血型)、静脉输液、药物过敏试验等。必要时给予镇静催眠药,保证充足睡眠 5.指导胃肠道准备和备皮 6.医生、麻醉师交代手术事宜,家属签字 7.配合手术室护士术前访视
	活动指导	1.病区内活动 2.积极行呼吸功能锻炼:深呼吸和有效咳嗽 3.指导手术适应性训练
	饮食指导	1.术前12小时禁食,术前4小时禁水 2.肠外营养
	休息指导	1.评估病人的睡眠状况 2.消除引起不良睡眠的诱因,创造安静、舒适的环境 3.指导放松技巧 4.适当增加白天活动,必要时遵医嘱予以镇静催眠药
	心理护理指导	1.评估术前心理-社会状况 2.介绍肠外瘘手术相关知识 3.给予针对性的心理支持和疏导

续表

时间	事项	具体内容
手术当天	检查和处置	1.术晨:测量体温、脉搏和血压;洗漱,排空大小便;更换病员服,取下义齿、手表、首饰、眼镜等;向女病人询问是否处于月经期,勿化妆;胃肠减压;术前用药;携带影像资料等;用平车护送入手术室 2.术中:麻醉、深静脉置管、静脉输液、留置导尿等 3.术后:安置病人,与麻醉师和手术护士做好交接,做好心电监护、血氧饱和度监测、氧气吸入、静脉输液、口腔护理、雾化吸入、会阴护理、切口观察等
	安全指导	1.管道安全指导:保持引流管通畅,勿打折、扭曲和受压,注意观察引流液并记录 2.术后不适的观察与处理:如有恶心、呕吐等不适,予以侧卧位,避免呕吐物误入气管而引起窒息
	体位指导	1.术后6小时内去枕平卧 2.术后6小时后取半卧位,以减轻切口张力 3.每2小时翻身一次,床上活动四肢
	疼痛护理指导	1.指导病人表达疼痛时的感受,及时进行疼痛评估 2.告知止痛药物的使用方法和注意事项 3.镇痛泵使用注意事项
	饮食指导	禁食、禁水
术后第1天至第3天	检查和处置	1.进行治疗和处置:氧气吸入;必要时给予心电监护和血氧饱和度监测;胃肠减压;深静脉置管;引流管护理;静脉输液;监测血糖;口腔护理;会阴护理;皮肤护理;造口护理(必要时) 2.观察:病人腹部体征、胃肠道功能恢复情况等 3.配合:进行深呼吸和有效咳嗽;漱口、刷牙 4.告知:术后早期活动能预防下肢深静脉血栓的形成;手术后排气、排便是肠蠕动恢复的表现;并发症的观察与护理
	活动指导	1.卧床时应取半坐卧位,指导床上活动 2.第1天坐起轻微活动,第2天协助病人在床边活动,第3天可在病室内活动,每日2～3次,每次20～30分钟
	饮食指导	1.避免再次发生肠外瘘,禁食、禁水 2.禁食期间予以全胃肠外营养支持
术后第4天至出院前1天	检查和处置	1.进行治疗和处置:静脉输液和引流管护理 2.配合:进行深呼吸和有效咳嗽;漱口、刷牙
	活动指导	1.卧床时应取半坐卧位 2.强调早期下床活动的重要性 3.病区内活动,每日5次以上,每次20～30分钟
	饮食指导	1.禁食、禁水 2.肠内营养和肠外营养 3.瘘口经处理后不外漏时可经口补充营养 4.拔除胃管后可给予少量多次试饮水,无不适后遵医嘱逐步予以流质饮食、半流质饮食和软食
出院当天	检查和处置	1.进行治疗和处置 2.告知:出院指导、办理出院流程指导
	活动指导	1.强化康复运动意识 2.居家康复运动指导
	饮食指导	1.强化营养管理意识 2.居家期间渐进性饮食指导
	复诊指导	1.定期复查,复诊主要内容包括血常规、肝肾功能、电解质以及体重、营养状况、精神状况等 2.建立随访档案

一、护理健康教育评估

(一)入院评估

1. 健康史　了解病人的年龄、性别、饮食习惯、吸烟嗜酒史以及生活方式,有无腹腔感染、腹部创伤等情况。了解病人腹部手术史,是否合并腹膜炎、腹腔脓肿、糖尿病等。

2. 身体状况　评估病人的体温、体重、腰围、BMI 和全身营养状况,有无黄疸、眼窝凹陷、腹肌紧张、脱水、呃逆、感染等。

3. 心理-社会状况　评估病人及家属对肠外瘘手术的认知程度,有无因对医院环境不适应而产生紧张、焦虑等情绪。

(二)术前评估

1. 辅助检查结果　筛查有无感染性疾病,如乙肝、丙肝、HIV、梅毒等,检查红细胞计数、血红蛋白含量、电解质状况(Na^+、K^+)、肝肾功能、凝血功能等。

2. 心理-社会状况　多数病人曾经有过手术方面的经历并且将面临再次手术的选择,应及时评估病人及家属对手术并发症和远期疗效的担忧、焦虑等负性情绪;能否接受制定的治疗护理方案;对手术及进一步治疗的经济承受能力和支持程度。

(三)术后评估

1. 手术情况　了解病人术中采取的手术和麻醉方式,手术过程是否顺利,术中有无输血及输血量。

2. 身体状况　观察病人的生命体征是否平稳,尿量和中心静脉压是否正常,引流管是否通畅以及有无脱落情况;清醒后卧位是否舒适,营养状况是否得以维持或改善。观察疼痛程度是否减轻、频率是否减少,有无发生畏寒、面色苍白、腹胀、心慌气急等不良情况。

3. 腹腔引流管状况　定期评估引流管负压吸引是否通畅,有无堵塞和反折,负压大小是否合适等情况。评估引流液的颜色、性质和量以及灌洗液的量和速度。

(四)出院准备度评估

1. 身体状况　评估病人身体的恢复情况、BMI、瘘口周围皮肤情况和生活自理能力情况,有无并发症发生及手术治疗效果。

2.腹腔引流管状况　评估病人腹腔引流管是否保持通畅,每日引流液的颜色、性质和量是否正常;是否进行拔管以及管道周围皮肤的情况是否正常。

3.知识掌握情况　评估病人对出院后康复知识的掌握情况,是否了解出院后饮食、活动与休息、药物、复查等知识,是否明确出现哪些症状应立即就诊。

4.心理-社会状况　评估病人对社会支持资源的利用程度,家属对病人出院后康复的配合度,病人对长期生活习惯调整的自我效能感水平,以及有无自我管理的能力。

二、护理健康教育重点

(一)术前重点

1.体位指导　因病人出现肠外瘘,部分肠液聚集在腹腔,在体位的选择上取低半卧位,以利于漏出液积聚于盆腔,使其更容易局限,减少毒素的吸收,同时有利于呼吸和引流。

2.相关检查指导　为了在术前能设计与瘘的情况相符合、合理的手术方案,术前对病人的情况应有较全面的了解。

(1)瘘管造影:明确肠瘘口所在的部位、瘘管的情况以及有无分叉、残腔等。

(2)钡剂胃肠道造影:了解瘘口所在肠段的情况、瘘口远近段肠襻是否通畅,以及腹腔内肠襻间粘连的程度等。对于克罗恩病、结核、肠贝赫切特综合征所致的瘘,还要观察其他肠段有无病变。

(3)活体组织检查:排除肿瘤或特异性病变,特别是那些非手术吻合口或外伤引起的瘘。

(4)B超或CT检查:明确腹部是否有残留脓肿。CT还能帮助判断腹腔内粘连的情况,对那些瘘管内带有脓性分泌物和体温有波动的病人,更应进行这方面的检查。

(5)复查各重要器官的功能:判断其能否承受创伤大、时间长的手术。

(6)评定营养状态:评估病人能否耐受范围广、创伤大的手术。

(7)判定某些特异性感染的病程:如结核应判定其是否静止以及静止的程度;克罗恩病、肠贝赫切特综合征要判定其是否在缓解期,因为肠外瘘手术宜在这些疾病的静止期和缓解期进行。

(8)对致瘘的原有疾病进行复查和判断:若肠外瘘是由胃癌或肝胆管结石所引起的,在对肠外瘘进行确定性手术前,应对胃癌或肝胆管结石有关的情况进行复查,以决定肠外瘘手术是否应该进行及如何进行。如胃癌在腹腔内已有明确的转移,复杂的肠外瘘修复也就不宜进行。若残胃部有肿瘤复发或肝胆管内有残留结石,则要判断肠外瘘手术时是否包含处理这些病变的手术,或者做分期手术。所有这些都必须在术前通过检查进行再诊断和讨论后,才能作出决定和做相应准备。

3.术前肠道准备　不论是小肠瘘还是结肠瘘,术前都应进行肠道准备。为保证肠道清洁,减少肠内食物残渣的潴留,术前3日应进少渣半流质饮食,并口服肠道不吸收的抗生素;术前2日进无渣流质饮食;术前1日禁食。术前3日起每日以生理盐水灌洗瘘口1次,冲洗瘘口周围组织时,可采用持续冲与吸的方法。为减少术后感染,冲洗液中可加入抗生素,术日早晨从肛门及瘘管处进行清洁灌肠,灌洗至清洁为止。

4.手术区皮肤准备　由于肠液的腐蚀作用,肠外瘘周围皮肤可能发生炎症或糜烂。长期使用大块胶布固定橡皮胶片或胶管,易使局部皮肤受损甚至破溃。术前3日应去除胶布,暴露局部皮肤,用去脂剂、肥皂等去除瘘口周围的油膏等污垢,使其保持干燥,以防术后切口感染的发生。

5.手术适应性训练

(1)指导卧床使用便器的方法,以适应床上排便和排尿。

(2)指导病人床上自行翻身和调整卧位的方法,以适应术后体位的变化。

(3)部分病人还应指导其练习术中体位。

6.心理护理指导　肠外瘘手术是一项复杂的手术,手术成功率与术后并发症都不同于一般择期手术,同时,多数病人都有经过1次以上手术而失败的痛苦经历。因此,病人对手术有着期望与恐惧的矛盾心理,期望早日手术以消除瘘,但又惧怕再次失败。护理人员必须以热情关怀的态度进行护理,使病人在心理上得到慰藉,感情上有所寄托而安心接受各项检查和治疗。术前的心理护理甚为重要,使病人有良好的心理准备并了解手术方案,解答病人提出的问题,消除疑虑,也可主动介绍一些与其患相似疾病病人的治疗情况,以增加其治疗疾病的信心,满足病人了解自身疾病及有关知识的需要。

(二)术后重点

1.管道护理指导　肠外瘘术后常置有各种引流管,如用于防治粘连性肠梗阻的肠排列管、小肠吊置造口管、腹腔内负压吸引管、胃肠减压管、静脉输液管、导尿管等,这些引流管对病人手术的成败影响较大,必须认真、精心地护理。

(1)导尿管:向病人及家属介绍术后留置导尿管的目的和注意事项,注意保持尿道口清洁,并清洗会阴部。留置期间注意保持导尿管通畅;观察尿液性质,若出现脓尿、血尿等,应及时处理。结合病人术后恢复情况选择拔除导尿管的时机。拔管前先试行夹管,可每4～6小时开放一次或有尿意时开放,以训练膀胱的舒缩功能,防止排尿功能障碍。拔管后若有排尿困难,可予以热敷诱导排尿、针灸、按摩等处理。

(2)腹腔内双腔负压引流管:向病人及家属介绍术后保持双腔负压引流冲吸的目的、重要性和注意事项。双套管的外管用胶布固定于腹壁,内管与滴水管用胶布缠紧,并留有一定的活动度,避免内管滑脱。外接的引流管长度适当,用黏合扣固定于床边,以防病人翻身、活动时压迫、扭曲和移动管道。告知病人勿自行调节吸引负压与冲洗液滴速(40~50滴/分),注意保持引流通畅。教会病人听吸引声,正常的吸引声为流水声与负压吸引声交织在一起的"呼呼"声,当发出细而尖的"鸣笛"声或听不到吸引声时,应及时通知医护人员。灌洗过程中观察引流液的颜色、性质和量的变化,以及病人有无畏寒、心慌气急、面色苍白等不良反应,一旦出现不良反应,应立即停止灌洗,对症处理。

(3)其他:各种引流管(胃肠减压管、小肠吊置造口管、肠排列内固定管等)的护理有共性,均需向病人及家属介绍术后留置各管道的目的和注意事项。观察并准确记录各种引流液的颜色、性质和量,予以妥善固定并标识清楚,保持各引流管通畅,防止其移位、脱出或掉入体内,各接头处需注意衔接牢靠,引流瓶(引流袋或负压盘)的放置位置要合适,防止逆流。

2.引流管周围皮肤护理指导　告知病人敷料潮湿时需及时更换,保持局部清洁和干燥;瘘口周围皮肤有感染者,可选用0.5%氯己定清洗皮肤,局部清洁后涂抹复方氧化锌软膏、皮肤保护粉或皮肤保护膜,以防引流液对皮肤造成腐蚀;如瘘口周围皮肤已经糜烂,可完全敞露瘘口,不加敷料包扎,有肠液漏出时,及时吸尽肠液并用温水清洗周围皮肤,亦可用红外线灯照射使其干燥。

3.营养支持　指导肠外瘘病人营养补充的方式有两种,即从静脉补给营养液的肠外营养和经胃肠道灌注营养液的肠内营养,依据不同病人和不同时期,给予个体化的营养治疗方案。

(1)肠外营养:告知病人肠外营养对肠外瘘自愈、改善营养状况及预后的重要性。由于肠外营养液浓度大、刺激性强,需向病人普及中心静脉置管的优势,并根据情况置管,经中心静脉输注肠外营养不但能减少对血管壁的刺激,也能减少反复静脉穿刺的痛苦,对长时间应用营养液的肠外瘘病人尤为适用。注意输液的速度和中心静脉导管的护理,避免导管相关性感染。

(2)肠内营养:在条件允许的情况下(即肠道功能基本恢复、有足够长度的小肠可供消化吸收、瘘口远端无梗阻、腹腔感染已控制、溢出的肠液已得到有效引流),主张尽快将肠外营养过渡至肠内营养。告知病人行肠内营养时,若输注量过多或速度过快,易引起呕吐,导致误吸,输注时应减慢滴注速度并采取半卧位。若发生腹泻、腹胀、肠痉挛、恶心、呕吐等胃肠道反应,需及时告知医护人员,根据耐受情况进行调整。在输注肠内营养液期间,勿自行停止输注,每 4～6 小时用温开水冲管一次,防止营养管堵塞。

4.术后并发症防护指导

(1)腹腔感染:腹腔感染是肠外瘘最常见的并发症,也是导致死亡的主要原因。肠外瘘病人的腹腔感染常表现为弥漫性腹膜炎和腹腔脓肿。由于肠外瘘病人体内的营养物质大量流失,全身状况较差,术后容易发生切口和腹腔感染,甚至再次发生肠外瘘,因此,应加强监测相关症状。除积极进行有效的双腔负压引流和冲洗,预防性应用抗生素外,还要告知病人加强自身观察与监测,如有无切口局部或腹部疼痛、腹胀、恶心、呕吐等不适,切口有无红肿热痛;腹部有无压痛、反跳痛、肌紧张等腹膜刺激征表现以及生命体征的变化,及早发现感染征象。

(2)粘连性肠梗阻:若术后病人体质虚弱、活动少,或并发术后感染,则可导致肠粘连。告知病人术后麻醉反应消失、生命体征平稳时,可予以半卧位。指导病人在术后早期进行床上活动,如多翻身、做肢体伸屈运动等;在病情许可的前提下,鼓励其尽早下床活动,以促进肠蠕动,避免术后发生肠粘连。观察病人有无腹痛、腹胀、恶心、呕吐、停止排便排气等肠梗阻症状,若出现上述症状,应及时通知医生,并遵医嘱给予相应处理。

(三)出院指导

1.饮食指导　恢复饮食后,指导病人进食低脂、高热量、高蛋白、膳食纤维、维生素丰富、易消化食物,多饮水,少食多餐,保持规律、良好的饮食习惯。

2.活动与休息指导　指导病人保持心情愉快,劳逸结合,睡眠充足,每次进食后适当活动,避免肠粘连。

3.用药指导　告知病人出院后应严格按照出院医嘱服用药物。向病人说明药物的用法、用量及不良反应的观察要求。

4.复诊指导　向病人说明肠外瘘治愈后瘘口会有复发的可能,如发现瘘口处有液体流出,应及时回医院检查,以免延误病情。告诉病人随访的主要内容,包括血常规、肝肾功能、电解质,以及体重、营养状况、精神状况等。

5.制订延续性护理计划　建立出院病人随访档案,评估病人的出院准备度。与病人充分沟通后,制订延续性护理计划,发放肠外瘘术后健康教育手册。

第四节　延续性护理

肠外瘘是一种严重的腹部外科疾病,病程长,病人痛苦大,预后较差。肠外瘘的延续性护理具有较强的专科护理特点,肠外瘘病人的内稳态纠正、控制感染、营养支持及手术治疗的各个阶段都需要周密、细致的护理计划和措施,成功的延续性护理是肠外瘘治疗不可或缺的部分,对肠外瘘病人的康复起积极作用。

一、建立随访档案

出院时建立病人档案,电子化病人健康档案的内容包括病人姓名、年龄、性别、住院号、入院时间、出院时间、联系方式、随访内容等基本信息,以及病人所有治疗的详细情况和复诊时间。病人档案一式两份,其中一份在科室信息系统中留存,另一份加入病人健康档案手册,再发放肠外瘘健康教育手册,让病人加入肠外瘘微信群,构建医、护、患交流的平台。在微信群里及时进行医患、护患、患患之间的交流和沟通,同时监督病人改变不良的饮食和生活习惯,并提醒病人复诊时间,督促病人及时复诊,如有问题及时向医护人员反馈。

二、延续性护理健康教育评估

1. 身体状况 评估病人的一般情况,包括年龄、性别、饮食习惯、有无吸烟饮酒和暴饮暴食等不良嗜好;评估病人肠外瘘瘘口位置和流量大小;评估病人腹部皮肤状况,包括颜色、温度、弹性、完整性等;评估病人营养支持情况,有无出现营养不耐受导致营养不良等情况;评估病人有无压力性损伤或血栓发生的风险。

2. 知识掌握情况 评估病人及家属对肠外瘘的认知能力和健康行为依从性;病人及家属对瘘口护理的掌握程度,是否了解应注意防止感染、保持充足的营养以及预防压力性损伤和血栓发生;是否了解出院后饮食、活动与休息、药物、复查等知识,是否明确出现哪些症状应立即就诊。

3. 心理-社会状况 评估病人有无因经济原因产生的焦虑、悲观等消极情绪;是否采用正确的态度对待疾病,家属对病人出院后延续性护理的配合度,病人对长期生活习惯调整的自我效能感水平,以及有无自我管理的能力。

三、肠外瘘术后延续性护理内容

(一)日常生活指导

指导病人穿宽松柔软的衣服,避免衣物过紧压迫瘘口引起瘘口出血等情况;原则上不必限制饮食,但应尽量少食辛辣、刺激性、易产气、易引起肠道激惹的食物;病人体力恢复后可继续从事原来的工作,但应避免引起腹内压增高的因素,如举重、剧烈运动和粗暴的接触性运动。指导病人在身体恢复的状况下可恢复性生活,但在性生活前双方要做好心理准备以及做好瘘口检查工作;对肠外瘘病人进行正确的日常生活指导,不仅有利于防止并发症的发生,还能够促进病人尽早回归社会,恢复正常的生活。

(二)腹部伤口指导

传统的腹腔开放创面管理较为复杂,肠外瘘病人的腹壁多有数次手术切口瘢痕且易发生感染,愈合较差,存在较多的不良风险,特别是行腹壁肌浆层片修补等手术的病人,应逐步增加腹部肌肉的运动,避免损伤、破裂和出血,使组织逐渐增强起来。平时应注意伤口及周围皮肤的清洁,防止感染;保持伤口处无张力和身体充足的营养。

(三)饮食指导

肠外瘘病人由于肠道较长时间未能进正常饮食、消化吸收功能减退,且又有创伤肠吻合手术或切除较多肠段,因此,在初期时饮食应谨慎、少食多餐,食用易消化的食物,以低脂肪、适量蛋白质、高碳水化合物、清淡低渣饮食为宜。随着肠功能恢复,可逐渐增加蛋白质和脂肪含量,必要时可行肠内营养要素膳过渡,切忌暴饮暴食。

(四)活动指导

对于长期卧床的多发肠外瘘病人,大量消化液的丢失易引起营养不良,导致机体抵抗力下降。加强功能锻炼,有助于全身肌力的恢复,同时可逐渐增加病人呼吸肌的力量,促进咳嗽和排痰,预防并发症发生,促进病人康复。在医护人员指导下,与病人及家属共同制定个体化功能锻炼方案,主要分为体能锻炼和呼吸功能锻炼。遵循由慢至快、由低至高、循序渐进的体能锻炼方法。体能锻炼从早期卧床进行床上被动肌肉按摩,到使用卧床病人多功能锻炼器做上肢和下肢运动,神志清楚且有自主活动能力的病人,可强化功能锻炼三步操,即缩唇呼吸、搭桥运动和踝泵运动。①缩唇呼吸:嘱病人将口唇收拢为吹口哨状,慢慢地吸气,直至吸不动为止,屏气,再用力呼出,全部呼完。②搭桥运动:嘱病人双手握住床护栏,弯起双下肢,用力抬起臀部,使臀部和背部尽量离开床面,尽可能停留后再放下,如此反复运动。③踝泵运动:平卧,下肢伸直,大腿放松,缓缓勾起脚尖,尽力使脚尖朝向自己,至最大限度保持数秒,然后脚尖缓缓下压,至最大限度保持数秒,然后放松,至此,一组动作完成,如此反复运动。待病人血流动力学稳定或无出血等危险后,可指导病人下床走动,并逐步增加登楼梯运动。运动量的增加应循序渐进,当心率>120次/分时,应暂停活动。呼吸功能锻炼包括深呼吸训练、吹气球、腹式呼吸、咳嗽等。通过量化的管理方式,使病人明确自己体能锻炼的目标,有助于增加其战胜疾病的信心。

(五)心理护理指导

严重的腹部外伤病人多出现病情重、病程长、病情反复变化、预后慢、治疗费用高等情况,此时病人及家属极容易出现悲观、消沉情绪,对治疗和预后失去信心。评估病人的心理状况时,若发现病人的焦虑和抑郁情况较重,担心医疗费用和疾病预后,可通过及时疏导,宣讲疾病相关知识,告知病人疾病的恢复情况,介绍救治成功的案例,帮助病人积极面对自身疾病,增强治愈疾病的信心。

第五节　健康教育案例

【案例一】

病人,男性,68 岁,身高 165 cm,体重 48 kg,排便次数增多 2 月余,每日 5～6 次,门诊拟以"结肠癌"收治入院,入院后行右半结肠切除术,术后留置腹部乳胶管和导尿管各 1 根,均引流通畅。术后第 5 天,病人出现寒战、发热、腹痛、腹胀、恶心、呕吐等症状,腹部切口渗出液多,为黄褐色粪汁样液体,考虑结肠吻合口瘘,给予抗感染、纠正水电解质紊乱和酸碱平衡失调、肠内肠外营养支持等处理。病人体温 37～38.2 ℃,白细胞计数 11.8×10⁹/L,血红蛋白 87 g/L,白蛋白 29 g/L,病人因本次手术后出现并发症,心理负担很重,担心疾病预后。该病人主要的健康问题是什么? 如何实施路径式健康教育?

(一)护理健康教育评估

1.健康史　病人年纪较大,消瘦,行右半结肠切除术后第 5 天出现肠外瘘,且营养不良、贫血,伤口愈合情况差,渗出液多。

2.身体状况　病人有腹痛、腹胀、恶心、呕吐等症状,白细胞计数高,血红蛋白和白蛋白低,提示有感染,且全身营养状况差。

3.心理-社会状况　由于肠外瘘病程长,病人生活受到很大影响,病人不了解肠外瘘的相关疾病知识,术后出现并发症,非常担心疾病预后,时常感到焦虑不安;病人及家属对肠外瘘围手术期的相关知识缺乏;家庭对病人的手术及进一步治疗的经济承受能力和支持较好。

该病人存在的健康问题如下:①营养失调:低于机体需要量,与禁食、肠液大量丢失、炎症和创伤有关。②知识缺乏:缺乏肠外瘘围手术期营养相关知识。

健康教育的重点是加强营养支持。

(二)路径式健康教育

1. 入院当天　护士小杨对病人进行营养风险筛查,运用 PG-SGA 评估量表对病人的营养状况进行评估,并将结果告诉病人及家属。向病人及家属宣教营养状况与疾病恢复的关系,并邀请家属参与到病人围手术期的营养管理中来,介绍结肠癌术前营养知识、术前营养需求和营养监测指标,为病人制定营养支持方案和途径。

2. 入院第 2 天至术前第 2 天　护士小杨对病人进行饮食教育,指导病人可以进食少渣食物,如面条、馄饨等。发现病人经口进食不理想,无法满足能量需要(低于 60％的热量需要),遵医嘱给予部分肠外营养支持,并注意肠外营养液输注的速度。病人营养状况差,输注的营养液渗透压高,且营养支持的时间超过 5 天,护士小杨考虑到病人血管条件较差及输液的安全合理性,向病人宣教 PICC 置管对治疗的重要性,给予病人 PICC 置管。术前 3 天,护士小杨告知病人需要进行术前准备,此时应开始进无渣、半流质饮食,如稀饭、蒸蛋等,并遵医嘱口服全营养素。此方法可减少肠腔粪渣形成,同时有利于肠黏膜的增生和修复,维护肠道黏膜屏障功能,避免术后肠源性感染并发症的发生。

3. 术前 1 天　护士小杨告知病人需要术前 1 天禁食,术前 4 小时禁水,以防麻醉或术中呕吐引起窒息和吸入性肺炎,给予静脉营养支持。

4. 术后 6 小时至肠外瘘急性期　护士小杨告知病人术后早期禁食、禁水。经静脉补充水、电解质及营养物质,告知静脉营养输注的目的和注意事项。发生肠外瘘后,护士小杨向病人解释治疗肠外瘘是一个时间较长的过程,营养支持是肠外瘘恢复过程中的重要部分。向病人及家属宣教疾病的相关知识,告知目前需要禁食、禁水,并向病人解释禁食、禁水的目的和意义,同时进行全肠外营养支持,请病人配合。

5. 肠外瘘得到控制后　护士小杨加强病人的营养状况评估,当肠外瘘得到控制后,可以进行肠内营养,改善机体营养不良状态,促进瘘口愈合。在输注肠内营养液的过程中,如果出现腹胀、腹泻、恶心、呕吐等不适,提醒病人要及时告知护士。指导病人可进食少渣、半流质饮食,如米粥、面片、藕粉、肉泥、菜汁、碎菜汤面等。

6. 瘘口愈合良好至出院前　护士小杨鼓励病人经口进食,以低脂肪、适量蛋白质、高碳水化合物、清淡低渣饮食为宜,如豆制品、蛋、鱼类等。

7. 出院当天　加强营养指标的监测,及时了解病人的营养状况,若经口进食不能满足能量目标量,可遵医嘱进行口服营养补充。

【案例二】

　　病人,男性,72 岁,身高 174 cm,体重 64 kg,上腹部胀痛 1 月余,胃镜及病理结果显示为胃癌,慢诊入院,入院后予以积极完善相关检查及术前准备。行根治性远端胃切除＋残胃空肠 Roux-en-Y 吻合术,术后留置胃管、鼻肠管、腹部乳胶管和导尿管各 1 根,均引流通畅。术后第 6 天,病人腹部切口渗出液多,为淡黄色肠液,上消化道造影示十二指肠瘘,给予黎氏双套管进行腹腔窦口持续冲洗引流,加强抗感染、肠内肠外营养支持等处理。病人体温 36.4～37.1 ℃,白细胞计数 6.68×10^9/L,血红蛋白 112 g/L,白蛋白 33.4 g/L,病人术后因惧怕疼痛而不愿意活动,出现并发症后持续腹腔冲洗,导致活动不便。该病人主要的健康问题是什么?如何实施路径式健康教育?

(一)护理健康教育评估

　　1. 健康史　病人年纪较大,既往无高血压、糖尿病等病史,行根治性远端胃切除＋残胃空肠 Roux-en-Y 吻合术后第 6 天出现十二指肠瘘。

　　2. 身体状况　腹部切口渗出液较多,无发热现象,腹腔窦口处于持续冲洗状态,血红蛋白 112 g/L,白蛋白 33.4 g/L,营养状况稍低于正常值。

　　3. 心理-社会状况　由于肠外瘘病程长,病人因担心疾病预后而时常感到焦虑不安;病人及家属对肠外瘘围手术期的相关知识缺乏;病人家庭条件一般,对手术及进一步治疗的经济承受能力欠佳。

　　该病人存在的健康问题如下:①有废用综合征的危险:与疼痛、长期卧床、缺乏正确训练有关。②焦虑:与担心疾病预后有关。

　　健康教育的重点是加强活动指导。

(二)路径式健康教育

　　1. 入院当天　护士小杨向病人详细介绍病区的环境、管床医生和自己,加强与病人的沟通,鼓励病人说出内心的想法,耐心倾听,消除病人对住院环境的陌生感;了解病人的家庭支持情况,提供力所能及的帮助,给予病人关爱和理解。

　　2. 术前 2～3 天　为了术后病人能更好地活动,护士小杨鼓励病人在病区内活动,熟悉环境;考虑到病人年纪大,指导病人积极行呼吸功能锻炼,如深呼吸和有效咳嗽。

　　3. 术前 1 天　护士小杨告知病人术后会卧床一段时间,为避免发生尿潴留,术前对病人进行床上排便训练,同时告知床上排便的注意事项。

　　4. 术后 6 小时　术后麻醉清醒,即可进行翻身、四肢被动活动。

5. 术后第 1 天　鼓励病人由被动活动转为主动活动,护士小杨关注到病人不愿意主动活动是因为切口疼痛,于是运用疼痛评分量表对病人的疼痛程度进行及时、动态的监测与评估。当 VAS 疼痛评分≥3 分时,及时告知医生,遵医嘱合理应用止痛药物并采取相应措施。当 VAS 疼痛评分<3 分时,病人意识清楚,血压、心率及血氧饱和度稳定,引流管处无渗血;协助病人在床边坐 3 分钟,病人无特殊不适;在床边站立 3 分钟,深呼吸,躯体挺立,无直立不耐受后再协助其行走。

6. 术后第 2 天至第 5 天　护士小杨根据病人身体的恢复情况制订活动计划,术后第 2 天在家属的协助下完成病房内下床活动,术后第 3～4 天在病房外活动,根据病人可耐受的程度,逐渐增加活动强度,从下床步行 25～50 m,逐渐增加至独立步行 50～100 m。

7. 肠外瘘腹腔冲洗期间　持续冲洗限制了病人的活动,必须卧床,护士小杨给予病人心理护理,并指导病人在卧床期间可以进行卧床锻炼三步操:①缩唇呼吸:a. 缩唇:将口缩小成吹口哨状;b. 吸气:用口慢慢吸气,胸廓抬起至吸不动为止;c. 呼气:屏住呼吸约 3 秒,再慢慢呼出,至完全呼出。②抬臀运动:高度 30～40 cm,每日 3 次,每次 20 组。③踝泵运动:指导病人做双下肢踝泵运动,即双足同时做屈伸踝关节活动,并在背屈极限位置保持 5～10 秒,每次 15～20 个,每日 3～4 次。

8. 停止腹腔冲洗至出院前　鼓励病人下床活动,遵循"由慢到快、循序渐进"的功能锻炼原则,可以在病区走廊散步,每日 3 次,开始走半圈,每天增加半圈功能锻炼,慢慢增加运动量。可以爬病房楼梯,每个 25 cm,每层 20 个,以病人首次爬楼层数为基数,每天加一层,每日 3 次,逐步增加活动时间。结束后,由责任护士检查病人的瘘口周围皮肤渗出液情况,以此来决定是否需要换药。

9. 出院当天　指导病人出院后继续进行肢体功能锻炼,注意劳逸结合,如果有腹痛、恶心、呕吐等现象,应及时就诊。

参 考 文 献

[1]任建安,黎介寿.肠瘘治疗的现状及发展趋势[J].中国实用外科杂志,2002(1):34－35.

[2]任建安,王革非,范朝刚,等.生长抑素与生长激素治疗肠外瘘——方法与策略的改进[J].中国实用外科杂志,2003(5):33－35.

[3]王海宽,迟强.肠外瘘的营养评估和营养治疗进展[J].肠外与肠内营养,2014,21(3):183－186.

[4]叶向红,江方正,彭南海,等.重症肠瘘病人早期肠内营养结合消化液回输的管理[J].肠外与肠内营养,2014,21(3):189－192.

[5]孙陈,薛阳阳,施天奇,等.1 例多发肠瘘致腹腔感染行腹部植皮术后患者的护理

[J].护理学杂志,2016,31(16):39－41.

[6]苏来玉.腹腔双套管持续冲洗负压引流用于肠外瘘的护理[J].护士进修杂志,2011,26(1):60－61.

推 荐 阅 读

1.黎介寿.肠外瘘[M].2版.北京:人民军医出版社,2003.

2.李乐之,路潜.外科护理学[M].6版.北京:人民卫生出版社,2017.

第九章　腹外疝

第一节　疾病相关知识

腹外疝是指由腹腔内的脏器或组织连同壁腹膜,经腹壁薄弱点或孔隙向体表突出所形成的疝。常见的腹外疝有腹股沟疝、股疝、切口疝、脐疝等。

一、疾病分类

(一)腹股沟疝

发生在腹股沟区的腹外疝,统称为腹股沟疝。男性多见,男女发病率之比约为 15:1,右侧较多见。常见的腹股沟疝包括腹股沟斜疝和腹股沟直疝。

1.腹股沟斜疝　最多见,疝囊经过腹壁下动脉外侧的腹股沟管深环(内环)突出,向内、向下、向前斜行经过腹股沟管,再穿出腹股沟管浅环(皮下环),可进入阴囊,称为腹股沟斜疝。发病率占全部腹外疝的 75%~90%,占腹股沟疝的 85%~95%,多见于儿童和成年人。

2.腹股沟直疝　疝囊经腹壁下动脉内侧的直疝三角区直接由后向前突出而形成的疝,称为腹股沟直疝,多见于老年人。

(二)股疝

腹腔内器官或组织通过股环经股管向卵圆窝突出而形成的疝称为股疝。平时无症状,多偶然发现,疝块往往不大,表现为腹股沟韧带下方卵圆窝处有一半球形突起。

(三)切口疝

切口疝发生于腹壁手术切口处,是指腹腔内器官或组织自腹壁手术切口突出形成的疝。多数病人无特殊不适,较大的切口疝有腹壁牵拉感,伴食欲减退、恶心、便秘、腹部隐痛等表现。

(四)脐疝

腹腔内器官或组织通过脐环突出形成的疝称为脐疝,以小儿脐疝多见,表现为啼哭时出现脐部肿块,安静平卧时肿块消失。

二、病因

(一)腹股沟斜疝

腹股沟斜疝的产生有先天性和后天性因素。

1.先天性因素　胚胎早期,睾丸位于腹膜后第 2～3 腰椎旁,以后逐渐下降。随着睾丸逐渐下降,带动内环处腹膜下移,形成腹膜鞘状突;当婴儿出生后,若鞘突不闭锁或闭锁不完全,则形成先天性腹股沟斜疝的疝囊。当啼哭、排便等致腹内压力增加时,肠管、大网膜等即可进入未闭锁或闭锁不全的鞘突形成疝。右侧睾丸下降比左侧略晚,鞘突闭锁也较迟,故右侧腹股沟斜疝较多。

2.后天性因素　主要与腹股沟区解剖缺损、腹壁肌或筋膜发育不全有关。任何腹外疝都存在腹横筋膜不同程度的薄弱或缺损。此外,腹横肌和腹内斜肌发育不全或萎缩也是发病的重要原因之一。

(二)腹股沟直疝

直疝三角处腹壁缺乏完整的腹肌覆盖,且腹横筋膜比周围部分薄,故易发生疝。

(三)股疝

女性骨盆较宽大,联合肌腱和腔隙韧带较薄弱,使股管上口宽大松弛而易发病。妊娠是腹内压增高的主要原因。

(四)切口疝

1.解剖因素　腹部切口疝多见于腹部纵向切口。除腹直肌外,腹壁各层肌肉及筋膜、鞘膜等组织的纤维大都是横向走行的,纵向切口必然切断上述纤维;缝合时,缝线容易在纤维间滑脱;而已缝合的组织又经常受到肌肉的横向牵引力而易发生切口裂开。

2.手术因素　手术操作不当是导致切口疝的重要原因。其中切口感染引起的腹壁切口疝占 50% 左右。其他因素如留置引流管过久、肋间神经切断过多、腹壁切口缝合不严密、缝合张力过大等,均可引起切口疝的发生。

3.切口愈合不良　所有引起切口愈合不良的因素都是诱发切口疝的重要因素,如高龄、肥胖、低蛋白血症、糖尿病、使用皮质激素、切口内血肿等。

(五)脐疝

脐疝有小儿脐疝和成人脐疝之分,以前者多见。小儿脐疝为先天性,因脐环闭锁不全或脐部组织不够坚固,经常啼哭和便秘等导致腹内压增高而发生。成人脐疝为后天性,脐环处有脐血管穿过,是腹壁的薄弱点;此外,妊娠或腹水等导致腹内压长期增高,引起腹壁结构发生病理性变化,可降低腹壁强度。

三、临床表现

(一)腹股沟斜疝

1.易复性斜疝　最常见,肿块常在站立、行走、咳嗽或用力时导致腹内压升高时出现,平卧休息或用手将肿块向腹腔推送时,肿块可向腹腔回纳而消失。

2.难复性斜疝　主要特点是疝块不能完全回纳,除胀痛稍重外,并不引起严重症状。产生的原因有:①疝内容物反复突出:疝囊颈部反复受摩擦损伤后形成粘连,导致内容物不能回纳,是较常见的原因。此类疝的内容物多数是大网膜。②疝内容物多:有些病程长、腹壁缺损大的巨大疝,因内容物较多,腹壁已完全丧失抵挡内容物突出的作用,也常难以回纳。③滑动性疝也属于难复性斜疝,常见于病程较长的巨型腹股沟斜疝,因内容物进入疝囊时产生的下坠力量将囊颈上方的腹膜逐渐推向疝囊,尤其是髂窝区后腹膜更易被推移,以致盲肠(包括阑尾)、乙状结肠或膀胱随之下移而成为疝囊壁的一部分。滑动性疝除了疝块不能完全回纳外,还可出现消化不良和便秘等症状。

3.嵌顿性疝　多发生于强体力劳动或用力排便时(此时腹内压骤增),表现为疝块突然增大,伴有明显疼痛,不能自行回纳。嵌顿内容物若为肠襻,则可伴有腹部绞痛、恶心、呕吐、便秘、腹胀等机械性肠梗阻的临床表现。疝一旦发生嵌顿,自行回纳的机会较少,症状逐步加重,如不及时处理,终将发生绞窄性疝。

4.绞窄性疝　临床症状较严重,可出现肠坏死。但在肠襻坏死穿孔时,疼痛可因疝块压力骤降而暂时缓解,故疼痛减轻而肿块仍存在者,不可误认为病情好转,相反,这可能是病情恶化的征象。

(二)腹股沟直疝

腹股沟直疝常见于年老体弱者。病人站立时,在腹股沟内侧、耻骨结节外上方出现一半球形肿块,并不伴有疼痛或其他症状。因疝囊颈宽大,平卧后肿块多能自行回纳腹腔而消失,故极少发生嵌顿。

(三)股疝

股疝平时无症状,多偶然发现。疝块往往不大,表现为腹股沟韧带下方卵圆窝处有一半球形突起。在腹外疝中,股疝发生嵌顿者最多,高达60%。股疝一旦嵌顿,可迅速发展为绞窄性疝,应特别注意。

(四)切口疝

多数病人无特殊不适,较大的切口疝有腹部牵拉感,伴食欲减退、恶心、便秘、腹部隐痛等表现。多数切口疝无完整疝囊,疝内容物易与腹膜外腹壁组织粘连而成为难复性疝,有时还伴有不完全性肠梗阻表现。

(五)脐疝

小儿脐疝表现为啼哭时出现脐部肿块,安静平卧时肿块消失,疝囊颈一般不大,极少发生嵌顿和绞窄。成人脐疝多见于中年经产妇女,也见于肝硬化腹水和肥胖病人,临床表现为咳嗽和用力时疝块突出,平卧时消失,肿块出现局部隐痛或腹部有不适感,可伴消化不良;脐部肿块通常不能自愈,且不断增大,发生嵌顿或绞窄者较多。

第二节　治疗与进展

一、腹股沟疝

成人腹股沟疝需要通过外科手术治疗才能获得痊愈,相关证据表明,目前对成人腹股沟疝尚无所谓的"最佳的金标准术式"。采用何种方法治疗,应根据病人的情况和医生自身所掌握的技能加以选择。

(一)手术治疗

1.适应证

(1)成年男性腹股沟疝病人一经确诊,应择期进行手术治疗。

(2)虽然成年女性腹股沟疝的发病率明显较成年男性的低,但相关证据表明,女性腹股沟疝病人,特别是老年女性,更易出现嵌顿和绞窄情况,应尽早进行手术治疗。

(3)因年老体弱等其他原因不能耐受手术者,做好围手术期准备,等待手术,或选择疝带或疝托进行保守治疗。

（4）对于嵌顿性疝，应防止绞窄性疝的发生，视病情行急诊手术。

（5）对于复发疝的手术治疗，需要考虑避开前次手术路径所造成的困难，如前次手术为开放手术，复发后再次手术时采用腹腔镜手术入路会更适宜，反之亦然。主刀医生的资质和经验也是治疗复发疝需要考虑的一个因素。

2. 禁忌证

（1）择期腹股沟疝手术属于清洁伤口（Ⅰ类切口）手术，因此，手术区域存在感染病灶或全身处于急性感染期应视为手术禁忌证。

（2）须谨慎对待的相对禁忌证和注意事项：《麻醉技术分级管理制度》中所规定的3级或以上级别的病人，视为相对禁忌证，应谨慎对待，手术须充分准备。注意事项包括：具有引起腹内压增高因素者，如严重腹水、前列腺肥大、便秘和慢性咳嗽等症状，术前需要进行相应的处理，以减少术后早期复发及其他并发症的发生。

（3）对于双侧进入阴囊的巨大疝或一侧巨大疝病人，应考虑疝内容物回纳腹腔对腹内压的影响，可采用多学科综合治疗协作组模式，预防腹腔间室综合征（abdominal compartment syndrome，ACS）的发生。

（二）手术方式

1. 开放手术

（1）传统的组织间张力缝合修补术也称"经典手术"，如 Bassini、Shouldice、McVay 等术式。手术内容包括游离精索，还纳疝内容物，高位结扎疝囊及缝合加强腹股沟前后壁等。手术的关键点在于重建合适大小的内环，缝合加强腹股沟后壁。①疝囊高位结扎术：显露疝囊颈，予以高位结扎或贯穿缝合，然后切去疝囊。单纯性疝囊高位结扎适用于婴幼儿或儿童，以及绞窄性斜疝因肠坏死而局部严重感染者。②加强或修补腹股沟管管壁：成年腹股沟疝病人都存在不同程度的腹股沟管前壁或后壁的薄弱或缺损，只有在疝囊高位结扎后加强或修补薄弱的腹股沟管前壁或后壁，才能修补可靠。

（2）使用疝修补材料的加强修补手术也称无张力疝修补术。包括：①加强腹股沟后壁的手术：如单纯平片修补术式（Lichtenstein 术式）和网塞-平片修补术式（如 Rutkow、Millikan 术式）等，手术内容包括游离精索，还纳疝内容物及处理疝囊，将修补材料放置到位并固定妥当。②腹膜前间隙（针对肌耻骨孔）的加强手术（如 Kugel 或 Gilbert 术式）：游离精索，还纳疝内容物，处理疝囊，游离腹膜前间隙，置入和固定修补材料。

2. 腹腔镜手术　腹腔镜手术是基于肌耻骨孔区域，使用生物材料的腹壁加强手术。其基本原理是从腹腔内部用网片加强腹壁缺损或用钉（缝线）使内环缩小。腹腔镜手术具有术后疼痛轻、恢复快、手术伤口并发症较少等特点，但其费用高于开放手术。该手术的关键点包括：在下腹部打开腹膜前间隙（耻骨后间隙和腹股沟间隙），分离和处理疝囊，显露生殖血管、输精管或圆韧带（女性），放置修补材料，关闭腹膜。

二、股疝

1. 手法复位　对于嵌顿性股疝，在下列情况下可先试行手法复位：①嵌顿时间在 3～4 小时内，局部压痛不明显，无腹部压痛或腹肌紧张等腹膜刺激征者；②年老体弱或伴有其他较严重疾病而估计肠襻尚未发生绞窄坏死者。复位方法是：将病人取头低足高卧位，注射吗啡或哌替啶以止痛、镇静并松弛腹肌，然后用右手持续缓慢地将疝块推向腹腔，同时用左手轻轻按摩浅环和深环，以协助疝内容物回纳。

2. 紧急手术治疗　嵌顿性疝除上述可先行尝试手法复位的情况外，原则上需采取紧急手术治疗，以防止疝内容物坏死或伴发肠梗阻。绞窄性疝的内容物已坏死，更需紧急手术，临床上多采用 McVay 修补法，也可以采用无张力疝修补术或腹腔镜疝修补术。

三、切口疝

切口疝的处理原则是手术修补。

1. 较小的切口疝　手术的基本原则是切除疝表面的原手术切口瘢痕，显露疝环，并沿着其边缘解剖出腹壁各层组织，回纳疝内容物后，在无张力的条件下拉拢疝环边缘，逐层细致缝合健康的腹壁组织，必要时重叠缝合。

2. 较大的切口疝　因腹壁组织萎缩范围过大，在无张力前提下拉拢健康组织有一定的困难，可用人工高分子修补材料或自体筋膜组织进行修补，以减少术后复发。

四、脐疝

1. 小儿脐疝　临床发现未闭锁的脐环迟至 2 岁时多能自行闭锁，因此，除了脐环嵌顿或穿破等紧急情况外，小儿 2 岁之前可采取非手术治疗方法。可在回纳疝块后，用一个大于脐环、外包纱布的硬币或小木片抵住脐环，然后用胶布或绷带固定，勿使之移动。6 个月以内的婴儿采用此法治疗疗效较好。小儿满 2 岁后，如脐环直径仍大于 1.5 cm，则可进行手术治疗。原则上，5 岁以上儿童的脐疝均应采取手术治疗。

2. 成人脐疝　由于疝环狭小，成人脐疝发生嵌顿或绞窄者较多。孕妇或肝硬化腹水者如伴发脐疝，有时会发生自发性或外伤性穿破，应采取手术治疗。脐疝手术修补的原则是切除疝囊，缝合疝环；必要时重叠缝合疝环两旁的组织。

第三节 路径式健康教育

表 9-1 腹外疝病人路径式健康教育表(以腹股沟疝为例)

时间	项目	具体内容
入院 第1天	检查和处置	1.介绍:病室环境、住院须知、主管医生和责任护士 2.测量:体温、脉搏、呼吸、血压、体重和身高 3.入院评估:健康史、身体状况和心理-社会状况 4.安全教育:进行压力性损伤、跌倒/坠床、烫伤和深静脉血栓等风险评估,指导相关预防措施 5.协助卫生处置,更换病员服、修剪指(趾)甲、剃胡须等 6.指导戒烟、戒酒 7.交代留取化验标本的方法和时间 8.协助办理就餐卡及订餐
	活动指导	1.病区内活动 2.疝块较大者减少活动,多卧床休息,建议离床活动时使用疝带压住疝环口,避免腹腔内容物脱出而造成疝嵌顿
	饮食指导	1.进普食,鼓励便秘病人多饮水,多吃蔬菜等富含膳食纤维的食物 2.次日晨需空腹抽血化验和检查
住院第 2天至 手术前 1天	检查和处置	1.晨起采集血、尿、便等标本 2.检查指导:包括血常规、血生化、心电图、腹部超声、腹部X线检查、阴囊透光试验等。护士指导检查的具体要求、注意事项、时间和安排,检查时适当增添衣服,避免着凉 3.预防性抗血栓治疗 4.肠道准备:原则上不需要灌肠,便秘者术前晚灌肠,清除肠内积粪,防止术后腹胀和排便困难 5.进行手术部位的备皮,清洁脐部,注意勿划破皮肤 6.指导练习卧床排便、使用便器等 7.进行治疗和处置:备血(复查血型)、静脉输液、药物过敏试验等 8.病情观察:在病人发生疼痛时和手法复位24小时内观察病情 9.病人进手术室前,嘱其排尿,以免误伤膀胱 10.医生、麻醉师交代手术事宜,家属签字 11.配合手术室护士术前访视
	活动指导	1.病区内活动 2.积极行呼吸功能锻炼:深呼吸和有效咳嗽 3.指导手术适应性训练
	用药指导	1.使用抗凝治疗的病人术前根据医嘱停药,或选用合适的拮抗药 2.行手法复位的病人,若疼痛剧烈,可根据医嘱注射吗啡或哌替啶,以止痛、镇静并松弛腹肌
	饮食指导	1.做完各种需空腹的化验和检查后可进普食 2.多饮水、多吃蔬菜等富含膳食纤维的食物,保持排便通畅 3.术前晚12点后禁食,次日凌晨4点后禁水
	睡眠指导	1.消除引起不良睡眠的诱因,创造安静、舒适的环境,指导放松技巧 2.病情允许者适当增加白天活动,必要时遵医嘱予以镇静催眠药
	心理护理 指导	1.评估术前心理-社会状况 2.介绍疾病及手术相关知识 3.提供针对性的心理支持和疏导

时间	项目	具体内容
手术当天	检查和处置	1. 术晨:测体温、脉搏、呼吸和血压;洗漱,向女病人询问是否处于月经期,勿化妆;更换病员服,取下义齿、手表、首饰、眼镜等 2. 术前身份核查:核对腕带信息,携带影像资料等;用平车护送入手术室 3. 术中:麻醉、深静脉置管、留置尿管和静脉输液 4. 术后:安置病人,与麻醉师和手术室护士做好交接,做好心电监护、氧气吸入、静脉输液、会阴护理等 5. 病情观察:密切观察病人的意识、生命体征、腹部切口情况、阴囊水肿情况、腹部体征等 6. 术后不适的观察与处理 7. 并发症的观察与处理
	体位指导	1. 取平卧位,疝囊结扎处予以盐袋＋腹带加压保护,膝下垫一软枕,髋关节微屈。男性病人阴囊下方垫软毛巾或使用丁字带托起 2. 待病人麻醉清醒、血压平稳后取半卧位,以利于呼吸和循环
	疼痛护理指导	1. 指导病人表达疼痛时的感受,及时进行疼痛评估 2. 镇痛泵使用注意事项 3. 镇痛药物的使用
	饮食指导	禁食、禁水,6 小时后若无呛咳、恶心、呕吐、腹胀等不良反应,可进流食
术后第 1 天至第 3 天	检查和处置	1. 进行治疗和处置:必要时给予氧气吸入和心电监护;导尿管护理;静脉输液;会阴护理;皮肤护理 2. 配合:进行深呼吸和有效咳嗽;漱口、刷牙 3. 解释手术后排气、排便是肠蠕动恢复的表现 4. 术后不适的观察与处理 5. 并发症的观察与处理
	饮食指导	1. 术后次日可酌情进软食(面条、稀饭等)或普食 2. 行肠切除吻合术者术后应禁食,待肠功能恢复后方可进食
	活动指导	1. 卧床期间鼓励床上翻身,行踝泵运动和抬臀运动 2. 传统疝修补术术后 3~5 天可以下床活动 3. 采用无张力疝修补术的病人一般术后次日即可下床活动 4. 年老体弱者及复发性疝、绞窄性疝和巨大疝病人可适当延迟下床活动的时间
	安全指导	1. 管道安全指导:保持管道通畅,勿打折、扭曲和受压 2. 指导跌倒、坠床等相关预防措施
出院当天	检查和处置	1. 进行治疗和处置 2. 告知:出院指导、办理出院流程指导
	活动指导	1. 保持心情愉快,保证充足的睡眠 2. 告知病人出院后应逐渐增加活动量,早期宜适当活动,1 周后逐步增加活动量,3 个月内应避免重体力劳动或提举重物等,避免长时间上下楼梯、登山、骑自行车、跑步等
	饮食指导	1. 强化病人及家属居家营养管理的意识 2. 居家期间饮食指导
	复查指导	1. 定期复查 2. 建立随访档案

一、护理健康教育评估

(一)入院评估

1. 健康史

(1)一般资料:了解病人的年龄、性别和职业,了解女性病人的生育史。

(2)腹外疝发生情况:了解腹外疝发生、病情进展情况及对日常生活的影响。

(3)既往史:了解病人有无慢性咳嗽、便秘、排尿困难、腹水等腹内压增高的情况;有无腹部手术、外伤、切口感染等病史;了解病人的营养、发育等状况;了解有无糖尿病、血糖控制情况及有无其他慢性疾病;有无深静脉血栓形成史;有无阿司匹林、华法林等药物服用史。

2. 身体状况　评估疝块的部位、大小、质地、有无压痛、能否回纳等;用手压住深环观察疝块能否突出;有无腹部绞痛、恶心、呕吐、肛门停止排便排气等肠梗阻症状及其诱因;有无压痛、反跳痛、腹肌紧张等腹膜刺激征;有无发热、脉搏细速、血压下降等感染的征象;有无水、电解质平衡紊乱的征象。

3. 心理-社会状况

(1)了解病人及家属对腹外疝疾病和治疗的认知程度,是否存在对医院环境的不适应、焦虑情绪等。

(2)了解家庭对病人手术治疗的经济承受能力和支持程度。

(二)术前评估

1. 辅助检查结果　了解阴囊透光试验结果,血常规检查有无白细胞计数及中性粒细胞比例的升高、粪便隐血试验是否阳性等,腹部 X 线检查有无肠梗阻。

2. 心理-社会状况

(1)评估病人有无因疝块长期反复突出影响工作和生活而感到焦虑不安,对手术治疗有无思想顾虑。

(2)了解病人及家属对预防腹内压升高等相关知识的掌握程度。

(三)术后评估

1. 手术情况　了解病人术中采取的手术和麻醉方式,手术过程是否顺利,术中有无输血及输血量。

2. 康复状况　观察局部切口的愈合情况、有无发生切口感染;有无发生阴囊水肿;有无腹内压增高因素存在。

3. 心理-社会状况　评估术后病人生活能否自理,生存质量有无下降。

(四)出院准备度评估

1. 身体状况　评估身体恢复情况、生活自理能力情况,有无并发症发生及治疗效果。

2. 知识掌握情况　评估病人对出院后康复知识的掌握情况,是否了解出院后饮食、活动与休息、药物、复查等知识,是否明确出现哪些症状应立即就诊。

3. 心理-社会状况　评估病人有无可利用的社会支持资源,家属对病人出院后康复的配合度,病人对长期生活习惯调整的自我效能感水平,以及有无自我管理的能力。

二、护理健康教育重点

(一)术前重点

1. 戒烟、戒酒

(1)告知病人及家属吸烟的危害及戒烟对疾病治疗的意义。吸烟会刺激支气管,引起慢性咳嗽,香烟里的尼古丁等会引起血管痉挛收缩,影响血液循环。吸烟后,呼吸道黏膜受尼古丁刺激而使呼吸道分泌物增多,术后易发生痰液阻塞气道,并增加肺部感染的机会,病人咳嗽会增加疝的复发率。吸烟还会导致血压增高,心跳加快,甚至心律不齐并诱发心脏疾病,因此,为了健康,应远离烟草。

(2)告知病人及家属饮酒的危害及酒精对疾病治疗的影响。酒精与头孢类药物易发生双硫仑样反应,可引起头晕、恶心、呕吐、嗜睡等不适,甚至出现血压下降、呼吸困难、休克等严重的症状。

2. 相关检查指导

(1)透光试验:告知病人及家属透光试验的操作流程和注意事项,在暗室里用手电筒的光线直射,如阴囊里面所含是鞘膜积液,则透光(呈阳性),若存在疝块,则不透光(呈阴性)。检查时注意病人的年龄,如果病人为婴幼儿,有时即使发生了腹股沟斜疝,而且疝内容物进入了阴囊,阴囊透光试验也为阳性结果,原因是婴幼儿的阴囊皮肤较薄、较细嫩,且疝入阴囊的组织亦较薄、较少,做阴囊透光试验时容易使光线通过,造成误诊。因此,对婴幼儿阴囊透光试验的结果要进行具体分析,必要时应多次重复试验,还应在婴幼儿啼哭时注意观察阴囊和疝内容物体积的变化,以便作出正确的结论。同时,注意避光操作,如果检查环境的光线较明亮,则透过阴囊的手电筒的光线会显得较暗,不利于透光试验结果的观察。因此,在做阴囊透光试验时,可将室内大灯关闭或将窗帘拉上,检查者在相对黑暗的环境中能更准确地判断检查结果。

（2）实验室检查：当疝内容物继发感染时，血常规检查提示白细胞计数和中性粒细胞比例升高。

（3）影像学检查：当疝嵌顿或绞窄时，X线检查可见肠梗阻征象。

3. 指导病人避免腹内压升高

（1）告知病人及家属腹内压力增高是腹外疝发生的重要原因。引起腹内压力增高的常见原因有慢性便秘、咳嗽、排尿困难（如前列腺增生症、膀胱结石、包茎、麻醉和术后切口疼痛）、腹水、妊娠、举重、婴儿经常啼哭等。

（2）避免腹内压升高的措施：积极预防和治疗肺部疾患及前列腺增生；保持大便通畅，多饮水，多食蔬菜等富含膳食纤维的食物，养成定时排便的习惯，以防发生便秘，若有便秘，可使用缓泻剂；因麻醉或手术刺激引起尿潴留者，尽早进行诱导排尿或遵医嘱使用药物，必要时予以导尿；避免使用过紧的腰带和穿紧身衣物等；妊娠期间，在活动时可使用疝带压住疝环口。

4. 指导深呼吸和有效咳嗽

（1）协助病人取坐位或半卧位，头略向前倾，双手可在胸前环抱一个软枕。

（2）先进行深而慢的呼吸5～6次，深吸气并憋气3～5秒，然后缩唇（吹口哨样），缓慢地经口将肺内气体呼出，再深吸一口气并憋气3～5秒后，进行2～3次短促有力的咳嗽。

（3）咳嗽的时候双肩放松，用手按压上腹部，以增加腹压，从而将痰液咳出。

（4）咳痰后及时漱口，去除痰液异味并保持口腔清洁。

5. 病情观察

（1）病人发生疼痛时，观察病人疼痛性质和病情变化，若出现明显腹痛，伴疝块突然增大、发硬且触痛明显、不能回纳腹腔，应高度警惕嵌顿疝发生的可能，立即报告医生，并配合处理。

（2）行手法复位后24小时内，严密观察病人的生命体征，尤其是脉搏和血压的变化，注意观察腹部情况以及有无腹膜炎或肠梗阻的表现。如有这些表现，配合医生做好紧急手术探查的准备。

6. 心理护理指导

（1）介绍腹外疝疾病知识，包括病因、临床表现、需要的检查及治疗方式等。指导病人及家属通过多种途径了解疾病的发生、发展及治疗护理方面的新进展。介绍相关补片材料的功能和优势，提高病人对疾病治疗的认知，缓解病人术前的焦虑情绪。

（2）同伴支持：可邀请恢复良好、心理状态良好的术后病人与其交流，以消除其恐慌情绪，增强治疗疾病的信心，提高适应能力。

(二)术后重点

1. 指导病人防止腹内压升高

(1)注意保暖,防止受凉引起咳嗽。

(2)指导病人在咳嗽时用手掌按压切口部位,以保护切口和减轻震动引起的切口疼痛。

(3)保持排便通畅,可给予便秘者通便药物,避免用力排便。

2. 指导病人预防切口感染

(1)病情观察:注意体温和脉搏的变化;观察切口有无红、肿、疼痛,阴囊部有无出血和血肿。

(2)切口护理:保持切口敷料清洁干燥,不被粪尿污染;若敷料脱落或被污染,应及时更换。

(3)抗生素的使用:绞窄性疝行肠切除、肠吻合术后,易发生切口感染,术后需合理使用抗生素。

(三)出院当天指导

1. 饮食指导

(1)进营养丰富的饮食,少食或忌食辛辣、刺激性食物,如辣椒、大蒜、酒类等。少食易引起便秘及腹内胀气的食物,尤其是红薯、花生、豆类、啤酒、碳酸气泡饮料等。

(2)保证充足的饮水,每日饮水量为 1000~1500 mL。

(3)调整饮食,多进食新鲜、富含膳食纤维的蔬菜和水果等食物,保持大便通畅,预防便秘,必要时使用缓泻剂,避免增加腹内压。

2. 日常生活指导

(1)注意保暖,防止着凉引起咳嗽,在咳嗽时做深呼吸,并用双手保护伤口。

(2)戒烟:吸烟及其引起的咳嗽可能对疝的发生和发展有加速作用,戒烟可改善肌肉胶原代谢,加速恢复过程。

(3)控制体重,保持积极乐观的心态,善于管理自己的情绪,也有助于早日康复。

(4)防止复发:指导病人注意避免腹内压骤增的动作,如剧烈咳嗽及用力排尿、排便等。

(5)定期随访,若疝复发,应尽早诊治。如果出现发热,伤口红、肿、热、痛或切口有异样的分泌物,需立即就诊。

3.制订延续性护理计划

(1)评估病人出院准备度。与病人充分沟通后,制订延续性护理计划。

(2)告知病人病区医生办公室和负责随访护士的电话、术后随访的形式,取得病人及家属的认可和支持,提高随访的依从性。

第四节　延续性护理

采用现有的各种手术方法治疗腹股沟疝仍有复发的可能,总体复发率为1%～2%。疝复发的原因可归纳为手术操作和病人自身两个方面,如手术中疝囊分离不彻底、修补材料放置不到位、固定不妥当、术后血肿和感染等,均为复发的因素;病人自身患有胶原代谢障碍、慢性代谢性疾病以及腹内压增高等也是复发的因素。疝复发可能会导致病人在情感、认知、行为上出现不同程度的精神障碍。这些特殊的生理心理改变对病人来讲,增加了他们的心理负担和经济压力,可直接影响他们的康复。因此,对出院后的腹外疝病人进行延续性护理,及时给予正确指导,是有效控制疝复发、提高其生活质量的有效措施。

一、建立随访档案

出院时建立病人随访档案,详细登记病人信息,为每位病人建立个人信息档案,内容包括文化程度、经济水平、家庭地址、病人和主要陪护人员的联系方式、一般病情资料、手术相关治疗信息(如手术方式、手术时间、术后有无并发症及合并症)等;也包括随访目录,如术后不同复查时间的检查项目列表。

二、延续性护理健康教育评估

1.身体状况　评估病人的一般情况,包括年龄、性别、饮食习惯、有无吸烟酗酒和暴饮暴食等不良嗜好,评估高血压、糖尿病等合并症的改善情况。评估病人手术切口皮肤有无血肿和感染等情况。

2.知识掌握情况　评估病人及家属对疝复发的认知能力、健康行为依从性,对影响疝复发因素的了解情况,是否了解出院后饮食、活动与休息、药物、复查等知识,是否明确出现哪些症状应立即就诊。

3.心理-社会状况　评估病人有无因手术影响生活和工作而导致的焦虑、抑郁等情绪,家属对病人出院后康复的配合度,病人对长期生活习惯调整的自我效能感水平,以及有无自我管理的能力。

三、腹外疝术后延续性护理内容

(一)日常生活指导

1.饮食指导　告知病人多进食容易消化、高蛋白、高膳食纤维的食物,注意多饮水,并养成良好的排便习惯。对于存在便秘的病人,指导其多进食纤维素含量丰富的食物。

(1)摄取优质蛋白质,如排骨、牛奶、瘦肉、豆制品、鱼、鸡蛋等,但不可以过量或过于油腻。同时,应注意摄入优质植物蛋白,包括黄豆、大青豆和黑豆等,其中以黄豆的营养价值最高。

(2)选取易消化的食物,豆制品最容易消化,其次为鱼、虾,最后是肉类,肉类中又以鸡肉和鸭肉最容易消化。同时,还要提倡合理的烹调方式,减少煎、炸、炒等烹饪方法,多采用炖、煮、煨、蒸、烩等烹饪方法。

(3)保证足量的蔬菜和水果:新鲜的蔬菜、水果含有大量的维生素,如芹菜、番茄、柑橘、丝瓜、草莓、葡萄和青椒等。注意,蔬菜和水果不能互换,都要足量摄入。

2.活动指导

(1)对于年龄大、卧床的病人,指导家属为其翻身的方法,并对受压部位进行按摩,注意保持床单的干净干燥,避免压力性损伤的发生。

(2)病人根据自身的恢复情况,进行适宜的体力活动,病人出院后3个月内尽量避免持久站立及抬重物、提重物等重体力劳动。

3.生活指导

(1)记录体重,并指导病人正确减肥。

(2)告知病人戒烟的重要性,注意保暖和休息,积极预防呼吸道感染。

(3)督促病人积极治疗前列腺肥大、慢性咳嗽等疾病。

(4)强调定期复查的必要性,提醒病人到医院复诊,若疝复发,应及早诊治。

(二)信息支持

针对病人及家属居家期间存在的问题进行解答,必要时请相关专家进行协助。若病人出现多次复发或使用修补材料后发生感染等复杂情况,如侵蚀周围器官或形成窦道、瘘管等经久不愈者,推荐将病人转至经验更丰富的"疝中心"或"疝专科"进行处理,以获得更好的治疗效果。

(三)心理指导

对病人患病后引起的情绪反应和情感需求给予理解、移情、尊重、支持和理性应对。

第五节　健康教育案例

【案例一】

病人,男性,48岁,建筑工人,小学文化水平,因下腹部可复性包块2年余,加重1个月而入院,诊断为"腹股沟斜疝",拟行手术治疗。护士评估发现其有慢性支气管炎病史和吸烟史;术后病人向护士询问能否继续吸烟,自述戒烟多次,表示自己发病与吸烟无关,且喜食辛辣、刺激性食物。术前2天,护士发现其进食麻辣烫引起便秘,遵医嘱予以缓泻剂治疗。该病人主要的健康问题是什么? 为保证手术顺利进行,如何实施路径式健康教育?

(一)护理健康教育评估

1. 健康史　病人有慢性支气管炎病史和吸烟史,职业为建筑工人,从事重体力劳动,文化程度为小学。入院期间,病人的戒烟意识不强,健康行为依从性不高,进食了刺激性食物,导致术前便秘。

2. 身体状况　病人长期从事重体力劳动,下腹部有可复性包块2年余,加重1个月,拟行手术治疗。

3. 心理-社会状况　病人的戒烟意识不强,病人及家属对预防腹内压升高等相关知识比较缺乏,健康行为依从性及自我管理能力不高。

该病人存在的健康问题为知识缺乏,缺乏腹外疝成因、预防腹内压升高及促进术后康复的有关知识。

健康教育的重点是强化疾病认知。

(二)路径式健康教育

1. 入院当天　护士小张初步了解病人的生活习惯及对戒烟和饮食的态度后,告知病人吸烟的危害、病区禁烟的要求以及不良的饮食习惯与疾病的发展和治疗的关系。护士小张了解到病人的文化水平不高,性格内向,沟通能力较差,邀请其妻子参与到病人整个围手术期健康行为的管理中来,担任监督员,随时化解病人的吸烟冲动和劝阻病人的吸烟行为,结合疝围手术期的饮食要求为病人安排饮食。

2. 术前1~3天　护士小张应告知即将进行手术,此时病人应注意保暖,避免引起呼吸道感染,积极治疗慢性支气管炎,进无渣半流质饮食,如稀饭、蒸蛋等,保持大便通畅,多饮水。

3.术前1天　告知病人晚上12点后禁食,次日凌晨4点后禁水,以防麻醉或术中呕吐引起的窒息和吸入性肺炎。

4.手术当天　告知病人禁食、禁水。术后早期(约6小时)若无恶心、呕吐,可进流食。

5.手术后1～3天　告知病人手术恢复的情况,可进普食,注意补充高热量、高蛋白、低脂、维生素丰富的食品,如豆制品、蛋、鱼类等。强调腹内压升高是导致疝复发的重要因素,介绍预防腹内压升高的知识和措施。

6.出院当天　对病人在院期间的健康行为表现予以肯定,告知其居家康复计划包括戒烟、饮食、活动、休息和生活指导,告知其术后3个月内避免从事重体力劳动,积极治疗慢性支气管炎,保持戒烟习惯,预防腹内压升高的因素。

【案例二】

病人,男性,70岁,入院前2个月无明显诱因下出现右腹股沟区红肿痛,前来门诊就诊,考虑为局部感染,予以头孢替安抗感染治疗2天,无好转。后右腹股沟区红肿痛逐渐加剧,病变范围扩大。查体:生命体征正常,腹平软,无肠型及蠕动波,中上腹见陈旧性手术瘢痕,右腹股沟区手术瘢痕处见2.0 cm×3.0 cm大小的痛性包块,表面皮肤红肿热、质软、无波动感,远端局部皮肤破溃,见一直径约为0.5 cm的窦道,内见少量淡黄色浑浊液体溢出。彩色多普勒超声报告显示:右侧疝术后,切口下方低回声(炎性组织增生可能),软组织间隙无回声(炎性水肿);CT检查显示:盆部右前壁感染性病灶伴脓肿形成。病人既往有高血压病史,20年前因胃溃疡出血曾行胃大部切除术,4年前在我院行右腹股沟疝无张力修补术(网塞术＋平片)。考虑右腹股沟疝术后补片感染。择期行右腹股沟区探查＋清创引流＋补片取出术。入院期间,病人因腹股沟疝经历过一次手术,此次再入院手术时十分担心手术能否成功,缺乏治疗的信心,担心复发,心理负担较重。该病人主要的健康问题是什么? 如何实施路径式健康教育?

(一)护理健康教育评估

1.健康史　病人年龄较大,20年前因胃溃疡出血曾行胃大部切除术,4年前在我院行右腹股沟疝无张力修补术,有过2次手术史。

2.身体状况　右腹股沟区红肿痛。

3.心理-社会状况　前两次的手术经历让病人产生手术应激障碍,病人对治疗的信心不强,心理负担较重。

该病人存在的健康问题为有焦虑情绪,与对手术治疗缺乏信心及担心疝复发有关。

健康教育的重点是强化心理支持。

(二)路径式健康教育

1.入院当天　护士小张详细了解病史和发病病程,向病人及家属讲解病情特点,介绍手术的相关知识,告知手术的必要性,并讲解控制感染的重要性。减轻病人的不安、焦虑心理,同时做好家属的思想工作,要关心和体贴病人,从而使病人增加战胜疾病的信心,对医护人员产生信任并能平静地接受手术治疗。

2.术前2~3天　护士小张应告知病人即将进行手术,此时病人应注意保暖,避免引起呼吸道感染,消除腹内压力增高的因素,控制基础疾病。对于合并高血压病者,应积极进行治疗,控制血压<150/90 mmHg,保持大便通畅,给予饮食指导。指导病人床上练习排大小便,以适应卧床的需要。遵医嘱给予半流质饮食,如稀饭、蒸蛋等,保持大便通畅,多饮水。

3.术前1天　评估病人的心理状态,给予病人心理疏导,介绍科室复杂疑难疝手术治疗的成功案例及手术医生丰富的临床经验。通过指导家属播放舒缓音乐及协助病人进行放松训练,促进病人入睡。

4.手术当天　告知病人禁食、禁水。若术后早期(约6小时)无恶心、呕吐,可进流食。

5.手术后　告知病人手术恢复的情况,术后为病人创造安静的环境,耐心讲解注意事项,指导病人深呼吸,以缓解其紧张情绪,亦可消除伴随疼痛的焦虑情绪。早期切口疼痛的病人可采取平卧位,膝下放置一软枕,保持髋关节微屈,减少切口张力,达到缓解疼痛的目的。术后给病人应用止痛泵,泵内的止痛药能使用48小时,如果还有明显疼痛,应通知医师予以处理。咳嗽时用双手保护切口,以减轻震动引起的疼痛,必要时给予镇痛药,使疼痛减轻。密切观察切口渗血情况,保持切口敷料清洁和干燥。保持会阴部清洁干燥,防止切口感染。同时,要保持引流管周围敷料清洁干燥,交代病人及家属使用引流管的注意事项,如有渗出液,应及时更换。根据病情选用高热量、高蛋白、高维生素饮食,如适当摄入鱼类、肉类、新鲜蔬菜和水果,饮用牛奶或豆浆等。

6.出院当天　对病人在院期间的表现予以肯定,告知病人及家属居家康复计划,包括饮食、活动、休息和生活指导,告知其术后3个月内避免从事重体力劳动,预防腹内压升高的因素。

参 考 文 献

[1]中华医学会外科学分会疝与腹壁外科学组,中国医师协会外科医师分会疝和腹壁外科医师委员会.成人腹股沟疝诊断和治疗指南(2018年版)[J].中华疝和腹壁外科杂志(电子版),2018,12(4):244－246.

[2]中华医学会外科学分会疝与腹壁外科学组.老年腹股沟疝诊断和治疗中国专家共识(2019版)[J].中国实用外科杂志,2019,39(8):782－787.

[3]刘刚磊,任峰,周建平.老年腹股沟疝复发原因、预防及处理[J].中国实用外科杂志,2018,38(8):889－893.

[4]中华医学会外科学分会.疝外科缝合技术与缝合材料选择中国专家共识(2018版)[J].中国实用外科杂志,2019,39(1):39－45.

[5]Lange J F M, Kaufmann R, Wijsmuller A R, et al. An international consensus algorithm for management of chronic postoperative inguinal pain[J]. Hernia, 2015, 19(1):33－43.

第十章　结肠癌

第一节　疾病相关知识

结肠癌(colon cancer)是原发于结肠黏膜上皮的恶性肿瘤,是胃肠道中常见的恶性肿瘤,近年来发病率呈明显上升趋势,其中城市地区的发病率高于农村地区。结肠癌的高危人群包括:有便血、便频、大便带黏液、腹痛等肠道症状者;大肠癌高发区的中老年人;大肠腺瘤病病人;有大肠癌病史者;大肠癌病人的家庭成员;家族性大肠腺瘤病病人;溃疡性结肠炎病人;克罗恩病病人;有盆腔放射治疗史者。

一、病因

结肠癌的病因尚未明确,可能与饮食因素、遗传因素、癌前病变等相关。

1. 饮食因素　与高脂、高蛋白和低膳食纤维饮食有一定的相关性;此外,过多摄入腌制和油煎炸食品可增加肠道中的致癌物质,诱发结肠癌;维生素、微量元素和矿物质的缺乏均可能增加结肠癌的发病率。

2. 遗传因素　常见的有家族性腺瘤性息肉病(familial adenomatous polyposis,FAP)及遗传性非息肉病性结肠癌,有结肠癌家族史者,其结肠癌的发病率高于一般人群。

3. 癌前病变　多数结肠癌来自腺瘤癌变,其中以绒毛状腺瘤和家族性肠息肉病的癌变率最高;近年来大肠的某些炎症改变,如溃疡性结肠炎、克罗恩病和血吸虫性肉芽肿,与结肠癌的发生有较密切的关系。

二、病理分型

1. 按照大体分型,包括溃疡型、隆起型和浸润型。

(1)溃疡型:最为常见,肿瘤形成深达或贯穿肠壁肌层的溃疡,溃疡底部深达或超过肌层,向肠壁深层生长并向周围浸润。此型分化程度较低,转移较早。

(2)隆起型:肿瘤主体向肠腔内突出,呈结节状、菜花状或息肉隆起,肿块增大时表面可有溃疡,向周围浸润少,预后较好。好发于右半结肠,特别是盲肠。

(3)浸润型:肿瘤向肠壁各层呈浸润生长,使局部肠壁增厚,表面黏膜皱襞增粗、不规则或消失变平,容易引起肠腔狭窄和肠梗阻。此型分化程度低,转移早,预后差,多发于左半结肠。

2. 根据组织学分类,包括腺癌、腺鳞癌和未分化癌。

(1)腺癌:腺癌是结肠癌中最常见的病理类型,癌细胞排列呈腺管状或腺泡状,又可以分为管状腺癌、乳头状腺癌、黏液腺癌和印戒细胞癌。

(2)腺鳞癌:肿瘤由鳞癌细胞和腺癌细胞构成,相对少见。

(3)未分化癌:癌细胞呈片状或团状,不呈腺管样结构,细胞排列无规则,预后差。

三、结肠癌分期

1. Dukes 分期　由于 1932 年 Dukes 提出的结肠癌分期简单易行,且对预后有一定的指导意义,因此,Dukes 分期目前仍被应用。我国 1984 年提出的 Dukes 改良分期更为简化,应用方便。

(1)Dukes A 期:肿瘤局限于肠壁内,未突出浆膜层。又可分为 3 期:A_1:肿瘤侵及黏膜或黏膜下层;A_2:肿瘤侵及肠壁浅肌层;A_3:肿瘤侵及肠壁深肌层。

(2)Dukes B 期:肿瘤侵入浆膜或浆膜外组织、器官,未发生淋巴结转移。

(3)Dukes C 期:肿瘤侵及肠壁任何一层,但有淋巴结转移。又可分为 2 期:C_1:淋巴结转移仅限于肿瘤附近;C_2:淋巴结转移到系膜及其根部淋巴结。

(4)Dukes D 期:已发生远处转移或腹腔转移或广泛侵及邻近脏器。

2. TNM 分期　结肠癌分期目前常用的是美国癌症联合会(AJCC)和国际抗癌联盟(UICC)发布的 TNM 分期系统(见表 10-1 和表 10-2),对结肠癌的预后有更好的指导意义。

表 10-1　TNM 分期系统(2016 年第 8 版)

原发肿瘤(T)
T_x:原发肿瘤无法评价
T_0:无原发肿瘤证据(原发肿瘤未查出)
T_{is}:原位癌,上皮内或侵入浅层
T_1:肿瘤侵入黏膜下层
T_2:肿瘤侵及固有肌层
T_3:肿瘤穿透固有肌层至浆膜下或侵犯无腹膜覆盖的结直肠旁组织
T_4:肿瘤直接侵入其他器官或组织和/或穿透脏腹膜
$-T_{4a}$:肿瘤穿透脏腹膜
$-T_{4b}$:肿瘤侵犯或粘连于其他器官或结构

区域淋巴结(N)

　　N_x:区域淋巴结无法评价

　　N_0:无区域淋巴结转移

　　N_1:1～3 个淋巴结转移

　　—N_{1a}:1 个区域淋巴结转移

　　—N_{1b}:2～3 个区域淋巴结转移

　　—N_{1c}:无区域淋巴结转移,但在浆膜下或无腹膜被覆的结肠或直肠旁组织存在单个(或多个)癌结节(卫星灶)

　　N_2:4 个以上区域淋巴结转移

　　—N_{2a}:4～6 个区域淋巴结转移

　　—N_{2b}:7 个及以上区域淋巴结转移

远处转移(M)

　　M_0:无远处转移

　　M_1:有远处转移

　　—M_{1a}:远处转移局限在单个器官(如肝、肺、卵巢和非区域淋巴结),无腹膜转移

　　—M_{1b}:远处转移分布于 1 个以上的器官

　　—M_{1c}:腹膜转移有或没有其他器官转移

表 10-2　TNM 分期与 Dukes 分期

期别	T	N	M	Dukes	MAC
0	T_{is}	N_0	M_0	—	—
I	T_1	N_0	M_0	A	A
I	T_2	N_0	M_0	A	B_1
ⅡA	T_3	N_0	M_0	B	B_2
ⅡB	T_{4a}	N_0	M_0	B	B_2
ⅡC	T_{4b}	N_0	M_0	B	B_3
ⅢA	T_{1-2}	N_1/N_{1c}	M_0	C	C_1
ⅢA	T_1	N_{2a}	M_0	C	C_1
ⅢB	T_{3-4a}	N_1/N_{1c}	M_0	C	C_2
ⅢB	T_{2-3}	N_{2a}	M_0	C	C_1/C_2
ⅢB	T_{1-2}	N_{2b}	M_0	C	C_1
ⅢC	T_{4a}	N_{2a}	M_0	C	C_2
ⅢC	T_{3-4a}	N_{2b}	M_0	C	C_2
ⅢC	T_{4b}	N_{1-2}	M_0	C	C_3
ⅣA	任意 T	任意 N	M_{1a}	—	—
ⅣB	任意 T	任意 N	M_{1b}	—	—
ⅣC	任意 T	任意 N	M_{1c}	—	—

四、临床表现

　　结肠癌的症状与疾病的进程及发病的解剖部位有关,在疾病的早期多无明显特异性表现或症状,易被忽视。结肠癌的常见临床表现如下。

　　1.排便习惯和粪便性状改变　　常为首先出现的症状,多表现为大便次数增

多、粪便不成形或稀便;当病情发展至肠梗阻时,可出现腹泻与便秘交替现象。由于癌肿表面易发生溃疡、出血和感染,故常表现为血性、脓性或黏液性粪便。便血的颜色随癌肿的位置而异,癌肿的位置越低,血液在体内存留的时间越短,颜色越鲜红。

2.腹痛 腹痛也是常见的早期症状,疼痛部位常不确切,程度多较轻,为持续性隐痛或仅有腹部不适感或腹胀感;当癌肿并发感染或肠梗阻时,腹痛加剧,甚至出现阵发性绞痛。

3.腹部肿块 以右半结肠多见,位于横结肠或乙状结肠的癌肿可有一定的活动度。若癌肿穿透肠壁并发感染,可表现为有固定压痛的肿块。

4.肠梗阻 多为晚期症状。一般呈慢性、低位、不完全性肠梗阻,表现为便秘、腹胀,有时伴有腹部胀痛或阵发性绞痛,进食后症状加重。当发生完全性肠梗阻时,症状加剧,部分病人可出现呕吐,呕吐物含粪渣。

5.全身症状 由于长期慢性失血、癌肿破溃、感染及毒素吸收等,病人可出现贫血、消瘦、乏力、低热等全身表现。晚期可出现肝大、黄疸、水肿、腹水、锁骨上淋巴结肿大及恶病质等。

因癌肿部位和病理类型不同,结肠癌的临床表现存在差异:①右半结肠肠腔较大,癌肿多呈隆起型,突出于肠腔,粪便稀薄,病人往往表现为腹泻与便秘交替出现,便血与粪便混合;一般以贫血、腹部包块、消瘦乏力等为主要表现,肠梗阻症状不明显。②左半结肠肠腔相对较小,癌肿多倾向于浸润型生长而引起环状缩窄,且肠腔中的水分已经基本吸收,粪便成形,故临床以肠梗阻症状较多见;肿瘤破溃时,可有便血或黏液。

第二节 治疗与进展

近年来,结肠癌的发病率上升显著,但多数病人被发现时已处于中晚期。随着实验室及内窥镜检查、影像技术、肿瘤标志物检测等技术的进步,结肠癌的早期诊断更为便捷和准确。特别是内镜技术治疗的引入、全直肠系膜切除术手术方式的确立、新型化疗和靶向药物的问世以及新辅助治疗理念的发展,使得结肠癌诊治领域的进展日新月异。目前主张结肠癌的治疗应以手术切除癌肿为首选,辅以放化疗、靶向治疗、基因治疗等。根据病人的全身状况和各个脏器功能状况、肿瘤的位置、肿瘤的临床分期、病理类型和生物学行为等决定治疗措施。合理利用现有治疗手段,以期最大限度地根治肿瘤、保护脏器功能和改善病人的生活质量。

一、手术治疗

(一)适应证

1. 全身状态和各脏器功能可耐受手术。

2. 肿瘤局限于肠壁或虽然侵犯周围脏器,但可整块切除,区域淋巴结能完整清扫。

3. 已有远处转移(如肝转移、卵巢转移、肺转移等),但可实施 R_0 切除,酌情同期或分期切除转移灶。

4. 已有广泛侵袭或远处转移,但伴有梗阻、大出血、穿孔等症状,应选择姑息性手术,为下一步治疗创造条件。

(二)禁忌证

1. 全身状态和各脏器功能不能耐受手术和麻醉。

2. 已有广泛远处转移,无法完整切除。

(三)手术方式

1. $T_1N_0M_0$ 结肠癌建议局部切除　对于术前检查属于 T_1 期或局部切除术后病理提示为 T_1 期者,如果切除完整、切缘干净且具有预后良好的组织学特征(如分化程度良好、无脉管浸润),不推荐再行手术切除。如果具有预后不良的组织学特征,或者非完整切除,标本破碎,切缘无法评价,则推荐行结肠切除术加区域淋巴结清扫。

2. 结肠癌根治性手术　将原发性病灶与所属引流区淋巴结整块切除,手术切缘应保证足够的无肿瘤侵犯的安全范围,切除肿瘤两侧包括足够的正常肠段。如果肿瘤侵犯周围组织或器官,需要一并切除,还要保证切缘足够且同时清除所属区域淋巴结。切除肿瘤两侧 5~10 cm 的正常肠管,清除肠壁上、结肠旁淋巴结以及系膜根部淋巴结。

(1)右半结肠切除术:适用于盲肠癌、升结肠癌和结肠肝曲癌。切除范围包括 10~20 cm 的末端回肠、盲肠、升结肠、横结肠右半部和大网膜,以及相应的系膜和淋巴结。

(2)横结肠切除术:适用于横结肠中部癌。切除范围为全部横结肠、部分升结肠、降结肠及其系膜、血管和淋巴结、大网膜等。

(3)左半结肠切除术:适用于结肠脾曲癌、降结肠癌和乙状结肠癌。切除范围包括横结肠左半部、降结肠和乙状结肠及相应系膜、大网膜和淋巴结。

（4）单纯乙状结肠切除术：适用于乙状结肠癌，如癌肿小，位于乙状结肠中部，且乙状结肠较长者。

3.姑息性手术 适用于已发生远处转移的晚期癌肿病人。若体内存在孤立转移灶，可一期切除原发灶和转移灶；若转移灶为多发，则仅切除癌肿所在的局部肠段，辅以局部或全身化疗和放疗。无法切除的晚期结肠癌，可行梗阻近、远端肠管短路手术，或将梗阻近端的结肠拉出行造口术，以解除梗阻。

（四）并发症的处理

1.结肠癌并发急性肠梗阻的处理 结肠癌病人并发急性闭襻性肠梗阻时，需在完善胃肠减压、纠正水电解质及酸碱平衡紊乱等积极术前准备后行紧急手术，以解除梗阻。若为右半结肠癌，可行一期切除；若病人全身情况差，可先行肿瘤切除、盲肠造瘘或短路手术，以解除梗阻，待病情稳定后再行二期手术。若为左半结肠癌所致梗阻，多先行癌肿切除，近端作横结肠造瘘，待肠道充分准备后，再行二期根治性手术。

2.结肠癌并发穿孔的处理

（1）右半结肠癌穿孔：应当被切除，如果存在游离穿孔合并腹膜炎，最好行回肠造口术，远端肠管被引出，如黏膜造瘘，或用吻合器，如 Hartmann 法。如果排泄物不多，可将肠管重新吻合，选择粪便转流或不行转流术。

（2）左半结肠癌穿孔：导致腹膜炎时，大多数情况下行 Hartmann 法切除，如果近端结肠明显扩张和（或）出血，则最好选择结肠次全切除术。如果仅有轻度的腹膜污染，可选择回-直肠吻合或回-乙状结肠吻合并行回肠造口或不行造口。

（3）左半结肠癌引起的右半结肠穿孔：大多数专家主张行结肠次全切除术。至于选择吻合术还是回肠造瘘术，则取决于外科医生对污染程度及病人临床情况的判断。

3.结肠癌并发急性出血的处理 急诊切除的原则与择期手术相同，需要急诊手术的结肠癌出血并发症并不多见。当大量的下消化道出血是由结肠癌造成的时候，应确定出血的位置。一旦确定癌肿位置，应行结肠局部并所属淋巴、血管切除。由于出血的导泻作用，肠管已经变得相对清洁，可以考虑一期吻合或选择性造口。

二、非手术治疗

（一）放射治疗

术前辅助放疗可缩小癌肿体积，降低癌细胞活力，使原本无法手术切除的癌肿得到手术治疗的机会,提高手术切除率,降低术后复发率。术后放疗多用于晚期癌肿、手术无法根治或局部复发者。

(二)化学治疗

术前辅助化疗有助于缩小原发灶,使肿瘤降期,提高手术根治率,降低术后转移发生率,并有利于术后化疗方案的制定和预后评价。术后辅助化疗是术后重要的治疗手段。Ⅲ期结肠癌病人被认为复发率高,术后给予 6 个月氟尿嘧啶(5-FU)/甲酰四氢叶酸(LV)已被证明对降低复发率和改善生存是有益的。术后化疗则可杀灭残余肿瘤细胞。常用的给药途径有区域动脉灌注、门静脉给药、静脉给药、术后腹腔置管灌注肠腔内化疗给药等。

(三)其他治疗

1. 中医治疗　应用补益脾肾、调理脏腑、清肠解毒的中药制剂,配合放化疗或手术后治疗,可减轻毒副作用。

2. 其他治疗　目前尚处于研究阶段的治疗方法还有基因治疗、分子靶向治疗、生物免疫治疗等。

第三节　路径式健康教育

表 10-3　结肠癌病人路径式健康教育表

时间	项目	具体内容
入院第1天	检查和处置	1. 介绍:病室环境、住院须知、主管医生和责任护士 2. 测量:体温、脉搏、呼吸、血压、体重和身高 3. 入院评估:健康史、身体状况和心理-社会状况 4. 安全教育:进行压力性损伤、跌倒/坠床、烫伤、深静脉血栓等风险评估及指导相关预防措施 5. 协助卫生处置、更换病员服、戒烟、戒酒等 6. 交代留取化验标本的方法和时间 7. 进行治疗和处置:药物过敏试验和静脉输液 8. 协助办理就餐卡及订餐
	活动指导	1. 病区内活动 2. 床上活动
	饮食指导	1. 指导进高热量、高蛋白、富含维生素、易消化的低渣饮食,进行营养风险筛查 2. 次日晨需空腹化验、检查,指导禁食、禁水 3. 补充水、电解质,纠正结肠癌并发急性肠梗阻引起的水、电解质和酸碱失衡

续表

时间	项目	具体内容
住院第2天至手术前1天	检查和处置	1. 晨起采集血、尿、便等标本 2. 检查指导：包括心电图、胸部 X 线或 CT、腹部超声、腹盆腔增强 CT、钡剂灌肠检查、纤维结肠镜、肺功能等。护士指导各种检查的具体要求、注意事项、时间和安排，检查时适当增添衣服，避免着凉 3. 预防性抗血栓治疗 4. 协助修剪指(趾)甲和剃胡须 5. 进行治疗和处置：备血(复查血型)、静脉输液、药物过敏试验等 6. 肠道准备 7. 手术区皮肤准备 8. 阴道冲洗：为减少或避免女性病人术中污染和术后感染，尤其在癌肿侵犯阴道后壁时，术前 3 天每晚需行阴道冲洗 9. 术前用药：向病人及家属解释术前预防性使用抗生素的目的和意义 10. 医生和麻醉师交代手术事宜，家属签字 11. 手术室护士术前访视
	活动指导	1. 病区内活动 2. 积极行呼吸功能锻炼：深呼吸和有效咳嗽 3. 指导手术适应性训练
	饮食指导	1. 完成各项需空腹进行的化验和检查后可进半流食 2. 肠道准备后遵医嘱予以流食 3. 术前 1 天禁食，给予静脉营养支持，次日凌晨 4 点起禁水
	休息指导	1. 消除引起不良睡眠的诱因，创造安静、舒适的环境，指导放松技巧 2. 病情允许者，适当增加白天活动，必要时遵医嘱予以镇静催眠药
	心理护理指导	1. 评估术前心理-社会状况 2. 介绍结肠癌疾病和手术相关知识 3. 给予针对性的心理支持和疏导
手术当天	检查和处置	1. 术晨：测量体温、脉搏、呼吸和血压；洗漱，女病人勿化妆；更换病员服，取下义齿、手表、首饰、眼镜等 2. 置胃管和导尿管：有梗阻症状的病人应及早放置胃管，减轻腹胀。术中放置气囊导尿管，可维持膀胱排空，预防手术时损伤输尿管或膀胱及骶神经损伤所致的尿潴留 3. 术中：麻醉、深静脉置管、静脉输液、留置引流管等 4. 术后：与麻醉师、手术室护士严格交接病人，包括心电监护、氧气吸入、静脉输液、补液监测、口腔护理、雾化吸入、会阴护理等 5. 病情观察：密切观察病人的意识、生命体征、血氧饱和度、腹部切口及引流管情况、腹部体征等 6. 术后不适的观察与处理 7. 并发症的观察与处理
	管道护理指导	1. 介绍留置管道的目的和注意事项 2. 观察管道引流液的颜色、性质和量并进行记录
	体位指导	1. 术后 6 小时内取平卧位 2. 术后 6 小时后取半卧位，以减轻切口张力
	疼痛护理指导	1. 指导病人表达疼痛时的感受，及时进行疼痛评分 2. 镇痛泵使用注意事项 3. 镇痛药物的使用，评估镇痛效果
	营养管理	禁食禁水、静脉补充营养等

续表

时间	项目	具体内容
术后第1天至第3天	检查和处置	1.进行治疗和处置:必要时给予氧气吸入、心电监护和血氧饱和度监测;胃肠减压护理;引流管护理;导尿管护理;静脉输液;口腔护理;会阴护理;皮肤护理 2.配合:进行深呼吸和有效咳嗽;漱口、刷牙 3.观察肠鸣音恢复情况 4.解释手术后排气和排便是肠蠕动恢复的表现 5.术后不适的观察与处理 6.并发症的观察与处理
	活动指导	1.卧床时应取半坐卧位,鼓励床上翻身、活动四肢等 2.指导早期下床活动,强调术后早期活动能预防下肢深静脉血栓的形成
	营养管理	1.传统方法 2.肠内营养与肠外营养
	安全指导	1.管道安全指导:保持引流管通畅,勿打折、扭曲和受压 2.指导压力性损伤、跌倒/坠床、非计划拔管、烫伤等相关预防措施 3.下床活动安全指导
术后第4天至出院前1天	检查和处置	1.进行治疗和处置:静脉输液、引流管护理等 2.配合:进行深呼吸和有效咳嗽;漱口和刷牙
	活动指导	1.卧床时应取半坐卧位 2.强调活动的重要性 3.下床活动
	饮食指导	1.饮食指导 2.行肠造口者饮食指导
	肠造口护理	1.介绍肠造口功能和造口袋的使用方法 2.造口袋更换技巧
出院当天	检查和处置	1.进行治疗和处置 2.告知:出院指导、办理出院流程指导
	活动指导	1.强化康复运动意识 2.居家康复运动指导
	饮食指导	1.强化营养管理意识 2.居家期间渐进性饮食指导
	复诊指导	1.如出现发热、腹痛、腹胀、停止排便排气等,应及时就医 2.定期复查 3.建立随访档案

一、护理健康教育评估

(一)入院评估

1.健康史

(1)一般资料:了解病人的年龄、性别和饮食习惯,以及有无吸烟饮酒嗜好。如需行肠造口,则要了解病人的职业、沟通能力、视力情况及手的灵活性。

（2）家族史：了解家族成员中有无家族腺瘤性息肉病、遗传性非息肉病性结肠癌、大肠癌或其他肿瘤病人。

（3）既往史：了解病人是否有过大肠腺瘤病、溃疡性结肠炎、克罗恩病、结肠血吸虫肉芽肿等疾病史或手术史，是否合并高血压、糖尿病等。如需行肠造口，则要了解病人是否有皮肤过敏史。

2. 身体状况

（1）症状：评估病人的排便习惯和粪便性状有无改变，有无排便次数增多、粪便不成形或稀便；有无腹泻与便秘交替现象；是否排血性、脓性、黏液性粪便；有无持续性腹部隐痛或腹部不适情况；评估病人全身营养状况，有无贫血、消瘦、乏力、低热、肝大、黄疸、腹水、水肿等。

（2）体征：腹部触诊有无扪及肿块以及肿块大小、部位、硬度、活动度、有无局部压痛等。

3. 心理-社会状况

（1）了解病人及家属对结肠癌疾病和治疗的认知程度，是否存在对医院环境的不适应、焦虑情绪等。

（2）了解家庭对病人手术及进一步治疗的经济承受能力和支持程度。

（二）术前评估

1. 辅助检查结果　了解癌胚抗原测定、粪便隐血试验、影像学和内镜检查结果有无异常发现，有无重要器官功能检查结果异常及肿瘤转移情况等。

2. 心理-社会状况

（1）评估病人及家属对结肠癌的认知程度，有无过度焦虑、恐惧等影响康复的心理反应。

（2）了解病人及家属能否接受制定的治疗护理方案，对治疗和未来的生活是否充满信心，能否积极寻求社会和他人的帮助。

（3）了解病人对结肠造口知识和手术前配合知识的掌握程度。

（4）了解病人对即将进行的手术及手术可能导致的并发症、肠造口所造成的不便和生理机能改变是否表现出恐慌、焦虑情绪，有无足够的心理承受能力。

（三）术后评估

1. 手术情况　了解病人的麻醉方式、手术方式、手术过程是否顺利、术中有无输血及输血量。

2. 康复状况

（1）观察病人的生命体征是否平稳，营养状况是否得以维持或改善，引流是否通畅,引流液的颜色、性质和量及切口愈合情况等。

(2)评估病人术后有无发生出血、切口感染、吻合口瘘、造口缺血、坏死或狭窄及造口周围皮肤糜烂等并发症。

3.心理-社会状况

(1)了解病人术后的心理适应程度,能否与周围人群正常交往。

(2)评估病人术后生活能否自理,生存质量有无下降。

(四)出院准备度评估

1.身体状况　评估病人身体的恢复情况,生活自理能力情况,有无并发症发生及治疗效果。

2.知识掌握情况　评估病人对出院后康复知识的掌握情况,是否了解出院后饮食、活动与休息、药物、复查等知识,是否明确出现哪些症状应立即就诊。

3.心理-社会状况　评估病人有无可利用的社会支持资源,家属对病人出院后康复的配合度,病人对长期生活习惯调整的自我效能感水平,以及有无自我管理的能力。

二、护理健康教育重点

(一)术前重点

1.戒烟、戒酒

(1)告知病人及家属吸烟与术后并发症发生率和病死率的增加具有相关性,可致组织氧合降低、伤口感染、肺部并发症增加及血栓栓塞等。强调戒烟的重要性,戒烟至少2周方可减少术后并发症的发生。术前戒烟1个月有利于减少肺部和切口并发症。

(2)告知病人及家属戒酒的必要性。戒酒可缩短住院时间,降低并发症的发生率和病死率,改善预后。戒酒时间长短对器官功能影响不同,戒酒2周即可明显改善血小板功能,缩短出血时间,术前戒酒1个月有利于减少出血、伤口愈合不良及心肺并发症。

2.相关检查指导

(1)实验室检查:包括血常规、尿常规、大便常规、粪便隐血试验、血型、肝功能、肾功能、出凝血功能、血糖、电解质、血清病毒指标检测和血清肿瘤标记物(CEA和CA19-9)等,告知病人及家属留取标本的时间、注意事项和相关监测指标的意义。

①粪便隐血试验(fecal occult blood test,FOBT):告知病人及家属粪便隐血

试验是高危人群的初筛方法和普查手段。生理状况下消化道无出血,粪便中无红细胞或血红蛋白。当消化道出血量较少,粪便外观无明显变化时,肉眼难以判断,尤其是上消化道出血时,红细胞已被破坏,显微镜检查也无法检出,称为隐血。阳性结果对消化道出血有重要诊断价值,结肠癌时阳性率可达 95%,呈持续阳性。在采集隐血标本时,嘱病人检查前 3 天禁食肉类、动物肝脏和血、含铁丰富的药物和食物,3 天后采集标本,以免造成假阳性。

②肿瘤标记物:CEA 和 CA19-9 测定对结肠癌的诊断和术后监测较有意义,虽然不能作为诊断结肠癌的特异性指标,但在鉴别诊断、病情监测和疗效评价上仍有重要的临床价值。

(2)影像学检查:应告知病人及家属各项检查的目的、意义以及配合要点,影像学检查包括钡剂灌肠、B 型超声波、CT 扫描(如腹盆腔增强 CT)、盆腔 MRI 和胸部 X 射线摄影。

①钡剂灌肠检查:该项检查是结肠癌重要的检查方法,可提供结肠癌病变部位、大小、形态和类型等相关信息。结肠癌的钡剂灌肠表现与癌的大体形态有关,主要表现为病变区结肠袋消失、充盈缺损、管腔狭窄、黏膜紊乱及破坏、溃疡形成、肠壁僵硬等,病变多局限,与正常肠管分界清楚。隆起型癌多见于盲肠,主要表现为充盈缺损及软组织肿块,呈分叶状或菜花状,表面不规则。溃疡型癌表现为不规则充盈缺损及腔内龛影,周围黏膜皱襞紊乱,不规则破坏。浸润型癌多见于左侧结肠,由于肿瘤生长不平衡,狭窄而高低不平,肠管呈向心性或偏心性狭窄,肠壁增厚。应指导病人检查前 2 天不要服用含铁、碘、钠、铋、银等的高密度药物;检查前 1 天不宜多吃富含膳食纤维和不易消化的食物;检查前 1 天晚上,进少渣饮食,如豆浆、面条、稀饭等。检查当天早晨禁食,包括水和药品;检查前排空大便,并做清洁灌肠。

②B 型超声波检查:腹部 B 型超声波扫描对判断肝脏有无转移有一定价值,应列为术前常规检查内容。

③CT 扫描检查:腹盆腔增强 CT 检查应为常规检查项目。对于术前了解肝内有无转移,腹主动脉旁淋巴结是否肿大,癌肿对周围结构或器官有无浸润,判断手术切除的可能性和危险性等有一定价值,能为术前选择合理的治疗方案提供可靠依据。嘱病人检查前禁食 4~6 小时;去除检查部位衣物上的金属物品或饰品;检查前进行平静呼吸训练,在检查时能够保持体位不动。

④盆腔 MRI 检查:MRI 具有较高的对比分辨率,可以清楚显示盆腔内软组织结构和脏器毗邻关系,对结肠癌的术前分期和指导手术方案选择有重要作用。指导病人检查前禁食、禁水 4~6 小时;去除义齿、手表、钥匙、磁卡等金属物品,若有磁性物植入,如心脏起搏器、金属人工瓣膜、脑动脉瘤夹、胰岛素泵或神经刺激器、

宫内节育器等,则不能对病人进行检查,以免发生意外。

⑤胸部 X 射线摄影检查:包括胸部正位片和侧位片。对胸片检查异常的病人行胸部 CT 检查,以排除转移可能。

(3)内镜检查:对钡剂灌肠有可疑病变者,需进一步通过乙状结肠镜或纤维结肠镜检查,观察病灶的部位、大小、形态、肠腔狭窄的程度等,并可在直视下获取活组织进行病理学检查,取活检时需注意取材部位,作多点取材。对于活检为阴性,且临床考虑为肿瘤的病人,应重复取材,以免漏诊。肠镜检查是诊断结肠癌最安全和有效的检查方法。由于结肠镜检查和治疗存在一系列并发症,应向病人说明检查目的和可能出现的问题,征询其同意并签署知情同意书,交代注意事项及配合检查时的体位。向病人做好解释工作,解除其思想顾虑和紧张情绪,以便取得其配合,保证检查成功。嘱病人检查前 3 天进低脂、细软、少渣的半流质饮食,严重便秘的病人应在检查前 3 小时给予缓泻剂或促动力药,以排出大便。检查当天禁食早餐,糖尿病病人、老年人或不耐饥饿者可适当饮用含糖水或饮料。

检查结束后,病人稍事休息,观察 15～30 分钟再离去。嘱病人注意卧床休息,做好肛门清洁。术后 3 天内进少渣饮食。行息肉摘除止血治疗者,应给予抗生素治疗、半流质饮食和适当休息 3～4 天,避免剧烈运动。注意观察病人腹胀、腹痛及排便情况。腹胀明显者,可行内镜下排气;观察粪便颜色,必要时行粪便隐血试验,腹痛明显或排血便者,应留院继续观察。如发现剧烈腹痛、腹胀、面色苍白、心率增快、血压下降、大便次数增多并呈黑色,提示并发肠出血、肠穿孔,应及时报告医生,协助处理。

3.术前肠道准备　告知病人充分的肠道准备可减少或避免术中污染和术后感染,预防吻合口瘘,增加手术成功率。

(1)饮食准备。

①传统饮食准备:告知病人术前 3 天开始进少渣、半流质饮食,如稀饭、蒸蛋等,忌膳食纤维饮食;术前 1～2 天起进无渣、流质饮食,并给予液状石蜡或蓖麻油 30 mL 口服,每日上午一次,以减少、软化粪便。具体应用时应视病人有无长期便秘史及肠道梗阻等情况进行适当调整。

②新兴饮食准备:指导病人术前 3 天口服全营养素,每日 4～6 次,至术前 12 小时。告知病人及家属此方法既可满足机体的营养需求,又可减少肠腔粪渣形成,同时有利于肠黏膜的增生、修复,保护肠道黏膜屏障,避免术后肠源性感染并发症。

(2)肠道清洁:指导病人术前 1 天进行肠道清洁,可采用口服泻剂(甘露醇、硫酸镁、磷酸钠盐等)、全肠道灌洗或术前晚及术晨清洁灌肠(1%～2%肥皂水、磷酸钠灌肠剂及甘油灌肠剂)等方法。实施操作前,应向病人及家属解释肠道清洁的目的、操作方法、注意事项和配合要点；灌肠时病人如有腹胀或便意，应嘱病人深呼吸，以减轻不适。肠道清洁应洗至排泄物清水样、肉眼无粪渣为止。结肠癌病人禁用高压灌肠，年迈体弱、心肺肾脏器功能不全、伴有肠梗阻者禁忌全肠道灌洗。

（3）口服肠道抗生素：口服肠道不易吸收的抗生素，如甲硝唑、喹诺酮类、头孢菌素类等。由于控制饮食及服用肠道杀菌剂，维生素 K 的合成和吸收减少，需适当补充。

4.手术区皮肤准备

（1）洗浴：指导病人及家属于术前 1 天下午或晚上清洗皮肤。细菌栖居密度较高的部位（如手和足）或不能接受强刺激消毒剂的部位（如会阴部），术前可给予氯己定反复清洗，注意脐部清洁。若皮肤上有油脂或胶布粘贴的残迹，可用松节油或 75％乙醇擦净。

（2）备皮：护士结合病人手术区域的毛发情况进行备皮，向病人解释术前备皮的重要性，若毛发细小，可不必剃毛；若毛发影响手术操作，手术前应予以剃除。注意保护病人隐私。

5.手术适应性训练　指导卧床使用便器的方法，以适应床上排便和排尿；指导病人床上自行翻身和调整卧位的方法，以适应术后体位的变化；还应指导部分病人练习术中体位。

6.饮食指导　术前补充高蛋白、高热量、高维生素、易于消化、营养丰富的少渣饮食，如鱼肉、瘦肉、乳制品等；必要时，少量多次输血、输白蛋白等，以纠正贫血和低蛋白血症。若病人出现明显脱水和急性肠梗阻，应及早纠正机体水、电解质及酸碱平衡失调，以提高其对手术的耐受性。

7.心理指导

（1）介绍结肠癌疾病知识：包括病因、临床表现、需要的检查及治疗方式等。针对不同病人，采用卡片、多媒体、展板等形式重点介绍麻醉、手术、术后处理等围手术期诊疗过程，缓解其焦虑、恐惧和紧张情绪，获得病人及家属的理解与配合。指导病人及家属通过多种途径了解疾病的发生、发展及治疗、护理方面的新进展。需行肠造口者，术前通过图片、模型、视频等向病人解释造口的目的、部位、功能、术后可能出现的情况及相应的处理方法。

（2）加强同伴支持：可介绍数位恢复良好、心理状态良好的术后病人与其交流，使病人了解只要护理得当，肠造口并不会对其日常生活和工作造成太大影响，以消除其恐慌情绪。对于盲肠造瘘或短路手术以解除梗阻的病人，告知其待病情稳定后行二期手术，增强治疗疾病的信心，提高适应能力。

（3）心理支持与疏导：鼓励病人表达感受，倾听其诉说，帮助病人宣泄恐惧、焦虑等不良情绪;耐心解释手术的必要性,介绍医院的技术水平,增强治疗信心;积极动员病人的社会支持系统,使其感受到被关心和重视。

(二)术后重点

1. 管道护理指导

(1)导尿管:向病人及家属介绍术后留置导尿管的目的和注意事项,注意保持尿道口清洁,并清洗会阴部。留置期间注意保持导尿管通畅;观察尿液性质,若出现脓尿、血尿等,应及时处理。结合病人术后的恢复情况选择拔除导尿管的时机。拔管前先试行夹管,可每 4～6 小时或有尿意时开放一次,以训练膀胱的舒缩功能,防止排尿功能障碍。拔管后若有排尿困难,可给予热敷、针灸、按摩等诱导排尿处理。

(2)腹腔引流管:向病人及家属介绍术后留置腹腔引流管的目的和注意事项,保持腹腔引流管通畅,避免受压、扭曲和堵塞,观察并记录引流液的颜色、性质和量。根据需要接负压装置,并根据引流液的性状调整压力大小,防止压力过大损伤局部组织,或负压过小导致渗血、渗出液积留。

2. 饮食指导 术后早期禁食,静脉补充水、电解质及营养物质。术后肛门排气或结肠造口开放后,若无腹胀、恶心、呕吐等不良反应,可经口进流质饮食,但早期应避免摄入易引起腹胀的食物;术后 1～2 周内逐渐过渡到正常饮食,注意补充高热量、高蛋白、低脂、维生素丰富的食品,如豆制品、蛋、鱼类等。

3. 术后不适的观察与处理

(1)发热:向病人解释发热是术后病人最常见的症状。由于手术创伤的反应,术后病人的体温可略升高,变化幅度为 0.1～1 ℃,一般不超过 38.5 ℃,称之为外科手术热或吸收热,术后 1～2 天可逐渐恢复正常。若 24 小时内的体温过高(>39 ℃),常为代谢性或内分泌异常、肺不张和输血反应等。若术后发热 3～6 天或体温降至正常后再度发热,应警惕继发感染的可能,如手术切口、肺部及尿路感染,遵医嘱给予对症处理。

(2)疼痛:解释术后疼痛的常见原因。麻醉作用消失后,病人开始感觉切口疼痛,在术后 24 小时内最为剧烈,2～3 天后逐渐减轻。剧烈的疼痛可影响各器官的正常生理功能和休息,故需要关心病人,评估和了解疼痛程度,采用数字疼痛评分法、视觉模拟疼痛评分法等;观察病人疼痛的时间、部位、性质和规律,鼓励病人表达疼痛时的感受,简单解释切口疼痛的规律;遵医嘱给予镇静、止痛药物,如地西泮、哌替啶等;大手术后 1～2 天,可持续使用病人自控镇痛泵进行止痛;尽可能满足病人对舒适的需要,如协助变换体位、减少压迫等;指导病人运用正确的非药物止痛方法,分散注意力,减轻机体对疼痛的敏感性。

（3）恶心、呕吐：应了解病人术后恶心、呕吐的风险因素，包括年龄（<50岁）、女性、非吸烟者、晕动病或恶心呕吐病史以及术后给予阿片类药物。向病人及家属解释最常见的原因是麻醉反应，待麻醉作用消失后，症状常可消除。其他原因包括开腹手术对胃肠道的刺激或引起幽门痉挛；药物（如环丙沙星类抗生素）及单独静脉使用的复方氨基酸、脂肪乳剂等；严重腹胀；水、电解质及酸碱平衡失调等。呕吐时，头偏向一侧，及时清除呕吐物；行针灸治疗或遵医嘱给予止吐药物、镇静药物和解痉药物；持续性呕吐者，应查明原因并进行处理。

（4）腹胀：解释术后早期腹胀的原因是胃肠蠕动受到抑制，随胃肠蠕动恢复即可自行缓解。若术后数日仍未排气且兼有腹胀，可能是腹膜炎或其他原因所致的肠麻痹。应协助病人多翻身，下床活动，遵医嘱给予胃肠减压、肛管排气或高渗溶液低压灌肠等。

4.术后并发症防治指导

（1）切口感染：有肠造口者，术后2～3天内协助并指导病人取造口侧卧位，观察造口袋的粘贴情况，若有渗漏，应及时更换，避免从造口流出的排泄物污染腹壁切口。观察切口有无充血、水肿、剧烈疼痛及生命体征的变化，通过预防性应用抗生素避免引起切口感染。

（2）吻合口瘘：向病人解释术中误伤、吻合口缝合过紧影响血供、术前肠道准备不充分、病人营养状况不良、术后护理不当等都可导致吻合口瘘。为避免刺激吻合口，影响愈合，术后7～10天内切忌灌肠；术后严密观察病人有无吻合口瘘的表现，如突发腹痛或腹痛加重，部分病人可有明显腹膜炎体征，甚至能触及腹部包块，留置有吻合口引流管者可观察到引流出略浑浊的液体。一旦发生吻合口瘘，应嘱病人禁食，进行胃肠减压，行盆腔持续滴注冲洗和负压吸引，同时给予肠外营养支持。必要时做好急诊手术的准备。

（三）出院指导

1.饮食指导　行保肛手术者应多吃新鲜蔬菜、水果，多饮水，避免高脂及辛辣、刺激性食物。行肠造口者应食用易消化的熟食，防止因饮食不洁导致细菌性肠炎等而引起腹泻；调节饮食，避免食用过多的膳食纤维食物及洋葱、大蒜、豆类、山芋等可产生刺激性气味或胀气的食物；以高热量、高蛋白、维生素丰富的少渣食物为主，使大便成形；少吃辛辣、刺激性食物，多饮水。

2.活动指导　鼓励病人参加适量体育锻炼，保持生活规律和心情舒畅。避免自我封闭，应尽可能地融入正常的生活、工作和社交活动中。有条件者可参加造口病人联谊会，学习、交流彼此的经验和体会，重拾自信。

3.复查指导　术后前2年内每3个月复查1次，以后每6个月复查1次，直至第 5 年；5 年之后每年复查 1 次，并进行详细问诊和体格检查，以及 B 超和 CEA 等肿瘤标志物检测。高危复发病人可考虑每年做 1 次胸腹盆腔增强 CT 检查（共 3 年）。术后 1 年内应行肠镜检查，若无异常，每 3 年复查 1 次；如果术前因肿瘤梗阻无法行全结肠镜检查，术后 3～6 个月内应行肠镜检查。行化学治疗和放射治疗的病人，定期检查血常规，出现白细胞和血小板计数明显减少时，遵医嘱及时暂停化学治疗和放射治疗。

4. 制订延续性护理计划　建立出院病人随访档案，评估病人出院准备度。与病人充分沟通后，制订延续性护理计划，发放结肠癌根治手术自我保健宣教手册，内容包括饮食、生活、功能锻炼等基本知识，同时在醒目部位留有病区医生和负责延续性护理护士的电话。告知病人及家属术后随访的方式，取得病人及家属的认可和支持，提高随诊的依从性。

第四节　延续性护理

根治性手术在结肠癌病人的综合治疗方案中尤为重要，能有效延长病人的总体生存时间。当然，在寿命得到延长的基础上，病人的生活质量也应得到更多的重视。据统计，我国每年新增肠造口病人约 10 万例，目前累计约超过 100 万例，尚有增加的趋势。肠造口病人在医院接受治疗和护理的时间有限，绝大部分的康复需要在院外完成。出院后的造口病人在生理和心理方面均面临众多需要干预的护理问题，由于造口护理专业性较强，造口病人或病人家属无法完成，需要得到专业人员的指导和帮助。但目前许多医院由于受条件限制，健康教育仅限于住院期间，而社区护理力量又比较薄弱，其责任和职能无法满足造口病人的需求。延续性护理被广泛认为是高质量的卫生服务所必不可少的要素，对医疗提供服务者、病人及家属都至关重要。

一、建立随访档案

出院时建立病人随访档案，详细登记病人信息，为每一位入住病人建立个人信息档案，内容包括文化程度、经济水平、家庭地址、病人和主要陪护人员的联系方式、一般病情资料及手术相关治疗信息，如手术方式、时间、术后有无并发症、有无合并症等；还包括随访目录，如术后不同复查时间的检查项目列表。让病人加入造口病人微信群，构建医、护、患交流的平台。在微信群里及时进行医患、护患、患患之间的交流与沟通，同时提醒病人复诊的时间，督促病人及时复诊，并监督病人改变不良的饮食和生活习惯。

二、延续性护理健康教育评估

1.身体状况 评估病人的一般情况,包括年龄、性别、饮食习惯、有无吸烟饮酒和暴饮暴食等不良嗜好,以及合并高血压、糖尿病等合并症的改善情况。评估病人有无切口感染、吻合口瘘等并发症。

2.知识掌握情况 评估病人及家属对结肠癌及造口的认知能力和健康行为依从性。评估病人及家属对造口袋更换技术的掌握程度,是否了解出院后饮食、活动与休息、药物、复查等知识,是否明确出现哪些症状应立即就诊。

3.心理-社会状况 评估病人有无因造口影响生活和工作而导致的焦虑、抑郁等情绪,评估家属对病人出院后康复的配合度,病人对长期生活习惯调整的自我效能感水平,以及有无自我管理的能力。

三、结肠癌术后延续性护理内容

(一)日常生活指导

原则上不必限制饮食,但应尽量少食辛辣、刺激性、易产气、易激惹的食物;鼓励病人参加适量体育锻炼,保持生活规律和心情舒畅。避免自我封闭,应尽可能地融入正常的生活、工作和社交活动中。

(二)造口护理指导

1.造口病人待体力恢复后可继续从事原来的工作,但应避免引起腹内压增高的因素,如举重、剧烈运动和粗暴的接触性运动,防止造口旁疝的出现。

2.指导病人在身体恢复的状况下可恢复性生活,但在性生活前双方要做好心理准备以及做好造口检查工作。

3.外出时随身携带造口用具,便于随时更换;指导造口病人穿宽松、柔软的衣服,避免衣物过紧压迫造口引起造口缺血坏死。

4.指导病人了解造口袋、皮肤保护剂的种类、作用及使用方法,教会病人选择合适的造口护理用品,并教会病人一些造口用品使用中的技巧。指导或现场演示如何更换造口袋,如何进行结肠造口的灌洗。

5.向病人介绍并发症的症状和初步处理措施。

(三)病人心理护理

结肠癌对病人而言是极大的应激事件,尤其是行肠造口术改变了原有正常的排便方式,需要终生使用人工肛门,给病人造成较大的心理压力。需评估病人的心理问题,进行针对性的心理干预,与病人建立良好的信任关系,根据文化层次、年龄、接受能力、性格等制订个体化的心理护理计划;耐心倾听病人的诉说;向病人介绍结肠癌成功治疗的案例,用榜样的力量帮助其培养积极、乐观、向上的心态;指导病人如何通过呐喊、哭泣等途径宣泄自我的不良情绪;教育病人培养兴趣爱好,从而扩大交际范围,帮助病人更好地回归社会、分散注意力,更好地摆脱肿瘤带来的心理阴影;采取直接语言讲解、派发宣传资料、让有经验的造口病人现身说法等方式进行指导。对造口病人进行心理干预,使他们能够正确认识造口,从心理上真正接受造口。这不仅有利于促进造口病人的身心健康,还有利于重建他们对生活的信心。

(四)病人家属的心理护理

癌症不仅严重影响病人的生活质量,还给家属带来极大的心理压力。有研究表明,癌症病人家属的健康状况不容乐观,照顾者的社会心理疾病发生率等于或大于癌症病人。对病人家属实施早期护理干预(包括癌症护理知识和心理护理),可以减轻病人及家属的焦虑、抑郁等心理负担。行造口术病人得到家属的照护和支持,在一定程度上有利于早期回归社会。

(五)社会支持

随访期间反复与病人家属沟通,告知家属多陪伴病人,既要重视病人的物质生活,也应给予其精神支持和鼓励,让病人感受到自己在家庭生活中的重要性,体验到家庭温暖。协助家属建立相关的社会支持网络,以寻求或获得帮助,同时帮助寻求和提供经济补助方面的信息。

四、专业知识拓展

(一)结肠癌病人延续性护理的形式和内容

1.电话随访　由护士引导的电话随访是国内外比较常用的一种干预和随访形式,它的最大特点就是经济、方便、高效,已被广泛应用于结肠癌出院病人的延续性护理中。相关研究结果证明,电话随访干预是增加结肠癌术后病人对延续性护理适应性的一种最有效的方式。

2.家庭随访　家庭随访是指由医院专门成立的肠造口护理小组,每隔一段时间对造口病人进行随访,通过这种面对面的随访,不仅能提高造口病人的自我护理能力,还能够促进良好护患关系的建立。

3.造口联谊会　造口联谊会由医护人员、造口病人、家属、社会志愿者共同参与。造口病人在医院造口护理小组的指导下定期参加活动,包括医生开展造口知识讲座,专科护士介绍造口产品和传授造口护理技术,安排造口时间较长者介绍自我护理的经验和体会,促使病人之间相互交流,并进行现场咨询和体验。

4.造口门诊随访　开设造口护理专科门诊,由经过培训的造口专科护士负责,及时接诊来自门诊、外院或其他科室的需要帮助的病人。造口门诊可以为不同个性、文化程度的造口病人提供诊疗护理,根据病人的情况,讲解肠造口基本知识及康复过程中需要注意的问题,帮助病人更好地认识造口,更好地掌握造口观察和护理方法。

5.网络随访　随着网络技术的快速发展,人们的生活和交流方式发生了较大的变化,越来越多的人习惯于网上交流,除电话随访、家庭随访、组织造口联谊会以及造口门诊随访等方式外,建立造口 QQ 群、微信群、博客或网络平台、造口病人互助组等,也可以满足造口病人的护理需求。这些延续性护理服务模式不但可以及时纠正病人在造口护理过程中存在的问题,而且可以在一定程度上降低并发症的发生率和二次入院率。

6.移动 APP 平台　APP(application)是指移动平台上的第三方客户端应用软件,主要应用于智能手机和移动平板电脑上。APP 使用方便、简单,医护人员通过推送文字图片、视频资料及互动交流等方式,使出院的病人和家属能获得相关的专业知识及学习相关技能。医护人员和病人通过客户端可以查阅对应的化验检查结果,医护人员可以通过独立的功能菜单发布医疗信息、视频图片等资料,医护人员与病人之间可以实现互动交流等,既方便、快捷、高效,又能弥补其他信息化护理模式的不足。

(二)结肠癌病人延续性护理的效果评价

1.造口知识掌握程度　病人对造口知识掌握的程度是评价延续性护理效果的标准之一。通过对造口病人的延续性护理干预,可提高病人对造口护理知识的掌握程度,促进躯体功能和认知功能的恢复。研究显示,造口病人对知识掌握的程度越高,自我护理技术越好,造口并发症的发生率越低,越有利于减少病人生理上的痛苦。以造口知识掌握程度为评价标准,可以根据病人的知识掌握程度,为不同的个体提供针对性的延续性护理服务。

2.造口并发症的发生情况　延续性护理的效果可以通过并发症的发生率来衡量。降低造口并发症的发生率是延续性护理的目标,不仅可以减轻病人的痛苦,还可以减少造口病人的住院费用,节省医疗资源。

3.生活质量　生活质量是评价延续性护理干预效果的一个综合指标。生活质量是个人在社会和日常生活活动中的主观体验,是一个包含生物医学和社会心理的集合概念,是医学模式下产生的全面评估病人生理、心理和社会适应总体健康状况的一个综合指标。提高病人术后的生活质量是延续性护理的最终目的。

第五节　健康教育案例

【案例一】

　　病人,女性,75岁,因"便血3月余"入院。病人3个多月前无明显诱因下出现大便带血,量不多,与大便相混,当时未予以注意。后症状逐渐加重,伴腹胀、腹痛,排便后可缓解,全程血便,为鲜红色,伴大便变细。查肠镜提示:乙状结肠肿物;病理检查报告示:腺癌。拟以"乙状结肠癌"收住入院。病人贫血,消瘦,近3个多月体重下降约8%,既往有高血压病史数年,未规律随访,无发热、头痛等。入院后完善相关检查,拟行腹腔镜下根治性左半结肠切除术。入院期间,病人担心因术前准备不能进食会导致营养不良加重,影响术后康复。该病人主要的健康问题是什么? 如何实施路径式健康教育?

(一)护理健康教育评估

　　1.健康史　病人年龄较大,有高血压病史,无吸烟、饮酒等不良嗜好,因便血导致营养不良,贫血。家族成员中无家族腺瘤性息肉病和大肠癌病人。

　　2.身体状况　病人大便性状改变伴便血,近3个多月体重下降约8%,短时间体重下降明显,属于营养不良。

　　3.心理-社会状况　病人对饮食的管理存在疑虑,家属较为担心病人的营养状况,对围手术期的营养管理认知不全面。

　　该病人存在的健康问题如下:①营养失调:低于机体需要量,与癌肿慢性消耗有关。②知识缺乏:缺乏围手术期营养相关的知识。

　　健康教育的重点是强化营养认知。

(二)路径式健康教育

　　1.入院当天　护士小张在病人入院时进行营养风险筛查,并将该病人的营养风险筛查结果告知病人及家属,告知饮食要求与疾病的发展和治疗的关系。护士小张了解到病人年龄较大,又因语言不通,沟通能力较差,邀请其儿子参与到病人整个围手术期的营养管理中,介绍结肠癌术前营养知识、病人营养需求、营养监测指标、为病人制定的营养策略和途径等。

2.术前2～3天 护士小张告知病人即将进行手术,此时应开始进无渣半流质饮食,如稀饭、蒸蛋等。一般术前3天口服全营养素,每日4～6次,至术前1天。此方法可减少肠腔粪渣形成,同时有利于肠黏膜的增生、修复,保护肠道黏膜屏障,避免术后肠源性感染并发症的发生。

3.术前1天 告知病人术前1天禁食,给予静脉营养支持,满足机体的营养需求。术前4小时起禁水,以防麻醉或术中呕吐引起的窒息和吸入性肺炎。

4.手术当天 告知病人术后早期禁食、禁水。实施经静脉补充水、电解质及营养物质,告知静脉营养输注的目的和注意事项。

5.手术后1～5天 待病人肠功能恢复、肛门排气后,即可经口进少量温开水,若无腹胀、恶心、呕吐等不良反应,可进流质饮食,但早期避免摄入易引起腹胀的食物,如牛奶、豆浆等。

6.术后1周 进少渣半流质饮食,如米粥、面条、面片、小笼包、小花卷、藕粉、肉泥、肉丸、菜汁、果汁、碎菜汤面等。注意均衡营养。

7.术后2周 可进少渣普食,注意补充高热量、高蛋白、低脂、维生素丰富的食品,如豆制品、蛋、鱼类等。

8.定期复诊 告知病人应定期复查营养相关指标,了解有无营养不良和微量元素缺乏情况,了解体重控制效果。

【案例二】

病人,男性,40岁,中学教师,因"腹痛、腹胀2周余"入院。病人2个多星期前无明显诱因下出现阵发性上腹胀痛,与进食关系不明显,伴恶心、呕吐。入院查体:生命体征平稳,贫血貌,浅表淋巴结未触及肿大,腹软,右上腹充实感,伴深压痛。腹盆腔CT显示:结肠肝曲管壁增厚,部分肠管扩张积气积液。在术前准备完善过程中,病人突发急性梗阻,遂在全麻下行右半结肠切除＋末端回肠单腔造口术。病人在得知术后半年内需要随身携带造口袋,暂时无法使用原肛门后,十分震惊,难以接受,想到这些对今后工作和生活的影响,愈发感到不安和恐惧。该病人主要的健康问题是什么?如何实施路径式健康教育?

(一)护理健康教育评估

1.健康史 该病人是教师,文化程度较高,沟通、理解能力较好,无吸烟、饮酒等不良嗜好,但是由于癌症的诊断及手术治疗后携带造口袋,对病人造成极大的心理应激反应,病人存在围手术期情绪障碍。家族成员中无家族腺瘤性息肉病和大肠癌病人。

2.身体状况　病人腹痛、腹胀2周余伴持续性恶心、呕吐,存在贫血。

3.心理-社会状况　病人过度焦虑,对未来的教学工作和生活丧失信心,对即将进行的手术及手术可能导致的并发症、应用造口袋所造成的不便和生理机能改变表现出恐慌,无足够的心理承受能力。家庭成员对病人的手术及进一步治疗的经济承受能力和支持较好,但是缺乏肠造口术后的护理知识。

该病人存在的主要健康问题是:①焦虑:与对癌症治疗缺乏信心及担心肠造口影响生活、工作有关。②自我形象紊乱:与行肠造口后排便方式改变有关。③知识缺乏:缺乏有关的治疗康复信息和肠造口护理知识。

健康教育的重点是强化心理支持。

(二)路径式健康教育

1.入院当天　护士小张应在病人入院时进行心理状态评估,了解病人的心理应激状态和应对能力;帮助病人及家属熟悉病区环境,减少陌生感,与其建立良好的护患关系。护士小张了解到病人从事教师职业,性格较外向,语言沟通能力较强,其妻子的支持力度较大,因此,护士以倾听为主,耐心倾听病人的述说,顺应性提问,与病人共情。根据病情、教育程度、抑郁程度、家庭支持等情况进行心理疏导。

2.术前2~3天　护士小张应告知病人即将进行手术,介绍结肠癌的不同类型和手术方式,手术治疗对疾病的重要性,手术前后的注意事项,术后可能遇到的问题和对应措施等。指导病人及家属通过多种途径了解疾病的发生、发展及治疗护理方面的新进展。行回肠造口术前,通过图片、模型和视频等向病人解释造口的目的、部位、功能、术后可能出现的情况及相应的处理方法。一般术后3~6个月会根据病人的恢复情况实施造口还纳。让病人知晓疾病治疗的方式及自己在此过程中所发挥的重要作用,相信手术是治疗疾病的有效方式,造口对肠道功能和排便习惯的改变是暂时的。告知术后可能存在的躯体改变,使病人以良好的心态接受手术治疗和护理。

3.术前1天　评估病人的心理状态,发现病人因第2天手术而紧张、焦虑,无法入睡,通过指导家属播放舒缓音乐及协助病人进行放松训练,促进病人入睡。

4.手术后至出院前

(1)渐进式肌肉放松疗法:选择舒适卧位,排除杂念,集中精神感受身体方面的放松。抱着积极的自我体验态度,微闭双目,心中默念:"我的双手、双臂沉重、发热;我的双脚沉重、发热;我的腹部暖和、舒适;我的呼吸深沉而平稳;我的心率平稳而规则;当我睁开双眼时,会保持松弛和精力恢复的良好状态;然后是头部、躯干、腿部的逐渐依次松弛,达到全身松弛的目的。"每个环节重复5遍,每次15~

20 分钟。

（2）意念引导训练：意念的形成是指对自己所希望发生的事情在大脑里产生图像，通过图像的形成，在内心里不断地陈述并明确它，坚持下去，这个图像就会在想象中感觉成为了现实。取舒适卧位，深呼吸并放松，闭上眼睛，感受两肺完全充满和排空，可以想象自己在度假，面朝大海，春暖花开，也可以想象患病部位正在一点点好转，伤口在愈合，并把这种信念扩散到全身；或想象癌细胞很脆弱，免疫细胞很强大，就像巨人一样，将其摧毁、杀死，肿瘤细胞正在逐渐缩小、消失。意念引导训练具有辅助治疗的作用，可以转移病人的注意力，增强病人对新生活的向往。

（3）阅读疗法：在术后第 3 天给病人及家属发放书籍，让病人及家属一起阅读，并在集体示范教育时讲解阅读体会。

（4）家庭支持：家庭支持是病人应对疾病与治疗过程中最有潜力的资源之一。病人手术后的相当一部分心理支持和陪护是由家庭成员来完成的，另外，病人出院后仍需回归家庭。告知病人家属不要让自己的情绪影响病人，正确认识病人所患癌症的诊断、治疗和预后，学会有效地向病人提供支持，与病人相互鼓励，共同分担身心痛苦，突然遭遇癌症打击的不仅仅是病人，还有家属，要承受心理上的创伤。家属要放下生活中其他重要的事情，把大部分精力投到病人身上。病人的负性情绪会让家属感觉到自己的付出没有获得价值。指导病人与家人进行有效的交流和互动，不能把彼此对对方的爱转换成一种沉重的压力，从而减轻心理应激带来的不良刺激。让病人感受到友爱和亲情，使病人增强战胜疾病的信心和力量，燃起对生活的向往与热爱。

5. 出院指导　介绍结肠癌延续性护理的形式，包括科室电话随访、家庭随访、造口门诊随访、QQ 群、微信群以及造口护理 APP 等。医护人员可以通过推送文字图片、视频资料及互动交流等方式，使病人及家属获得相关的专业知识，学习相关技能，从而获得帮助。

参 考 文 献

[1]国家卫生健康委员会.结肠癌规范化诊疗指南(试行),2019.

[2]中华医学会外科学分会,中华医学会麻醉学分会.加速康复外科中国专家共识及路径管理指南(2018 版)[J].中国实用外科杂志,2018,38(1):1—20.

[3]中华医学会外科学分会结直肠外科学组,中华医学会外科学分会营养支持学组,中国医师协会外科医师分会结直肠外科医师委员会.结直肠癌围手术期营养治疗中国专家共识(2019 版)[J].中国实用外科杂志,2019,39(6):533—537.

[4]中国研究型医院学会消化道肿瘤专业委员会,中国医师协会外科医师分会多学科综合治疗专业委员会.消化道肿瘤多学科综合治疗协作组诊疗模式专家共识[J].中国实

用外科杂志,2017,37(1):30－31.

[5]陈静文,徐林霞,邓波,等.结直肠癌患者出院准备度的研究进展[J].现代临床护理,2020,19(2):71－77.

[6]徐娜,芦桂芝,张颜.肠造口患者延续护理的研究进展[J].护理学杂志,2014,29(2):94－96.

[7]吴茜,毛雅芬,施雁.对构建医院-社区-家庭慢性病延续性护理模式的思考[J].中国护理管理,2013,13(8):96－99.

[8]张兰凤,叶赟,刘敏杰.延续性护理在癌症出院患者中的实践研究进展[J].中国护理管理,2012,12(11):91－94.

[9]杭小平,张兰凤,周建萍,等.延续性护理在癌症出院病人中的应用研究[J].护理研究,2014,28(29):3645－3646.

[10]中华护理学会.成人肠造口护理:T/CNAS07－2019.

推 荐 阅 读

1. 孙玉梅,张立力.健康评估[M].4版.北京:人民卫生出版社,2017.
2. 李乐之,路潜.外科护理学[M].6版.北京:人民卫生出版社,2017.

第十一章　直肠癌

第一节　疾病相关知识

直肠癌(rectal cancer)是指从齿状线至直肠乙状结肠交界处之间的癌,是消化系统常见的恶性肿瘤之一,其发病率在我国全身肿瘤中居第3位。直肠癌的发病率相对高于结肠癌,比例为1.2∶1～1.5∶1。直肠癌中又以中低位直肠癌多见,占60%～75%。直肠癌根治性切除术后五年生存率一般为60%～80%。直肠癌的高危人群包括:有便血、便频、大便带黏液、腹痛等肠道症状者;大肠癌高发区的中老年人;大肠腺瘤病病人;有大肠癌病史者;大肠癌病人的家庭成员;家族性大肠腺瘤病病人;溃疡性结肠炎病人;克罗恩病病人;有盆腔放射治疗史者。

一、病因

直肠癌的病因尚未明确,可能与饮食因素、遗传因素、癌前病变等相关。

1.饮食因素　与高脂、高蛋白和低膳食纤维饮食有一定的相关性;此外,过多摄入腌制和油煎炸食品可增加肠道中的致癌物质,诱发直肠癌;维生素、微量元素和矿物质的缺乏均可能增加直肠癌的发病率。

2.遗传因素　有直肠癌家族史者,其直肠癌的发病率高于一般人群。

3.癌前病变　多数直肠癌来自腺瘤癌变,其中以绒毛状腺瘤和家族性肠息肉病的癌变率最高。

二、直肠癌的分期

同第十章第一节中的结肠癌分期。

三、临床表现

(一)症状

早期仅有少量便血或排便习惯的改变,易被忽视。当病程发展或伴感染时,才出现显著症状。

1.直肠刺激症状　癌肿刺激直肠产生频繁便意,引起排便习惯改变,便前常有肛门下坠、里急后重、排便不尽感和肛门痛;晚期可出现下腹痛。

2.黏液血便　黏液血便是直肠癌病人最常见的临床症状,80%～90%的病人可出现便血,癌肿破溃后,可出现血性和(或)黏液性大便,多附于粪便表面,严重感染时可出现脓血便。

3.肠腔狭窄症状　癌肿增大和(或)累及肠管全周引起肠腔缩窄,初始大便变形、变细,之后可有腹痛、腹胀、排便困难等慢性肠梗阻症状。

4.转移症状　当癌肿穿透肠壁侵犯前列腺、膀胱时,可发生尿路刺激征、血尿、排尿困难等;浸润骶前神经则发生骶尾部、会阴部持续性剧痛和坠胀感。女性直肠癌可侵及阴道后壁,引起白带增多;若穿透阴道后壁,则可导致直肠阴道瘘,可见粪汁及血性分泌物从阴道排出。发生远处脏器转移时,可出现相应脏器的病理生理改变和临床症状。

(二)体征

多数直肠癌病人可通过直肠指诊在直肠管壁扪及肿块,多质硬,不可推动。直肠指诊也是诊断直肠癌的最直接和主要的方法。

第二节　治疗与进展

目前,直肠癌治疗的主要手段仍是手术治疗,根据病人的全身状况和各个脏器的功能状况、肿瘤的位置、肿瘤的临床分期、病理类型和生物学行为等决定治疗措施。合理利用现有治疗手段,以期最大限度地根治肿瘤、保护脏器功能和改善病人的生活质量。在过去30年里,随着手术技术、肿瘤学、分子生物学和免疫学的发展,直肠癌治疗也取得了一定的进展。全直肠系膜切除术、腹腔镜手术、内镜手术、超低位保肛手术等外科技术获得了一定的发展。随着新辅助治疗和多学科协作诊疗(multi-disciplinary team,MDT)的逐渐推广,直肠癌合并肝转移、肺转移的治疗效果也获得了进一步提高。

一、手术治疗

(一)适应证

1.全身状态和各脏器功能可耐受手术。

2.肿瘤局限于肠壁或虽侵犯周围脏器,但可整块切除,区域淋巴结能完整清扫。

3.已有远处转移(如肝转移、卵巢转移、肺转移等),但可全部切除,酌情同期或分期切除转移灶。

4.虽有广泛侵袭或远处转移,但伴有梗阻、大出血、穿孔等症状,应选择姑息性手术,为下一步治疗创造条件。

(二)禁忌证

1.全身状态和各脏器功能不能耐受手术和麻醉。

2.已有广泛远处转移,无法完整切除。

(三)手术方式

1.直肠癌局部切除术 手术方式包括经肛门途径、经骶后径路和经前路括约肌途径局部切除术,需严格把握以下手术指征:①肿瘤侵犯肠周径<30%;②肿瘤大小<3 cm;③切缘阴性(距离肿瘤>3 mm);④肿瘤活动,不固定;⑤肿瘤距肛缘8 cm 以内;⑥仅适用于 $T_1N_0M_0$ 肿瘤;⑦内镜下切除的息肉,伴癌浸润,或病理学不确定;⑧无血管淋巴管浸润或神经浸润;⑨高-中分化;⑩治疗前影像学检查无淋巴结肿大的证据。

2.经腹直肠癌根治性切除术 全直肠系膜切除术(total mesorectal excision,TME)为中低位直肠癌手术的标准术式,是指在直视下锐性解剖盆筋膜脏层和壁层间的特定间隙,完整切除脏层筋膜内的全部组织,包括直肠系膜内的血管淋巴管结构、脂肪组织和直肠系膜筋膜,保留自主神经功能。切除肿瘤下缘以下 4~5 cm 的直肠系膜或达盆膈,下段直肠癌(距离肛缘<5 cm)切除肿瘤远端肠管至少2 cm。手术方式包括以下几种。

(1)腹会阴联合直肠癌根治术(abdominal-perineal resection,APR):即 Miles 手术,原则上适用于腹膜反折以下的直肠癌。切除范围包括乙状结肠远端及其系膜、全部直肠、肠系膜下动脉及其区域淋巴结、全直肠系膜、肛提肌、坐骨直肠窝内脂肪、肛管与肛门周围直径约 5 cm 的皮肤、皮下组织及全部肛管括约肌,于左下腹行永久性结肠造口。

(2)直肠低位前切除术(low anterior resection,LAR):或称经腹直肠癌切除术,即 Dixon 手术,原则上适用于腹膜反折以上的直肠癌,但是大样本的临床病理学研究提示,只有不到 3% 的直肠癌向远端浸润超过 2 cm,因而是否选择 Dixon 手术仍需依具体情况而定。一般要求癌肿距齿状线 5 cm 以上,远端切缘距癌肿下缘 2 cm 以上。

（3）经腹直肠癌切除、近端造口、远端封闭术（Hartmann 手术）：适用于全身情况差、无法耐受 Miles 手术或因急性肠梗阻不宜行 Dixon 手术的病人。

（4）其他：直肠癌侵犯子宫时，一并切除受侵犯的子宫，称为后盆腔脏器清扫；若直肠癌浸润膀胱，可行直肠和膀胱（男性）或直肠、子宫和膀胱（女性）切除，称为全盆腔脏器清扫。

3. 姑息性手术　已发生远处转移的晚期癌肿病人，若体内存在孤立转移灶，可一期切除原发灶和转移灶；若转移灶为多发，则切除癌肿所在的局部肠段，辅以局部或全身放化疗。

（1）肝转移：完整切除必须考虑肿瘤范围和解剖学上的可行性，切除后剩余肝脏必须能够维持足够的功能。达不到 R_0 切除的减瘤手术不作推荐。不可切除的病灶经化疗后需重新评价切除可行性。

（2）肺转移：完整切除必须考虑肿瘤范围和解剖部位，切除后剩余肺必须能够维持足够的功能。有肺外可切除病灶并不妨碍肺转移瘤的切除。当原发灶必须进行根治性切除或已得到完整切除时，某些病人可考虑多次切除。

二、非手术治疗

1. 放射治疗　主要用于可手术直肠癌病人的术前术后辅助治疗，不可手术的局部晚期直肠癌病人的综合治疗，以及晚期直肠癌病人的姑息减症治疗。

（1）直肠癌放射治疗的原则：①采用 5-氟尿嘧啶基础之上的同步放化疗；②放疗可采用三维适形放疗或常规照射技术；③术后辅助治疗病例在术后 4 周、身体基本恢复后进行；④术前放化疗病例应在明确病理诊断后进行。

（2）直肠癌分期治疗模式：①Ⅰ期（$T_{1-2}N_0M_0$）采用单纯性根治手术，如果经肛门切除术后，为 T_1 存在高风险因素（分化差、脉管淋巴管受侵、切缘阳性）或 T_2 病例，应给予术后同步放化疗。②Ⅱ期、Ⅲ期（$T_{3-4}N_0M_0$，$T_{1-4}N_{1-2}M_0$）的标准治疗模式为术前同步放化疗或术后同步放化疗。③T_4 或 N_2 病例术前同步放化疗对提高手术切除率和局部控制率更有优势，低位直肠癌病例通过术前同步放化疗能提高保肛率。④Ⅳ期（$T_{1-4}N_{0-2}M_1$）可手术切除的晚期直肠癌（局限于肝或肺的转移灶以及盆腔原发灶可手术切除），如果病理分期为 $T_{1-4}N_{1-2}M_1$，建议术后辅助化疗后行盆腔同步放疗。⑤术后局部复发可再次行手术切除的病例，如果再分期为Ⅱ期、Ⅲ期（$T_{3-4}N_0M_0$，$T_{1-4}N_{1-2}M_0$），且既往未曾接受放疗，建议术后行同步放化疗。不能手术切除的、复发后无法手术切除的或高龄、合并严重并发症无法手术的直肠癌病人，进行同步放化疗，以缓解症状，提高生存质量并延长生存时间，部分病例转为可进行手术切除。⑥如果术中发现肿瘤无法手术切除或无法手术切净，可考虑术后同步放化疗。⑦骨或其他部位转移灶引起疼痛，严重影响病人的生活质量时,如果病人的身体状况允许,可考虑局部放疗以减轻病人症状,改善生活质量。

2.化学治疗

(1)辅助化疗:①辅助化疗的适应证:Ⅱ期及Ⅲ期直肠癌术后均推荐辅助化疗。②辅助化疗方案:5-FU/CF;卡培他滨单药;奥沙利铂＋5-FU/CF;奥沙利铂＋卡培他滨。不推荐伊立替康用于直肠癌术后的辅助化疗。③辅助化疗的时间:目前推荐直肠癌术后辅助化疗的时间为6个月。

(2)转移性直肠癌的全身化疗:化疗可以延长转移性直肠癌病人的生存时间,提高生活质量,并可使部分无法手术切除的转移灶转变为可手术切除的转移灶。转移性直肠癌化疗最常用的药物包括氟尿嘧啶类化合物(5-FU和卡培他滨)、奥沙利铂和伊立替康。

3.其他治疗

(1)中医治疗:应用补益脾肾、调理脏腑、清肠解毒的中药制剂,配合放化疗或手术治疗,可减轻毒副作用。

(2)局部治疗:对于低位直肠癌致肠腔狭窄不能手术者,可采用电灼、液氮冷冻和激光凝固烧灼等局部治疗措施,或放置金属支架扩张肠腔,以改善症状。

第三节　路径式健康教育

表 11-1　直肠癌病人路径式健康教育表

时间	项目	具体内容
入院第1天	检查和处置	1.介绍:病室环境、住院须知、主管医生和责任护士 2.测量:体温、脉搏、呼吸、血压、体重和身高 3.入院评估:健康史、身体状况和心理-社会状况 4.安全教育:进行压力性损伤、跌倒/坠床、烫伤和深静脉血栓的风险评估及指导相关预防措施 5.协助卫生处置、更换病员服、戒烟、戒酒等 6.交代留取化验标本的方法和时间 7.进行治疗和处置:药物过敏试验、静脉输液等 8.协助办理就餐卡及订餐
	活动指导	1.病区内活动 2.床上活动
	饮食指导	1.进高蛋白、高热量、高维生素、易消化少渣饮食,进行营养风险筛查 2.次日晨需空腹化验和检查

续表

时间	项目	具体内容
住院第2天至手术前1天	检查和处置	1. 晨起采集血、尿、便等标本 2. 检查指导：包括心电图、肺功能、胸部X线或CT、腹部超声、腹盆腔增强CT、盆腔MRI、肠镜等。护士指导各种检查的具体要求、注意事项、时间和安排，检查时适当增添衣服，避免着凉 3. 预防性抗血栓治疗 4. 协助修剪指(趾)甲和剃胡须 5. 进行治疗和处置：备血(复查血型)、静脉输液、药物过敏试验等 6. 指导肠道准备 7. 手术区皮肤准备 8. 阴道冲洗：为减少或避免女性病人术中污染和术后感染，尤其是在癌肿侵犯阴道后壁时，术前3天每晚需行阴道冲洗 9. 造口定位(见第十四章第一节成人肠造口的护理) 10. 术前用药：向病人及家属解释术前预防性使用抗生素的目的和意义 11. 医生和麻醉师交代手术事宜，家属签字 12. 配合手术室护士术前访视
	活动指导	1. 病区内活动 2. 积极行呼吸功能锻炼：深呼吸和有效咳嗽 3. 指导手术适应性训练 4. 盆底肌功能锻炼
	饮食指导	1. 高蛋白、高热量、高维生素、易消化少渣饮食 2. 肠道准备后遵医嘱予以流食 3. 术前12小时禁食，次日凌晨4点后禁水
	睡眠指导	1. 消除引起不良睡眠的诱因，创造安静、舒适的环境，指导放松技巧 2. 病情允许者，适当增加白天活动，必要时遵医嘱予以镇静催眠药
	心理护理指导	1. 术前给予心理-社会状况评估 2. 介绍直肠癌疾病和手术相关知识 3. 给予针对性的心理支持和疏导
手术当天	检查和处置	1. 术晨：测量体温、脉搏、呼吸和血压；洗漱，女病人勿化妆；更换病员服，取下义齿、手表、首饰、眼镜等 2. 放置胃管和导尿管：有梗阻症状的病人应及早放置胃管，减轻腹胀。术中放置气囊导尿管，可维持膀胱排空，预防手术时损伤输尿管或膀胱及因直肠切除后膀胱后倾或骶神经损伤所致的尿潴留 3. 术中：麻醉、深静脉置管、静脉输液等 4. 术后：与麻醉师、手术室护士严格交接病人，包括心电监护、氧气吸入、静脉输液、补液监测、口腔护理、雾化吸入、会阴护理等 5. 病情观察：密切观察病人的意识、生命体征、血氧饱和度、腹部切口、会阴部切口及引流管情况、腹部体征等 6. 术后不适的观察与处理 7. 并发症的观察与处理
	管道护理指导	1. 介绍携带管道的目的和注意事项 2. 观察管道引流液的颜色、性质和量并进行记录
	体位指导	1. 术后6小时平卧，鼓励床上翻身和活动四肢 2. 6小时后取半卧位，以减轻切口张力
	疼痛护理指导	1. 指导病人表达疼痛时的感受，及时进行疼痛评分 2. 镇痛泵使用注意事项 3. 镇痛药物的使用，评估镇痛效果
	营养管理	禁食禁水、静脉补充营养

续表

时间	项目	具体内容
术后第1天 至第3天	检查和处置	1.进行治疗、处置:必要时给予氧气吸入和心电监护;胃肠减压;深静脉置管;引流管护理;静脉输液;监测血糖;口腔护理;会阴护理;皮肤护理 2.配合:进行深呼吸、有效咳嗽;漱口、刷牙 3.手术后排气、排便是肠蠕动恢复的表现 4.术后不适的观察与处理 5.并发症的观察与处理
	活动指导	1.卧床时应取半坐卧位 2.指导早期下床活动,强调术后早期活动能预防下肢深静脉血栓的形成
	营养管理	1.传统方法 2.肠内营养和肠外营养
	安全指导	1.管道安全指导:保持引流管通畅,勿打折、扭曲和受压 2.指导压力性损伤、跌倒/坠床、非计划拔管等的相关预防措施 3.下床活动安全指导
术后第4天 至出院 前1天	检查和处置	1.进行治疗和处置:静脉输液、引流管护理等 2.配合:进行深呼吸和有效咳嗽;漱口、刷牙
	活动指导	1.卧床时应取半坐卧位 2.强调早期下床活动的重要性,指导下床活动 3.LAR术后功能锻炼
	饮食指导	1.行保肛手术者饮食指导 2.行肠造口者饮食指导
	肠造口护理	1.介绍肠造口功能和造口袋使用方法 2.造口袋更换方法
出院当天	检查和处置	1.进行治疗和处置 2.告知:出院指导、办理出院流程指导
	活动指导	1.强化康复运动意识 2.居家康复运动指导
	饮食指导	1.强化营养管理意识 2.居家期间渐进性饮食指导
	复诊指导	1.定期复查 2.建立随访档案

一、护理健康教育评估

(一)入院评估

1.健康史

(1)一般资料:了解病人的年龄、性别、饮食习惯及有无吸烟饮酒等不良嗜好。如需行肠造口,则要了解病人的职业、沟通能力、视力情况及手的灵活性。

(2)家族史:了解家族成员中有无家族腺瘤性息肉病、遗传性非息肉病性结肠癌、大肠癌或其他肿瘤病人。

（3）既往史：了解病人是否有腺瘤病、溃疡性结肠炎、克罗恩病、结肠血吸虫肉芽肿等疾病史或手术史，是否合并高血压、糖尿病等。如需行肠造口，则要了解病人是否有皮肤过敏史。

2.身体状况

（1）症状：评估病人的排便习惯有无改变，便前有无肛门下坠、里急后重和排便不尽感，有无大便表面带血、黏液和脓液的情况，是否出现腹痛、腹胀、排便困难等慢性肠梗阻症状。评估病人的全身营养状况，有无肝大、腹水、黄疸、消瘦、贫血等。

（2）体征：评估直肠指诊有无扪及肿块以及肿块大小、部位、硬度、活动度、有无局部压痛等。

3.心理-社会状况

（1）了解病人及家属对直肠癌疾病和治疗的认知程度，是否存在对医院环境的不适应、焦虑情绪等。

（2）了解家庭对病人手术及进一步治疗的经济承受能力和支持程度。

（二）术前评估

1.辅助检查结果　评估癌胚抗原测定、粪便隐血试验、影像学和内镜检查有无异常发现，有无重要器官功能检查结果异常及肿瘤转移情况等。

2.心理-社会状况

（1）评估病人及家属对直肠癌的认知程度，有无过度焦虑、恐惧等影响康复的心理反应。

（2）了解病人及家属能否接受制定的治疗护理方案，对治疗及未来的生活是否充满信心，能否积极寻求社会及他人的帮助。

（3）评估病人及家属对肠造口知识及手术前配合知识的掌握程度。

（4）评估病人及家属对即将进行的手术及手术可能导致的并发症、肠造口所造成的不便和生理机能改变是否表现出恐慌和焦虑，有无足够的心理承受能力。

（三）术后评估

1.手术情况　了解病人术中采取的手术和麻醉方式，手术过程是否顺利，术中有无输血及输血量。

2.身体状况

（1）观察病人的生命体征是否平稳，营养状况是否得以维持或改善，引流是否通畅，引流液的颜色、性质和量及切口愈合情况等。

（2）评估病人术后有无发生出血、切口感染、吻合口瘘、造口缺血坏死或狭窄及造口周围皮肤糜烂等并发症。

3.心理-社会状况

(1)了解行永久性肠造口手术病人术后的心理适应程度,能否与周围人群正常交往。

(2)了解术后病人的生活能否自理,生存质量有无下降。

(四)出院准备度评估

1.身体状况　评估病人的身体恢复情况、生活自理能力情况、有无并发症发生及治疗效果。

2.知识掌握情况　评估病人对出院后康复知识的掌握情况,是否了解出院后饮食、活动与休息、药物、复查等知识,是否明确出现哪些症状应立即就诊,行肠造口病人是否掌握造口袋更换的方法。

3.心理-社会状况　评估病人有无可利用的社会支持资源,家属对病人出院后康复的配合度,病人对长期生活习惯调整的自我效能感水平,以及有无自我管理的能力。

二、护理健康教育重点

(一)术前重点

1.戒烟、戒酒　做好术前宣教,告知病人及家属吸烟、饮酒的危害性,督促病人戒烟、戒酒。

2.相关检查指导

(1)直肠指诊:告知病人及家属直肠指诊是诊断直肠癌的最主要和直接的方法之一。通过直肠指诊可以初步了解有无肿物触及,肿瘤距肛门的距离、大小、硬度、活动度,黏膜是否光滑、有无压痛及与周围组织的关系、是否侵犯骶前组织等。凡遇到病人有便血、直肠刺激征、大便变形等症状,均应行直肠指诊。检查时动作要轻柔,切忌粗暴。如果肿瘤位于前壁,则男性病人必须明确与前列腺的关系,女性病人需做阴道指诊,查明是否侵犯阴道后壁。指诊检查完毕后应观察指套有无血迹。

(2)实验室检查:告知病人及家属留取标本的时间、注意事项及相关监测指标的意义。实验室检查包括血常规、尿常规、大便常规、粪便隐血试验、血型、肝功能、肾功能、出凝血功能、血糖、电解质、血清病毒指标检测、肿瘤标志物检查(CEA和CA19-9)等。

(3)影像学检查:包括B型超声波检查、CT扫描检查、盆腔MRI检查、胸部X

射线摄影检查等。

(4)内镜检查:告知病人及家属内镜检查的意义。直肠镜检查是诊断直肠癌最安全和有效的检查方法。内镜检查可直接观察病灶,并取活体组织做病理诊断。取活检时需注意取材部位,做多点取材。对于活检阴性且临床考虑为肿瘤的病人,应重复取材,以免漏诊。

3.术前肠道准备　见第十章第三节中相关内容。

4.手术区皮肤准备　见第十章第三节中相关内容。

5.术前盆底肌功能锻炼　在训练前嘱病人排空膀胱,取舒适体位,可平卧或取坐位,尽量保持腹部、腿部和背部肌肉放松,同时尽最大努力向上向里挤压会阴部肌肉,产生盆底肌和肛提肌上提的感觉,保持5秒后放松10秒为一组,每次做10组,锻炼时间约3分钟,每日3次。

6.心理护理指导

(1)介绍直肠癌疾病相关知识,包括病因、临床表现、需要的检查及治疗方式等。采用卡片、多媒体、展板等形式重点介绍麻醉、手术、术后处理等围手术期诊疗过程,缓解病人的焦虑、恐惧和紧张情绪,获得病人及家属的理解和配合。指导病人及家属通过多种途径了解疾病的发生、发展及治疗护理方面的新进展。行永久性结肠造口或预防性造口者,术前通过图片、模型、视频等向病人解释造口的目的、部位、功能、术后可能出现的情况及相应的处理方法。

(2)加强同伴支持:可介绍数位恢复良好、心理状态良好的术后病人与其交流,使病人了解只要护理得当,肠造口并不会对其日常生活和工作造成太大影响,以消除其恐慌情绪,增强治疗疾病的信心,提高适应能力。

(3)心理支持与疏导:鼓励病人表达感受,倾听其诉说,帮助病人宣泄恐惧、焦虑等不良情绪;耐心解释手术的必要性,介绍医院的技术水平,增强病人的治疗信心;积极动员病人的社会支持系统,使其感受到被关心和重视。

(二)术后重点

1.管道护理指导

(1)导尿管:见第十章第三节中相关内容。

(2)腹腔引流管:见第十章第三节中相关内容。

(3)肛管:向病人及家属介绍术后留置肛管的目的和注意事项,留置期间注意保持肛管通畅;观察引流液的颜色、性质和量,如出现血性液体等,应及时处理。

2.饮食指导　见第十章第三节中相关内容。

3.活动指导　术后早期可鼓励病人在床上多翻身和活动四肢;2~3天后,当病人的病情许可时,协助病人下床活动,促进肠蠕动的恢复,减轻腹胀,避免肠粘连。活动时注意保护伤口,避免牵拉。

LAR 术后,根据病人的恢复情况,进行盆底肌功能锻炼:①凯格尔运动:引导病人同时收缩肛门、尿道周围及阴道(女性病人),可促使会阴肌肉往向内向上的方向收缩,收缩状态持续 5~10 秒,每次锻炼 10 次,每次缩肛运动期间休息 10 秒,每次锻炼时间约 3 分钟,每日 3 次。②收缩腹肌锻炼:引导病人进行腹式呼吸功能锻炼,在呼气相收缩腹肌并持续 3~5 秒,在吸气相放松腹肌,以连续 20 个循环为 1 次,每日 3 次。③仰卧起坐与直腿抬高:病人仰卧于床上,由他人协助按住双下肢,病人按坐起—平卧的方式进行锻炼;病人在平卧后双腿并拢并抬高,与躯体呈 90°后再逐步放平,两个项目交叉进行,每 10 个循环为 1 次,每日 3 次。④抬臀弓背锻炼:病人取屈髋、屈膝平卧位,循环进行抬臀直髋与弓背收腹的锻炼,每 10 个循环为 1 次,每日 3 次。⑤排尿中断锻炼:尿管拔出后即开始锻炼,指导病人在自行排尿时突然中断,直至尿流完全暂停后再继续排尿,每次排尿时可锻炼3~5 次。

4.术后不适的观察与处理 见第十章第三节中相关内容。

5.术后并发症防治指导

(1)切口感染:有肠造口者,术后 2~3 天内协助并指导病人取造口侧卧位,观察造口袋的粘贴情况,若有渗漏,应及时更换,避免从造口流出的排泄物污染腹壁切口。有会阴部切口者,可在术后 4~7 天用 1:5000 的高锰酸钾温水坐浴,每日 2 次。护士密切观察切口有无充血、水肿、剧烈疼痛及生命体征的变化,并通过预防性应用抗生素,避免引起切口感染。

(2)吻合口瘘:见第十章第三节中相关内容。

(三)出院指导

1.饮食指导 见第十章第三节中相关内容。

2.活动指导 鼓励病人参加适量的体育锻炼,保持生活规律和心情舒畅。避免自我封闭,应尽可能地融入正常的生活、工作和社交活动中。可参加造口病人联谊会,学习、交流彼此的经验和体会,重拾自信。对于 LAR 术后病人,结合病人的实际情况鼓励其进行盆底肌功能锻炼,有条件者可在专业盆底肌康复中心进行生物刺激反馈训练。

3.复查指导 对治疗后的直肠癌病人进行定期复查和随访。术后前 2 年内每 3 个月复查 1 次,以后每 6 个月复查 1 次,至第 5 年;5 年之后每年复查 1 次,并进行详细问诊和体格检查、肝脏 B 超及肿瘤标志物检测。高危复发病人可考虑每年做 1 次胸腹盆腔增强 CT 检查(共 3 年)。术后 1 年内行肠镜检查,若无异常,则每 3 年复查 1 次;如果术前因肿瘤梗阻无法行全结肠镜检查,应术后 3~6 个月内行肠镜检查。直肠低位前切除者5年内每6个月进行1次直肠镜检查。行永久性结肠造口的病人,若发现腹痛、腹胀、排便困难等造口狭窄征象,应及时到医院就诊;行化学治疗、放射治疗的病人,应定期检查血常规,出现白细胞和血小板计数明显减少时,遵医嘱及时暂停化学治疗和放射治疗。

4. 制订延续性护理计划　建立出院病人随访档案,评估病人出院准备度,制订延续性护理计划。

第四节　延续性护理

随着腹腔镜技术和手术器械的发展,直肠癌病人的"超低位保肛"已经成为可能,越来越多的低位直肠癌病人可选择LAR手术,与APR术相比,LAR手术在临床疗效和短期并发症方面具有明显优势,肛门的保留也给直肠癌病人带来主观上的满足感。但相关研究显示,直肠低位前切除综合征几乎是LAR手术病人不可避免的并发症,可出现不同程度的肠道功能改变,如便意频繁、排便次数增多、排便困难、排便失禁、排空障碍等。虽然大部分病人的肠道功能会在术后随着时间的推移而得到改善,但仍有部分病人难以耐受这种异常的肠道功能而寻求永久性的腹壁造瘘,有些重度的肠道功能改变可能持续终身,严重影响病人的术后生活质量。因此,手术出院后的直肠癌病人,一方面因造口在生理和心理方面均面临众多需要干预的护理问题,另一方面因LAR手术后的远期并发症导致生活质量下降,需要得到专业人员的指导和帮助。针对低位直肠癌LAR术后病人实施延续性护理,对医疗提供服务者、病人及家属都至关重要。

一、建立随访档案

建立出院病人随访档案,详细登记病人信息,为每一位入住病人建立个人信息档案,内容包括文化程度、经济水平、家庭地址、病人和主要陪护人员的联系方式、一般病情资料、手术相关治疗信息,如手术方式、时间、术后有无并发症、有无合并症等;还包括随访目录,如术后不同复查时间的检查项目列表。让病人加入科室直肠癌LAR术后微信群,构建医、护、患交流的平台。在微信群里及时进行医患、护患、患患之间的交流与沟通,同时提醒病人复诊的时间,督促病人及时复诊,并监督病人改变不良的饮食和生活习惯。

二、延续性护理健康教育评估

1. 身体状况　评估病人的一般情况,包括年龄、性别、饮食习惯、有无吸烟饮酒和暴饮暴食等不良嗜好,以及合并高血压、糖尿病等合并症的改善情况。评估病人的肠道功能,如有无便意频繁、排便次数增多、排便困难、排便失禁、排空障碍等并发症。

2.知识掌握情况　评估病人及家属对直肠癌、直肠低位前切除综合征的认知能力和健康行为依从性。评估病人及家属对术后并发症的掌握程度,是否了解出院后饮食、活动与休息、药物、复查等知识,是否明确出现哪些症状应立即就诊。

3.心理-社会状况　评估病人的症状是否影响生活和工作而导致焦虑、抑郁等情绪,家属对病人出院后康复的配合度,病人对症状管理的自我效能感水平,以及有无自我管理的能力。

三、直肠癌术后延续性护理内容

(一)日常生活指导

见第十章第四节中相关内容。

(二)造口护理指导

见第十章第四节中相关内容。

(三)LAR 术后功能锻炼指导

1.盆底肌功能锻炼　见本章第三节中相关内容。

2.排便反射锻炼　要求病人在每餐后 30 分钟均定时排便,每次锻炼 10 分钟,无论是否存在便意,均需定时进行,且无论是否排便,均应按时停止。

3.生物反馈锻炼　在专门的盆底肌康复中心进行锻炼,由受过专门训练的主管护师实施,将粘贴式三导腹前斜肌体表电极与纵行的插入式肛管电极分别置于体表和肛门内直肠下段,构成电流回路,连接生物反馈仪,在系统计算机的显示屏幕上观察病人在肛门收缩过程中肌电变化的波形及压力曲线动态变化过程,使压力曲线尽可能接近正常人的收缩压力曲线。根据肌电变化情况为病人选择适当的生物反馈锻炼方式,指导病人正确识别自己的异常和正常肌电信号,并指导病人反复进行缩肛、放松、排便等训练,之后不断重复上述训练。每周 3 次,每次 20 分钟,连续 4 周为 1 个疗程,共完成 6 个疗程。

(四)病人及家属心理护理

直肠癌对病人而言是极大的应激事件,常给病人造成较大的心理压力。需评估病人的心理问题,进行针对性的心理干预,应与病人建立良好的信任关系,根据文化层次、年龄、接受能力、性格等制订个体化的心理护理计划;耐心倾听病人的诉说;向病人介绍直肠癌成功治疗的案例,用榜样的力量帮助其树立积极、乐观、向上的心态;指导病人通过呐喊、哭泣等途径宣泄自己的不良情绪;教育病人培养兴趣爱好,从而扩大交际范围,帮助病人更好地回归社会、分散注意力,更好地摆脱肿瘤带来的心理阴影。

此外,癌症不仅严重影响病人的生活质量,还给家属带来极大的心理压力。有研究表明,癌症病人家属的健康状况不容乐观,照顾者的社会心理疾病发生率等于或大于癌症病人。对病人家属实施早期护理干预(包括癌症护理知识和心理护理),可以减轻病人及家属的焦虑、抑郁等心理负担。行造口术病人得到家属的照护和支持,在一定程度上有利于早期回归社会。

(五)社会支持

随访期间与病人家属反复沟通,告知家属多陪伴病人,不但重视病人的物质生活,也应给予其精神支持和鼓励,让病人感受到自己在家庭生活中的重要性,体验到家庭温暖。协助家属建立相关的社会支持网络,以寻求或获得帮助,同时帮助病人寻求和提供经济补助方面的信息。

四、专业知识拓展

(一)直肠癌延续性护理需求

1. 信息需求　信息需求的内容主要集中在造口护理、并发症的预防与处理、疾病相关知识、医疗服务等方面。有研究指出,66%的病人在就诊时主动向造口治疗师咨询与造口护理相关的问题,62.5%的病人存在造口袋使用不佳的问题。相关质性研究描述了肠造口病人对医疗系统改进的需求和建议,即卫生保健服务(提供健康教育信息及相关技能的培训)和卫生保健管理(预约、候诊等医疗服务)。

2. 生理与日常活动需求　肠造口术改变了病人正常的排便方式,躯体功能受限使病人在生理与日常活动方面有更多的需求。有研究显示,病人在生活知识方面需求排名前三的是饮食、穿衣和运动锻炼。病人出院后1个月存在的护理问题主要涉及睡眠和休息型态、营养、排便功能和身体活动等方面,而携带造口时间超过1年的病人还存在难以适应造口的问题。

3. 心理需求　身体形象改变、排便排气不受控制、躯体活动受限、社交活动减少、经济压力增加以及对预后的担心等多种因素严重影响病人的心理健康。对行永久性肠造口术病人的质性访谈结果表明,病人存在较大的心理压力,具体表现为焦虑、自我怀疑、对癌症的恐慌以及对未来的不确定感。

4.社会支持需求 肠造口病人的社会支持主要来源于家属、朋友和医务人员,出院后,医务人员成为其最需要的社会支持力量。国外的多项现象学研究指出,永久性肠造口病人出院后,希望通过电话随访、家访等形式与医护人员保持密切的联系,以便得到足够的健康教育信息与支持。有调查发现,在结肠造口病人希望的复诊方式中,排名前三的是家访、电话随访和造口门诊随访;期望的信息需求来源主要为造口治疗师、造口宣传手册和护士。此外,病人也希望通过造口联谊会来获得相关的护理支持。

5.性需求 造口术改变了病人的身体形象,使其性、亲密关系受到了影响。相关的质性研究中,病人也表现出相应的性功能障碍。医护人员应考虑为病人及其配偶提供性健康教育,以提升其性生活质量。

(二)直肠癌延续性护理模式

1.信息技术平台 2018年4月,国务院办公厅印发《关于促进"互联网+医疗健康"发展的意见》,明确要健全"互联网+医疗健康"服务体系,满足群众日益增长的医疗卫生健康需求。随着信息技术的发展以及沟通和学习模式的改变,针对肠造口病人的延续性护理模式呈现多样化。基于微信平台组建微信群,可对肠造口病人进行定期的知识推送,如造口病人日常起居的注意事项、造口病人的饮食与营养等,调动病人学习的积极性。同时,肠造口病人及家属可以通过微信平台进行沟通和交流,学习造口护理相关知识,通过病友间的相互沟通,探讨更为便捷的护理方法,提升自身的舒适度,从而提高生活质量。

2.医院-社区-家庭一体化 近几年,基于医联体的创新医疗服务模式使社区卫生服务在整个医疗卫生服务体系中发挥重要作用。探索建立以家庭医生为核心的社区首诊、分级诊疗服务模式,让家庭医生成为居民健康的守护人和卫生费用使用的代理人,使老百姓从家门口开始就能享受到优质、连续、有效的医疗服务。研究显示,基于医联体的创新医疗服务模式使慢性伤口病人得到有效的延续护理,治愈率明显提高,生活质量方面有显著提高。

3.多学科协作服务模式 多学科协作服务模式是指2名或2名以上不同学科的专家,通过沟通、合作和正确决策,制定精准治疗方案,给病人提供最优化的诊疗方案,减轻病人的医疗费用负担。国外已广泛应用多学科协作诊疗服务模式,我国四川大学华西医院率先在国内建立了结直肠肿瘤多学科交叉协作诊治团队。研究显示,多学科协作护理模式可有效降低直肠癌行超低位保肛术后低位前切除综合征的发生率,提高术后生活质量,且能有效提高病人的社会适应能力,改善病人的心理状况,提高自我护理能力,从而降低造口并发症的发生率。

第五节　健康教育案例

【案例一】

病人,男性,72岁,因"大便带血1年余"入院。病人1年多前无明显诱因下出现大便带血,量较少,当时未予以注意。3个月前出血明显增加,伴有里急后重感,至我院就诊。肠镜检查提示:距离肛缘4 cm可见一菜花样肿物;病理结果显示:(直肠)黏膜腺体高级别上皮内瘤变,局部癌变。门诊拟以"直肠恶性肿瘤"收治我科。病人在病程中无发热,饮食及小便正常,近期体重变化不明显。既往有冠心病史。于全麻下行腹腔镜下直肠癌根治术(Miles术),术后第1天发现肠造口黏膜呈暗紫色(正常造口肠黏膜颜色为粉红色或牛肉红色),并伴有局部水肿。该病人主要的健康问题是什么? 如何实施路径式健康教育?

(一)护理健康教育评估

1.健康史　病人营养状况良好,有冠心病史,长期服用丹参滴丸和稳心颗粒,无糖尿病史,无药物过敏史,无吸烟、饮酒史。

2.身体状况　病人左下腹有一个永久性结肠造口,呈圆形,黏膜水肿,局部暗紫色。造口周围皮肤完好,通畅无狭窄。造口袋内未排气,排少量粪液。

3.心理-社会状况　病人年龄较大,文化程度较低,依从性差;加上丧偶、独居、家人情感支持不足,缺乏对相关疾病知识的了解,从而对手术产生恐惧感,对造口排斥,对手术后并发症恢复情况及出院后造口护理表示担忧。

该病人存在的健康问题如下:①焦虑、恐惧:与排便方式的改变及相关疾病有关。②自我护理能力差:与知识缺乏和年龄大有关。③知识缺乏:缺乏治疗康复信息和肠造口护理相关知识。

健康教育的重点是强化疾病认知和肠造口护理知识教育。

(二)路径式健康教育

1.术后第1天　护士小李发给病人造口护理手册,让病人及家属了解肠造口相关知识。病人左下腹有一个永久性结肠造口,鼓励病人观看和触摸自己的造口,观看造口位置、大小、形状和颜色,使病人逐渐接受造口。护士小李轻柔撕去造口底盘,清洁造口及周围皮肤,去除造口周围表面的少量渗血。观察造口周围皮肤情况,造口呈圆形,造口黏膜水肿,颜色呈暗紫色。通过透光试验观察肠管深部黏膜完好情况。具体方法:取一根透明试管,经润滑后从造口开口处轻轻插入造口内,用手电筒垂直照射,观察下端肠管黏膜有透光、血运良好,注意造口转归。逐一向病人及家属介绍更换造口袋的流程及造口产品的用途和用法。

2.术后第2天　护士小李观察造口周围皮肤情况及造口大小、形状和颜色,发现造口黏膜颜色转为暗红色,注意询问病人感受。

3.术后第3天　护士小李指导病人及家属评估肠造口的功能和周围皮肤的情况,轻柔撕去造口底盘,造口底盘皮肤有散在的淤青,造口黏膜颜色呈土黄色,未自行脱落,界限不清晰,土黄色黏膜下端肠黏膜呈粉红色,造口呈圆形,直径为2.5 cm,继续观察。病人已排便排气,大便为黄色软便。给予更换两件式造口袋,方便清理粪便及排除多余气体。向病人及家属告知坏死黏膜自行脱落过程,缓解其焦虑情绪。操作过程中再次向病人及家属讲解造口袋更换流程,可以使用手机拍摄操作过程,防止遗忘。

4.术后1周　采用卡片、多媒体、展板等形式介绍造口护理知识,指导家属用小拇指进一步探查肠管,有轻微紧箍感。更换两件式造口袋,更换时再次向病人及家属进行指导,并鼓励家属参与更换造口袋。由于探查肠管时有紧箍感,故向病人及家属指导如何扩肛,并向其讲解扩肛的重要性。

5.术后至出院　病人术后留下一个永久造口,无论是对其本人还是对家属都是一个打击。深入病房,与病人及家属充分沟通,安排造口探访者现身说法,解除病人的思想顾虑,以良好的心态度过心理重创期。肠造口虽然挽救了病人生命,但病人因此造口承受着巨大的压力,出现烦躁、抑郁等负性情绪。应不断向病人及家属讲解疾病相关知识和造口的重要性。告知家属情感支持对病人的意义很大。更多的陪伴与交流可以消除其孤独感,使病人从中得到安慰,增强战胜疾病的信心。因此,应加强对家属的护理干预,消除家属的心理顾虑,让家属主动参与到对病人的治疗和护理当中,使病人得到来自家属的多方面的支持,在家属和医护人员的帮助下掌握造口的护理技巧,努力恢复正常人的生活。

6.出院指导　指导病人及家属出院后定时扩肛,预防造口狭窄。介绍直肠癌延续性护理的形式,包括科室电话随访、家庭随访、造口联谊会、造口门诊随访、QQ群、微信群以及造口护理 APP 等。医护人员可以通过推送文字、图片、视频资料及互动交流等方式,使病人及家属获得相关的专业知识及学习相关技能,从而获得帮助。

【案例二】

病人,男性,49岁,因"排便次数增加1月余"入院。病人1个多月前无明显诱因下出现大便次数增多,伴有里急后重感,至我院就诊。行肠镜检查:距肛缘5 cm可见菜花状肿块,表面覆污苔,侵及肠腔全周,质地脆,触之易出血。肠镜病理报告提示:直肠腺癌。为进一步诊治,拟以"直肠癌"收住我科。病程中无发热、恶心、呕吐、腹痛、腹胀,睡眠尚可,近期体重变化不明显。病人平素健康状况良好。体检:腹平软,腹部未扪及明显包块,左下腹轻度压痛,无反跳痛。肠鸣音 6～10 次/分。积极完善术前准备后,在全麻下行经腹腔镜低位直肠癌根治性切除术＋末端回肠预防性造瘘术。术后病人出现大便失禁现象,对手术效果和排便功能的恢复十分担忧。该病人主要的健康问题是什么? 如何实施路径式健康教育?

(一)护理健康教育评估

1. 健康史　病人营养状况良好,无糖尿病、高血压病史,无药物过敏史,无吸烟、饮酒史。

2. 身体状况　病人行低位直肠癌根治术,保留肛门,术后病人出现大便失禁。

3. 心理-社会状况　该病人为中年人,文化程度低,缺乏对相关疾病知识、手术方式以及预防性造口的了解,对手术后并发症恢复情况及出院后的护理表示担忧。

该病人存在的健康问题如下:①焦虑、恐惧:与术后出现并发症有关。②自我护理能力差:与知识缺乏有关。③知识缺乏:缺乏治疗康复信息和自我护理相关知识。

健康教育的重点是加强 LAR 术后并发症认知及功能锻炼指导。

(二)路径式健康教育

1. 术后第 1 天　护士小张重点观察病人有无出血并发症,注意引流液的颜色、性质和量的改变,及时发现有无出血的情况。

2. 术后第 2 天　护士小张详细介绍保肛手术的优点、恢复过程,以及术后进行排便功能训练的方法、意义、注意事项和重要性,使病人树立信心,能够长期坚持训练。

3. 术后第 5 天　病人出现大便失禁症状,分析原因可能是手术吻合口位置低,手术损伤造成肛门括约肌静息压有所下降,肛管高压区即生理括约肌长度变短,使近端肛管处于开放状态,肛管区感受器经常受到下行的肠内容物刺激,使机体不断产生便意,甚至有里急后重感。护士小张应密切观察病人肛门周围皮肤、黏膜血运情况及分泌物的性状(一般为血性分泌物),术后 2～3 天分泌物量逐渐减少,可为血性或无色黏液。指导家属每日检查肛周皮肤,随时用无菌棉球擦净分泌物,保持肛周皮肤清洁干燥,如肛周有分泌物或不适感,应用温水擦洗,可减少肛门疼痛和水肿,促进肛门功能的恢复。

4.术后1周　待病人胃肠功能恢复后予以进食。肛门排气第1天进少量流质饮食,每次30～50 mL,第2天进全量流质饮食,2天后进半流质饮食,7～10天后进软食。要选择高蛋白、高热量、高维生素、易消化的少渣清淡饮食,忌食辛辣、刺激性、干硬、膳食纤维食物及豆类、蒜、乳类等易产气食物。

5.术后至出院　术后恢复期病人会出现轻中度排便反射和自主控便能力下降,指导病人进行排便功能锻炼和排尿中断训练。

(1)排便功能锻炼:①盆底肌功能锻炼。待病人术后肛周水肿消退后,指导病人进行反复收缩舒张肛门训练,主要锻炼肛提肌、肛门括约肌及阴部肛门神经反射的功能。②排便反射训练。指导病人术后进行排便反射训练,每次有便意时,通过变换体位、听音乐和从事轻体力活动等方法减轻便意,以训练其肠道的贮便功能和肠壁的延伸性。根据病人的作息时间养成定时排便的习惯,以促使其大脑皮层建立定时排便的条件反射。

(2)排尿中断训练:指导病人在排尿过程中突然中断尿流,至尿流完全停止后再继续排尿。排尿中断2～3次,每日训练数次。此方法对盆底肌的收缩功能及诱导肛门括约肌收缩均有益处。

6.出院指导　指导病人定时进行扩肛,一般每周扩肛1～2次。

参 考 文 献

[1]国家卫生健康委员会,直肠癌规范化诊疗指南(试行),2019.

[2]国家卫生健康委员会医政医管局,中华医学会肿瘤学分会.中国结直肠癌诊疗规范(2020年版)[J].中国实用外科杂志,2020,40(6):601－625.

[3]贺育华,杨婕,蒋理立,等.加速康复外科模式下结直肠癌患者出院准备度与出院指导质量现状调查[J].护理学杂志,2019,34(10):17－19.

[4]包已男,姜茹鑫,白姆,等.信息技术在结直肠癌患者延续护理中的应用进展[J].中华护理杂志,2017,52(3):280－284.

[5]宋宏.微信平台在直肠癌根治术患者延续护理中的应用[J].护理学杂志,2015,30(22):86－88.

[6]中华护理学会.成人肠造口护理:T/CNAS07－2019.

第十二章　消化道出血

消化道出血(gastrointestinal hemorrhage)是常见病,随着年龄的增加,发病率也有所增加。成年人急性消化道出血一次失血量可超过 800 mL,或占总循环血量的 20% 左右,当收缩压<100 mmHg、脉率>100 次/分时,病人就会表现出低血压的症状和体征,如视力模糊、头晕、手足发冷、出冷汗、直立位昏厥等。消化道疾病引起出血的病因分析结果表明:80% 以上的出血疾病位于上消化道,仅约 20% 位于下消化道。按发病率由高到低排序,上消化道疾病依次为溃疡病、急性胃黏膜病变、食管静脉曲张和胃癌,下消化道疾病依次为息肉、癌症、炎症性肠病和血管畸形。

第一节　疾病相关知识

上消化道出血

上消化道出血(upper gastrointestinal hemorrhage)是指屈氏韧带以上的消化道,包括食管、胃、十二指肠和胰、胆等病变引起的出血,以及胃空肠吻合术后的空肠病变出血。出血的病因可为上消化道疾病或全身性疾病。主要临床表现为呕血和(或)黑便,常伴有血容量减少而引起急性周围循环衰竭,严重者导致失血性休克而危及病人生命。本病是常见的临床急症,死亡率约为 10%,在老年人、伴有严重疾患的病人中死亡率可达 30%。及早识别出血征象,严密观察周围循环状况的变化,迅速而准确的抢救治疗和细致的临床护理,均是抢救病人生命的关键环节。

一、病因

上消化道出血的病因多达几十种,而引起消化道大出血并急需外科处理的通常以下列五种疾病为多见。

1. 胃十二指肠溃疡(gastric and duodenal ulcer)　占40%～50%,其中3/4是十二指肠溃疡。大出血的溃疡一般位于十二指肠球部后壁或胃小弯,大多是由溃疡基底血管被侵蚀破裂所致,多数为动脉出血。特别是在慢性溃疡中,常伴有大量瘢痕组织,动脉裂口缺乏收缩能力,多呈搏动喷射性出血,静脉输注和经口给予止血药物难以奏效,特别是年龄在50岁以上的病人,常因伴有小动脉壁硬化,出血更不易自止。

在胃十二指肠溃疡中,有两种情况需予以注意:一种是药物损伤引起的溃疡,如长期服用阿司匹林和吲哚美辛等具有促进胃酸分泌增加或导致胃黏膜屏障损害(抑制黏液分泌,加重胃局部血管痉挛)作用的药物,可诱发急性溃疡形成,或使已有的溃疡趋向活动化,导致大出血。另一种是吻合口溃疡,多发生于胃部分切除作胃空肠吻合术或单纯胃空肠转流术后的病人,在胃和空肠吻合口附近可发生溃疡。前者的发生率为1%～3%,后者的发生率为15%～30%,发生时间多在术后2年内,也可在手术后十余天。50%吻合口溃疡会出血,少数病人可发生大出血而需外科或介入治疗。

2. 门静脉高压症　占20%～25%。肝硬化引起门静脉高压症多伴有食管下段和胃底黏膜下层的静脉曲张。黏膜因曲张静脉而变薄,易被粗糙食物所损伤;或由于胃液反流入食管,腐蚀已变薄的黏膜;同时门静脉系统内的压力较高,易导致曲张静脉破裂,发生难以自止的大出血。原发性肝癌伴门静脉主干癌栓时,常引起急性门静脉高压而发生食管、胃底曲张静脉破裂大出血,临床上可表现为大量呕吐鲜血,易导致失血性休克,病情凶险且预后较差。

3. 应激性溃疡或急性糜烂性胃炎　约占20%。近年来,其发生率有明显上升趋势,多与休克、复合性创伤、严重感染、严重烧伤(Curling 溃疡)、严重脑外伤(Cushing 溃疡)或大手术有关。在这种情况下,交感神经兴奋,肾上腺髓质分泌儿茶酚胺增多,使胃黏膜下血管发生痉挛性收缩,组织灌流量骤减,导致胃黏膜缺血、缺氧,以致发生表浅的(不超过黏膜肌层)、边缘平坦的溃疡或多发的大小不等的糜烂灶。这类溃疡或急性糜烂位于胃的较多,位于十二指肠的较少,常导致大出血。

4. 胃癌　多发生在进展期胃癌或晚期胃癌,由于癌组织缺血性坏死,表面发生坏死组织脱落或溃疡,可侵蚀血管而引起大出血。

5. 肝内局限性慢性感染、肝肿瘤和肝外伤　肝内局限性慢性感染可引起肝内毛细胆管或胆小管扩张合并单发性或多发性脓肿,感染灶或脓肿腐蚀肝内血管所导致的出血可经肝外胆管排入肠道,引发呕血或便血,称为胆道出血。肝癌、肝血管瘤以及外伤引起的肝实质中央破裂也能导致肝内胆道大出血。

其他较为少见的病因有上消化道(血管)畸形、上消化道损伤、贲门黏膜撕裂综合征、急性胃扩张或扭转、内疝等。

二、辅助检查

1. 实验室检查　测定血红细胞、白细胞和血小板计数，以及血红蛋白浓度、血细胞比容、肝功能、肾功能、粪便隐血等，有助于估计失血量及动态观察有无活动性出血，判断治疗效果及协助病因诊断。

2. 应用三腔二囊管的检查　把三腔二囊管放入胃内后，将胃气囊和食管气囊充气，以压迫胃底和食管下段，用等渗盐水经第三管将胃内积血冲洗干净。如果没有再出血，则可证明为食管或胃底曲张静脉的破裂出血；如果吸出的胃液仍含血液，则门静脉高压性胃病或胃十二指肠溃疡出血的可能性较大。对这种病人用三腔二囊管检查来明确出血部位，更有实际意义。该检查简单易行，但需要取得病人的充分合作。

3. 内镜检查　内镜检查有助于明确出血的部位和性质，并可同时进行止血处理（双极电凝、激光、套扎和注射硬化剂等）。内镜检查应早期（出血后 24 小时内）进行，阳性率高达 95% 左右。镜检前用冰盐水反复灌洗胃腔，不但能发现表浅的黏膜病变，而且能在食管或胃底静脉曲张与胃十二指肠溃疡两种病变同时存在时，明确主要是何种疾病导致的出血；如发现十二指肠壶腹部开口处溢出血性胆汁，即可诊断为胆道出血。对胃十二指肠内镜检查阴性的病人，若仍有活动性出血，可用胶囊内镜或双气囊小肠镜做进一步检查，以明确小肠内有无出血性病灶存在。

4. X 线钡餐检查　上消化道急性出血期内进行钡餐检查有促使休克发生，或使原已停止的出血再出血的可能性，因而不宜施行。休克改善后，为明确诊断，可作钡餐检查。采用不按压技术作双重对比造影，约 80% 的出血部位可被发现，同时也较安全。这种技术现在已较少应用。

5. 选择性腹腔动脉或肠系膜上动脉造影以及超选择性肝动脉造影　这项检查对确定出血部位尤其有帮助，但每分钟至少要有 0.5 mL 含有显影剂的血液自血管裂口溢出，才能显示出血部位。在明确出血部位后，还可将导管插至出血部位，进行栓塞等介入止血治疗。此项检查比较安全，在有条件时应作为首选的诊断和急诊止血方法。

三、临床表现

上消化道出血的临床表现取决于出血病变的性质、部位、失血量和速度，并与病人的年龄、出血前的全身状况（如有无贫血）及心、肾、肝功能有关。

1. 呕血与黑便　呕血与黑便是上消化道出血的特征性表现。每日出血量为 5～10 mL，粪便隐血试验可呈阳性反应；每日出血量在 50～100 mL 或以上可出现黑便;胃内积血量为250~300 mL时可引起呕血。若出血后血液在胃内潴留,则血液经胃酸作用后可转变成酸性血红蛋白而成咖啡色;如出血量多、速度快,则常呕吐新鲜血液;出现黑便和柏油样便,是由血红蛋白的铁经腔内的硫化物作用形成硫化铁所致的。

2. 失血性周围循环衰竭 上消化道大出血时,由于循环血容量急剧减少,静脉回心血量相应不足,导致心排血量降低,常发生急性周围循环衰竭,其程度轻重因出血量大小和失血速度快慢而异。病人可有头昏、心悸、乏力、出汗、口渴、晕厥等系列组织缺血的表现。出血性休克的早期体征有脉搏细速、脉压变小,血压可因机体代偿作用而正常甚至一时偏高,此时应特别注意血压波动,并予以及时抢救,否则血压将迅速下降。呈现休克状态时,病人表现为面色苍白、口唇发绀、呼吸急促,皮肤湿冷,呈灰白色或出现紫灰花斑,施压后褪色,经久不能恢复,体表静脉塌陷;精神萎靡、烦躁不安,重者反应迟钝、意识模糊;收缩压降至80 mmHg以下,脉压小于25~30 mmHg,心率加快至120次/分以上,休克时尿量减少,若补足血容量后仍少尿或无尿,应考虑并发急性肾损伤。老年人因器官储备功能低下,且常有脑动脉硬化、高血压、冠心病、慢性阻塞性肺疾病等老年基础病变,即使出血量不大,也可引起多器官衰竭,增加病死率。

3. 贫血及血象变化 上消化道大出血后,均有急性失血性贫血。出血早期血红蛋白浓度、红细胞计数与血细胞比容的变化可能不明显,经3~4小时后,因组织液渗入血管内,使血液稀释,才出现失血性贫血的血象改变。贫血程度取决于失血量、出血前有无贫血、出血后液体平衡状态等因素。出血24小时内网织红细胞即见增高,出血停止后逐渐降至正常,如出血不止,则可持续升高。白细胞计数在出血后2~5小时可升高为(10~20)×10⁹/L,血止后2~3天恢复正常。肝硬化脾功能亢进者白细胞计数可不升高。

4. 氮质血症 氮质血症可分为肠源性氮质血症、肾前性氮质血症和肾性氮质血症。上消化道大出血后,肠道中血液的蛋白质消化产物被吸收,引起血中尿素氮浓度增高,称为肠源性氮质血症。血尿素氮多在一次出血后数小时上升,24~48小时达到高峰,一般不超过14.3 mmol/L(40 mg/dl),3~4天恢复正常。如病人血尿素氮持续增高超过3~4天,血容量已基本纠正且出血前肾功能正常,则提示有上消化道继续出血或再次出血。出血导致周围循环衰竭,使肾血流量和肾小球滤过率减少,以致氮质潴留,这是血尿素氮增高的肾前性因素。如无活动性出血的证据,且血容量已基本补足而尿量仍少,血尿素氮不能降至正常,则应考虑是否因严重而持久的休克造成急性肾损伤(肾小管坏死),或失血加重了原有肾病的肾损害而发生肾衰竭。

5. 发热 大量出血后,多数病人在24小时内出现发热,一般不超过38.5 ℃,

可持续3～5天。发热机制可能与循环血容量减少、急性周围循环衰竭导致体温调节中枢功能障碍有关，失血性贫血亦为影响因素之一。临床上分析发热原因时，要注意寻找有无并发肺炎或其他感染等引起发热的因素。

下消化道出血

下消化道出血（lower gastrointestinal hemorrhage）是指屈氏韧带以下的小肠、盲肠、阑尾、结肠与直肠内病变所引发的出血，通常不包括痔疮、肛裂等出血。下消化道出血的原发病灶约90%以上位于结肠内，其余发生在小肠；下消化道出血发生率约占整个消化道出血的20%，下消化道大出血的发生率更低。下消化道大出血多见于老年病人，因消化道出血住院的病人中下消化道出血约占1/4，出现休克或需要安静卧床的病人占比<20%，需要输血者占比<40%，85%的出血可自行停止，住院死亡率<3%。

一、病因

引起下消化道出血的疾病较多，常见的病因依次为肠道肿瘤、肠息肉、炎性肠病、憩室病、肠壁血管性疾病等。

1. 肠道肿瘤　肿瘤是下消化道出血的主要原因之一，以结肠癌最常见，其他还有小肠腺癌、直肠癌、肠道间质瘤、肠道淋巴瘤等。

2. 肠息肉　占下消化道出血的33%，以结肠或直肠为多发，其他还有小肠息肉、家族性结肠息肉、肠黑斑息肉等。

3. 炎性肠病　包括溃疡性结肠炎（ulcerative colitis）、克罗恩病、非特异性结肠炎、急性坏死性小肠炎、肠结核、缺血性肠炎、放射性肠炎、结肠阿米巴病、小肠非特异性溃疡、肠贝赫切特综合征等。溃疡性结肠炎病人常有腹泻，伴有不等量的便血，多与大便相混，伴有腹痛、里急后重和急迫感。

4. 憩室病　包括梅克尔憩室病（Meckel's diverticulum）、肠道憩室病和结肠憩室炎。梅克尔憩室是小于30岁青年人小肠出血最常见的原因。

5. 肠壁血管性疾病　包括肠系膜动脉栓塞、肠系膜血管血栓形成、肠壁血管发育畸形、肠壁遗传性出血性毛细血管扩张症、肠管异位静脉曲张肠壁海绵状血管瘤、主动脉肠瘘等。

6. 其他　如肠套叠、肠扭转、肠内疝、肠外伤、肠壁寄生虫病、肠管畸形等。

二、辅助检查

1. 结肠镜检查　生命体征稳定的病人如果4小时内没有再出血，经充分的液体复苏和结肠灌洗后进行结肠镜检查。严重的或活动性下消化道出血病人（脉率为100次/分或更高，收缩血压＜100 mmHg）住院6～12小时，在快速结肠灌洗之后，只要没有血和凝血块，急诊结肠镜检查能确定80%～85%的出血部位，且可对20%的病变进行治疗。

2. 选择性血管造影和核素检查 因为50%～80%的下消化道出血来源于肠系膜上动脉供应的肠管，应先行肠系膜上动脉造影检查，如未发现异常，可进行肠系膜下动脉造影检查。活动性小肠出血的检出率达75%。严重的并发症（广泛小肠缺血、下肢缺血等）发生率为3%。动脉内注入亚甲蓝或荧光素，可精确地判断出血的小肠段，有利于肠切除的定位。然而，结肠的血管扩张出血常是多发性的，能显示造影剂溢出的仅有10%～20%。对于活动性小肠出血，核素扫描的检出率达75%。注入标记的红细胞3～36小时后，还能显示急性再出血，对周期性出血特别有用。然而，即使检查结果为阳性，其定位准确性也仅有78%。在延迟扫描时，小肠的出血已进入右半结肠或横结肠，有可能造成误判。

3. 推进式小肠镜检查（push-type small-bowel endoscopy）或胶囊成像（capsule imaging） 下消化道出血来自小肠的不足5%，上消化道内镜与结肠镜检查均不能评价小肠出血部位和病变性质。由于小肠出血罕见，加上检查有一定难度，因此，仅在周期性出血且不能确定出血部位时，才进行小肠检查。推进式小肠镜很难达到回肠末段，但可以对观察到的病变取活检并进行治疗。术中配合手术医生进行小肠镜检查，对确定病变部位特别有用。胶囊成像（或称胶囊内镜）是指服下的胶囊随胃肠道蠕动而自动摄下全消化道的图像。其优点是体积小，不给病人增加痛苦，可以检查全消化道；不足之处是成本高，即便发现病变，也无法进行活检和治疗。

4. 钡剂灌肠检查 钡剂灌肠检查对结肠的憩室病和肿瘤的诊断有重要价值。

三、临床表现

粪便的颜色可以帮助鉴别出血是来自上消化道还是来自下消化道。若棕色粪便混有或沾有血迹，则出血多来源于乙状结肠、直肠或肛门；大量鲜红色血液提示出血来自结肠；栗色粪便意味着出血位于右侧结肠或小肠；黑粪症表示出血来自上消化道；无痛性大量出血通常提示憩室或血管扩张出血；血性腹泻伴有腹部绞痛、急迫感或里急后重，是炎性肠疾病、感染性结肠炎或缺血性结肠炎的特点。若血中尿素氮＜10.7 mmol/L（30 mg/dL），则约2/3病人的大出血来自结肠的近端。上消化道出血与下消化道出血的鉴别见表12-1。

表 12-1　上消化道出血与下消化道出血的鉴别

	上消化道出血	下消化道出血
部位	屈氏韧带以上的消化器官病变引起的出血以及胃空肠吻合术后的空肠病变出血	屈氏韧带以下的肠道出血
常见病因	消化性溃疡、急性糜烂性胃炎、食管胃底静脉曲张破裂、胃癌	大肠癌、大肠息肉
病史	多有消化性溃疡、应激史、肝胆疾患史或呕血史	多有腹部疼痛、腹部包块及排便异常病史或便血史
出血先兆	急性上腹痛或原有节律性腹痛加剧等	中、下腹痛或里急后重等
临床表现	呕血、黑便	血便、不伴呕血
便血特点	柏油样便、黑便或粪便隐血（＋）、无血块	暗红色或鲜红色血便（大量出血时可有血块）、黏液脓血便
粪便性状	稠或成形，血与粪便均匀混合	多不成形，或血液附在粪便表面，或大便后滴血

第二节　治疗与进展

　　近年来，随着临床药物研究的逐渐发展及内镜下止血的广泛开展，需要外科紧急处理的出血病例明显减少。尽管如此，仍应遵守一般处理原则，对于内科不能控制的动脉出血、伴有低血压的再出血病人、总输血量大于 1600 mL 者、住院期间多次反复出血者，均应考虑外科急诊手术。

一、手术治疗

（一）适应证

　　1. 经积极保守治疗无效者。

　　2. 出血速度快、短期内出现休克症状者。

　　3. 高龄病人伴有动脉硬化，出血自行停止可能性小者。

　　4. 经过保守治疗出血已停止，但短期内可能再出血者。

（二）手术方式

　　1. 上消化道出血手术方式　上消化道出血时，主要依据出血性病变的性质和部位以及病人的全身情况，来选择恰当的手术方式进行止血和病因治疗。引起上消化道出血的病因有多种，但引起大出血并需要外科急诊手术止血者，在我国主要包括消化性溃疡、门脉高压症、应激性溃疡、胃癌、肝肿瘤或肝外伤等。下面分别叙述引起上消化道大出血的常见病变的外科手术方式。

（1）溃疡性病变引起的出血：

①胃溃疡：需要手术治疗的胃溃疡往往病史较长，多属于慢性溃疡，尤其年龄在 45 岁以上者，出血不容易自行停止。若病人全身情况允许，最可靠的方法是施行包括溃疡在内的胃大部切除术（近端或远端胃大部切除），可达到手术止血、去除溃疡病灶和防止再出血的基本目的。对于生命垂危的大出血病人，尤其是伴有心血管病变及糖尿病的高龄病人，应尽可能缩短手术时间，减小手术范围，可采用缝扎溃疡底部出血点和结扎附近主要血管的方法，术后给予抗溃疡治疗，近期效果尚令人满意。伴有溃疡穿孔的出血病例，根据病人的全身情况、腹腔内污染程度等因素，可缝扎溃疡底部出血点，结扎附近主要血管，并行溃疡穿孔修补，有条件地慎重选择胃大部切除术。术中应注意鉴别溃疡病变的良恶性质，可切取溃疡边缘处组织送病检，必要时行术中快速冰冻切片检查。

②十二指肠溃疡：标准的胃大部切除术对十二指肠溃疡的疗效通常是较为满意的。如果溃疡病变位置较低、病变周围有较多疤痕或溃疡病变已穿透胰腺，使溃疡病灶切除困难或切除后残端关闭困难，则可以行十二指肠残端插管造瘘术或溃疡旷置术，同时结扎十二指肠上下缘的胃十二指肠动脉及胰十二指肠动脉，并切除胃的大部分。伴有慢性疾患的高龄危重病例，实施胃切除术的死亡率仍较高，可选择溃疡基底部"8"字缝扎后，结扎胃十二指肠动脉并将溃疡旷置于肠外，也可选用迷走神经切断术和溃疡基底部出血灶缝扎术，有较好的止血效果并可降低手术风险。

③吻合口溃疡出血：术后吻合口溃疡大出血多难自止，应早期施行手术。初次手术时未作迷走神经切断术者，可行出血点缝扎术和迷走神经切断术，或者切除原吻合口后再次吻合并同时行迷走神经切断术。若已行迷走神经切断术而又发生吻合口溃疡大出血，则再次手术应施行包括原胃空肠吻合口在内的胃大部切除术和胃空肠吻合术。另外，吻合口溃疡出血再手术时，一定要探查原十二指肠残端，若发现残端过长而又有胃窦黏膜残留可能，应再次切除原残端，防止再出血。

④应激性溃疡大出血：可选用胃大部或近全胃切除术或选择性迷走神经切断术加幽门成形术。目前对各种术式疗效的认识尚不一致，多数认为同时行迷走神经切断术有较好疗效，其作用在于开放胃黏膜层的小动静脉短路，减少黏膜充血。

（2）胃癌引起的大出血：应根据病变部位、范围及病人全身情况，选择根治性胃大部或全胃切除术。高龄病人应慎行全胃切除术；病变已属晚期而又出血不止者，可行邻近血管结扎或栓塞术，同时行胃造瘘术，以便术后经胃造瘘管进行营养支持治疗。

（3）胆道出血手术方式应依据病人的具体情况来选择：①胆总管探查与引流术（或加胆囊切除术）：操作简单，有利于控制感染，但术后再出血率较高。②肝固有动脉或患侧肝动脉分支结扎术：有利于止血，效果较令人满意，值得采用，但单纯结扎也常常无效。③肝叶切除术：肝动脉结扎后仍有大出血者，可考虑行患侧肝叶切除术，有条件时可行术中胆道造影或胆道镜检查，有利于明确出血部位和病变性质，决定切除范围。

（4）对病变部位和性质不明的大出血，经积极的初步处理后，生命体征仍不稳定者，应考虑早期剖腹探查，以便找到病因，采取相应的止血措施。

2. 下消化道出血手术方式

（1）急诊剖腹探查手术：对于出血量较大，出血难以控制，需依赖输血维持血液循环稳定，24 小时内需输血 4～6 U，或总输血量＞10 U，或经多种方法检查仍未能明确出血部位和病变性质者，以及因憩室出血两次而住院的病人，应施行急诊剖腹探查术。由于肠腔内存在大量积血，寻找出血部位非常困难，探查应从空肠起始部按由近到远的顺序进行，观察肠壁或肠系膜血管是否增多、密集，触摸肠壁有无隆起型病灶；必要时还可进行术中选择性动脉造影、纤维肠镜检查，以求能明确出血部位，并进行相应手术治疗。在出血部位不明了的情况下，不主张盲目施行肠段切除术，否则不仅不利于控制出血，还可能增加围手术期并发症。

（2）择期手术：对于良性病变，出血部位明确，经非手术治疗效果不令人满意者，可择期手术，旨在切除原发病灶，消除病因，防止再次出血。而对于肠癌，则应争取施行根治性切除术；对于因晚期肿瘤所致的大出血，应争取姑息性切除原发灶而控制出血。

二、非手术治疗

（一）上消化道出血

《急性上消化道出血急诊诊治流程专家共识》中提出，应本着"先救命，后治病""先治标，后治本"的原则，即首先进行紧急评估，包括意识状态评估＋ABC（A 为气管、B 为呼吸、C 为循环）生命体征评估，对丧失生命迹象者立即给予心肺复苏治疗，并采取常规 OMI（O 为吸氧，M 为监护，I 为建立静脉通路）紧急处置措施，使用液体复苏＋初始药物联合治疗，最大限度地挽救急性上消化道出血病人的生命。

1. 液体复苏　建立 1～2 条足够粗的静脉通道，如施行颈内静脉或锁骨下静脉穿刺置管输液，以保证能够迅速补充血容量。先滴注平衡盐溶液、乳酸钠等渗盐水和血浆代用品，同时进行血型鉴定、交叉配血和血常规等检查。要每 15～30 分钟测定一次血压和脉率，或使用心电多功能监护仪实施生命体征动态监护，并观察周围循环情况,作为补液和输血的参考指标。避免因输液和输血过多、过快而引起急性肺水肿,对老年病人和心肺功能不全者尤其应注意。一般来说,失血量不超过 400 mL、循环血容量轻度减少时,血液可很快地被组织液、脾和肝贮血所补充,血压和脉率的变化不明显。如果收缩压降至 70～90 mmHg,脉率增速至130 次/分,表示失血量约达全身总血量的 25%,病人黏膜苍白,皮肤湿冷,表浅静脉塌陷,此时应大量补液、输血,将血压尽可能维持在(90～100)/(50～60) mmHg及以上,脉率在 100 次/分以下。需要指出,平衡盐溶液的输入量宜为失血量的2～3 倍。只要保持血细胞比容不低于 0.30,大量输入平衡盐溶液以补充功能性细胞外液与电解质的丢失,就是有利于抗休克的。

2.药物治疗

(1)止血剂有一定疗效。抗血纤类药物优于安络血、止血敏等。肝病病人使用维生素 K_1 有助于凝血酶的合成,促进凝血和止血。局部应用止血药,如血管收缩剂去甲肾上腺素和凝血酶,加入冰盐水中口服或洗胃,有暂时止血作用。

(2)制酸剂是通过降低胃内酸度,促进血小板凝集和保护血凝块不被消化和破坏而起作用的,上消化道疾病出血均应常规应用制酸剂。临床常用奥美拉唑40 mg 首剂静推,以后每 12 小时重复一次,一般应用 5～7 天,可显著降低再出血率。

(3)血管升压素适用于食管胃底静脉曲张出血及胃肠道血管扩张或畸形并发的出血。血管升压素可收缩内脏血管,减少门静脉血流和降低门静脉压力,因此有利于损伤血管的局部血栓形成,从而达到止血目的。临床常用的药物有垂体后叶素。

(4)生长抑素除了抑制生长激素和许多胃肠激素分泌外,尚可使内脏血流减少和门静脉压降低,不伴有全身血流动力学的改变。临床常用的药物有奥曲肽和施他宁。

(5)前列腺素能抑制胃酸和胃泌素的分泌,对胃黏膜细胞有保护作用,能增强胃黏膜屏障功能。

(6)其他。肝病病人忌用吗啡、巴比妥类药物;宜输新鲜血,因库存血含氨量高,易诱发肝性脑病。准备好急救用品和药物。

3.三(四)腔二囊管压迫止血　该管的两个气囊分别为胃囊和食管囊,三腔管内的三个腔分别通往两个气囊和病人的胃。四腔管较三腔管多了一条在食管囊上方开口的管腔,用于抽吸食管内积蓄的分泌物或血液。用气囊压迫食管胃底曲张静脉,其止血效果肯定,但病人痛苦、并发症多、早期再出血率高,故不推荐作为首选止血措施,目前只在药物治疗不能控制出血时暂时使用,以争取时间准备内镜止血等治疗措施。

4.内镜下止血　内镜检查所见溃疡活动性出血可表现为动脉喷血或溃疡持

续渗血,对这些病人均应进行内镜下止血。若不存在活动性出血,但见溃疡底伴有突起的血管,覆盖有血痂或见有色素点,这些征象伴有很高的再出血危险性,如果不进行治疗,再出血率可达 50% 左右,因而主张进行内镜下止血治疗。若溃疡基底深,疑有穿透性溃疡或溃疡面大,见有血管搏动,治疗时应特别小心或考虑外科手术治疗。

5.病因治疗　诸多消化道出血继发于一些疾病,应注意病因治疗,如胃十二指肠溃疡大出血、门静脉高压症引起的食管和胃底曲张静脉破裂的大出血、胆道出血等。由药物引起的急性溃疡,在停用该药物后,经过初步处理,出血多会自止。

(二)下消化道出血

1.选择性动脉介入治疗

(1)加压素动脉内滴注:选择性血管造影显示造影剂外溢时,即在该处经动脉导管滴入加压素,首次剂量为每分钟 0.2 U,在灌注 20 分钟后复查血管造影,以明确出血是否停止。若出血已停止,继续用前述剂量维持 12~24 小时,然后逐渐减量,直至停用。若出血不止,增加加压素剂量至每分钟 0.4 U,仍无效者应停止加压素治疗。一般统计其有效率为 53%~91%,与出血的血管口径大小有一定的关系,加压素直接作用于血管壁的平滑肌,特别是末梢小动脉,故对口径较大的血管止血效果较差。加压素治疗有一些不良反应,如用药后心动过缓、诱发心律失常等,近年来也有报道并发乙状结肠梗阻,或加压素反流入主动脉而引起一侧下肢严重缺血的情况,因此加压素的浓度不宜太高。

(2)动脉栓塞疗法:可采用各种不同的短暂性或永久性栓塞材料,如对于溃疡、糜烂、憩室或外伤性撕裂等,可采用短暂性栓塞剂止血,经一定时间后一时性栓塞的血管再通,以减少对栓塞部位不必要的损害;而对于动静脉畸形、血管瘤、毛细血管瘤或静脉曲张等,可采用永久性栓塞剂。短暂性栓塞剂有自体凝血块和明胶海绵,前者在数小时至 1 天内被溶解吸收,后者可维持 7~21 天。永久性栓塞剂有 PVA 粒子和金属线圈,直径大于 420 μm 的 PVA 粒子用于肠道出血未见肠缺血坏死发生,直径小于 250 μm 的 PVA 粒子用于栓塞则有相当的危险性。多聚物、硅胶和无水乙醇可阻塞末梢血管而引起肠管缺血坏死,一般不用于肠道出血病例。虽然经栓塞治疗后仍有发生梗阻的可能,但不少研究者认为该治疗方法可帮助不能耐受手术的病人度过危险期,待病情好转后再进行择期手术。

2.经纤维结肠镜止血　对于肠道黏膜浅表性糜烂出血灶,可直接喷洒凝血酶、医用黏合胶、去甲肾上腺素等止血药;对于遗传性毛细血管扩张症或小血管瘤等引起的出血,可采用高频电凝或激光治疗;对于孤立性的肠壁血管瘤,可使用圈套套扎。

第三节　路径式健康教育

表 12-2　消化道出血病人路径式健康教育表

时间	项目	具体内容
入院第1天	检查和处置	1.介绍:病室环境、住院须知、主管医生和责任护士 2.测量:体温、脉搏、呼吸、血压和体重 3.入院评估:健康史、心理-社会状况和身体状况 4.安全教育:指导压力性损伤、烫伤、跌倒或坠床、窒息的相关预防措施 5.协助清洁皮肤、更换病员服、修剪指(趾)甲、剃胡须 6.指导戒烟、戒酒 7.交代留取化验标本的方法和时间 8.进行治疗和处置:药物过敏试验、静脉输液等 9.协助办理就餐卡及订餐 (以上可根据出血量及病情进行简化)
	出血护理	1.观察:观察病人的神志、脉搏、呼吸、血压、尿量、甲床、睑结膜、四肢温度等;观察呕血、大便的颜色、性质和量 2.液体复苏:补充血容量(常用液体包括0.9%氯化钠注射液、平衡液、全血或其他血浆代用品);血管活性药物的使用(如多巴胺或去甲肾上腺素等) 3.止血治疗
	体位指导	1.卧床休息:少量出血者卧床休息,大出血者绝对卧床休息 2.取平卧位:保证脑部血供,呕吐时头偏向一侧 3.中凹卧位:低血容量休克时采取此卧位
	饮食指导	1.急性大出血伴恶心、呕吐者暂禁食、禁水 2.少量出血无呕吐者可进温凉、清淡饮食 3.次日需空腹化验和检查,指导禁食、禁水
住院第2天至手术前1天	检查和处置	1.晨起采集血、尿、便等标本 2.检查指导:包括心电图、B超、CT、内镜、X线钡餐、选择性血管造影、三腔二囊管和核素等检查。护士指导各种检查的具体要求、时间和安排。必要时可置鼻胃管,协助区分上、下消化道出血 3.检查时适当增添衣服,避免着凉 4.进行治疗和处置:备血(复查血型)、静脉输液和药物过敏试验。必要时给予镇静催眠药,保证充足睡眠 5.胃肠道准备 6.医生和麻醉师交代手术事宜,家属签字 7.配合手术室护士术前访视
	活动指导	1.卧床休息,下肢抬高 2.指导适应性训练
	饮食指导	1.活动性出血时应禁食、禁水 2.指导病人行内镜检查后继续禁食、禁水 3.术前12小时禁食,术前4小时禁水
	休息指导	1.评估病人的睡眠状况 2.消除引起不良睡眠的诱因,创造安静、舒适的环境 3.指导放松技巧
	心理护理指导	1.评估术前心理-社会状况 2.介绍消化道出血和手术相关知识 3.给予针对性的心理支持与疏导

续表

时间	项目	具体内容
手术当天	检查和处置	1. 术晨：测量体温、脉搏、呼吸和血压；洗漱，女病人勿化妆；皮肤准备；更换病员服，取下义齿、手表、首饰、眼镜等；胃肠减压；术前用药；携带影像资料等；用平车护送入手术室 2. 术中：麻醉、深静脉置管、静脉输液、留置导尿等 3. 术后：安置病人，与麻醉师和手术室护士做好交接，包括心电监护、血氧饱和度监测、氧气吸入、静脉输液、口腔护理、会阴护理、切口观察等
	安全指导	1. 管道安全指导：保持引流管通畅，勿打折、扭曲和受压 2. 有恶心等不适时，予以侧卧位，避免呕吐时发生窒息
	体位指导	1. 术后 6 小时内去枕平卧 2. 术后 6 小时后取半卧位，以减轻切口张力 3. 每 2 小时翻身一次，在床上活动四肢
	疼痛护理指导	1. 指导病人表达疼痛时的感受，及时进行疼痛评估 2. 告知止痛药物使用方法和注意事项 3. 告知镇痛泵使用方法和注意事项
	饮食指导	禁食、禁水
术后第 1 天至第 3 天	检查和处置	1. 进行治疗和处置：氧气吸入，必要时给予心电监护和血氧饱和度监测；胃肠减压；深静脉置管；引流管护理；静脉输液；口腔护理；会阴护理；皮肤护理；切口观察 2. 观察有无头晕、呕血、黑便等，定期监测血常规变化 3. 配合进行深呼吸和有效咳嗽，必要时扣背排痰；拔尿管前行膀胱功能锻炼 4. 告知手术后排气、排便是肠蠕动恢复的表现；术后初次大便的颜色为黑色是术后正常现象 5. 术后不适的观察与处理 6. 并发症的观察与护理
	活动指导	1. 第 1 天以卧床休息为主，指导病人进行下肢运动 2. 第 2 天协助病人在床边活动 3. 第 3 天可在病室内活动，每日 2～3 次，每次 20～30 分钟
	饮食指导	1. 禁食、禁水 2. 待肠蠕动恢复后，拔除胃管当天可少量饮水或米汤，每次 4～5 汤匙，1～2 小时 1 次
术后第 4 天至出院前 1 天	检查和处置	1. 进行治疗和处置：静脉输液、引流管护理等 2. 观察有无头晕、呕血、黑便等
	活动指导	1. 贫血严重者以卧床休息为主 2. 指导病人下床活动三步曲 3. 根据病人的情况逐渐在病区内活动，每日 5 次以上，每次 20～30 分钟
	饮食指导	1. 指导病人逐渐由半量流质饮食、全量流质饮食过渡到半流质饮食 2. 以质软、易消化、少膳食纤维又富含营养的食物为宜 3. 避免食用刺激性食物或牛奶、乳制品等，禁饮冷水
出院当天	检查和处置	1. 进行治疗和处置 2. 告知：出院指导、办理出院流程指导
	活动指导	1. 强化康复运动意识 2. 居家康复运动指导
	饮食指导	1. 强化营养管理意识 2. 居家期间渐进性饮食指导
	复诊指导	1. 定期复查 2. 建立随访档案

一、护理健康教育评估

(一)入院评估

1.健康史　了解病人的年龄、性别、饮食习惯、生活方式,以及有无吸烟饮酒和暴饮暴食等不良嗜好。了解既往有无胃十二指肠溃疡、急性糜烂性胃炎、门静脉高压症、肠道疾病等病史;近期有无服用可导致消化道出血的药物,如激素、水杨酸钠制剂等。

2.身体状况　评估病人出血程度、全身营养状况及有无呕血、黑便、腹痛等。

3.心理-社会状况　评估病人及家属对消化道出血和手术的认知程度,是否存在对医院环境的不适应、焦虑情绪等。

(二)术前评估

1.辅助检查结果　通过检查血红蛋白含量、红细胞计数、白细胞计数、血细胞比容、粪便隐血等指标估计失血量及动态观察有无活动性出血。必要时行三腔二囊管、内镜检查等,明确出血的部位和性质。

2.心理-社会状况　评估有无对手术并发症及远期疗效的担忧、焦虑等负性情绪;能否接受制定的治疗护理方案;对手术及进一步治疗的经济承受能力和支持程度。

(三)术后评估

1.手术情况　了解病人术中采取的手术和麻醉方式,手术过程是否顺利,术中出血量、有无输血及输血量。

2.身体状况　观察病人意识状态、生命体征是否平稳,评估出血症状是否得到控制,贫血症状是否得到改善,有无发生呕血、黑便等。

3.心理-社会状况　了解消化道出血术后病人的心理适应程度,生活能否自理,是否依从活动、饮食等指导,有无做好长期生活习惯调整的准备。

(四)出院准备度评估

1.身体状况　评估病人身体恢复情况(需重点关注血象变化)、活动能力、生活自理能力情况,有无并发症发生及治疗效果。

2.知识掌握情况　评估病人对出院后康复知识的掌握情况,是否了解出院后饮食、活动与休息、药物、复查等知识,是否明确出现哪些症状应立即就诊。

3.心理-社会状况　评估病人有无可利用的社会支持资源,家属对病人出院后康复的配合度,病人对长期生活习惯调整的自我效能感水平,以及有无自我管理的能力。

二、护理健康教育重点

(一)术前重点

1.出血护理　指导病人及家属评估病情严重度与失血量,具体如下。

(1)监测指标:①生命体征:指导病人及家属测量体温、脉搏、呼吸等,判断有无呼吸困难征象;②精神和意识状态:判断有无精神疲倦、烦躁不安、嗜睡、表情淡漠、意识不清甚至昏迷;③指导家属观察病人的皮肤和甲床色泽,肢体温暖还是湿冷,周围静脉特别是颈静脉的充盈情况;④准确记录出入量,疑有休克时留置导尿管,测每小时尿量,应保持尿量>30 mL/h;⑤观察呕吐物和粪便的性质、颜色及量。

(2)出血量的估计:指导家属详细记录呕血和(或)黑便的发生时间、次数、性状及量,并及时告知医护人员,以便估计出血量和速度。①粪便隐血试验阳性提示每日出血量为5～10 mL;②出现黑便表明每日出血量在50～100 mL 或以上,一次出血后黑便持续时间取决于病人的排便次数,如每日排便1次,则粪便色泽约在3天后恢复正常;③胃内积血量为250～300 mL 时可引起呕血;④一次出血量在400 mL以下时,可因组织液与脾贮血补充血容量而不出现全身症状;⑤出血量超过400 mL,可出现头晕、心悸、乏力等症状;⑥出血量超过1000 mL 时,临床即出现急性周围循环衰竭的表现,严重者引起失血性休克。呕血与黑便的频率和数量虽然有助于估计出血量,但因呕血与黑便分别混有胃内容物和粪便,且出血停止后仍有部分血液贮留在胃肠道内,故不能据此准确判断出血量。

(3)继续或再次出血的判断:观察中出现下列迹象,提示有活动性出血或再次出血。①反复呕血,甚至呕吐物由咖啡色转为鲜红色;②黑便次数增多且粪质稀薄,色泽转为暗红色,伴肠鸣音亢进;③出现周围循环衰竭的表现,经充分补液、输血而改善不明显,或好转后又恶化,血压波动、中心静脉压不稳定;④血红蛋白含量、红细胞计数、血细胞比容持续下降,网织红细胞计数持续增高;⑤在补液足够、尿量正常的情况下,血尿素氮持续或再次增高;⑥门静脉高压病人原有脾大,在出血后常暂时缩小,如不见脾恢复肿大,亦提示出血未止。

2.适应性训练指导

(1)指导病人在床上自行翻身和调整卧位的方法,给予吸氧,必要时用负压吸引器清除气道内的分泌物、血液或呕吐物。

(2)对于严格卧床休息的病人需进行床上大小便训练,指导病人床上排便的方法,告知尿潴留的风险因素。

3.休息与体位指导 少量出血者卧床休息,大出血者应绝对卧床休息,注意保暖;取平卧位,并将下肢略抬高,以保证脑部供血;呕吐时头偏向一侧,以免呕吐物被吸入气管,引起吸入性肺炎,甚至窒息死亡。

4.饮食指导 急性大出血伴恶心、呕吐者应禁食。①溃疡病非大量出血:呕血停止12~24小时后,可先进温凉、流质饮食,后进半流质饮食。其原因是:饮食可中和胃酸,维持水和电解质平衡,保证营养供给;另外,进食可促进肠蠕动,促进胃内积血下行,减少恶心、呕吐,促进溃疡愈合。②食管静脉曲张破裂出血:一般在出血停止后2~3天进食,以低蛋白流质饮食为妥。③贲门黏膜撕裂出血:暂禁食,出血停止后24~48小时可进全流质饮食,逐渐过渡到半流质饮食。④出血合并幽门梗阻时,即使出血停止,亦应禁食。

5.心理护理指导 指导病人观察有无紧张、恐惧或悲观、沮丧等心理反应,特别是慢性病或全身性疾病致反复出血者,有无对治疗失去信心、不合作等情况。解释安静休息有利于止血,关心并安慰病人。医护人员在抢救时应迅速而不慌乱,以减轻病人的紧张情绪。经常巡视,大出血时陪伴病人,使其有安全感。呕血或解黑便后及时清除血迹和污物,以减少对病人的不良刺激。解释各项检查和治疗措施,听取并解答病人或家属的提问,以减轻他们的疑虑。

(二)术后重点

1.活动与休息指导 指导少量出血者卧床休息。大出血者应绝对卧床休息,协助病人取舒适体位并定时变换体位,注意保暖,治疗和护理工作应有计划地集中进行,以保证病人的休息和睡眠。病情稳定后,逐渐增加活动量。

2.饮食指导 术后病人暂禁食、禁水,待肠功能恢复后,拔除胃管,当天可试饮水或米汤。若无不适主诉,第2天可进半量流质饮食,第3天进全量流质饮食。若进食后无腹痛、腹胀等不适,第4天可进少渣半流质饮食,第10~14天进软食,少食牛奶、豆类等产气食物,忌生冷、酸性和刺激性食物,少食多餐。

3.安全指导 轻症病人可在病室内活动,如厕排泄。但应注意,有活动性出血时,病人常因有便意而如厕,在排便或便后起立时发生晕厥。指导病人坐起、站起时动作应缓慢;出现头晕、心慌、出汗时,立即卧床休息并告知护士,必要时由医护人员陪同如厕或在床上排泄。重症病人应加强巡视,用床栏加以保护。

4.生活指导 限制活动期间,协助并指导病人完成个人日常生活活动,如进食、口腔清洁、皮肤清洁、排泄等。卧床者(特别是老年人和重症病人)应注意预防压力性损伤。呕吐后及时漱口,排便次数多者注意肛周皮肤清洁和保护。

(三)出院指导

1.饮食指导　告知病人营养补充的重要性,以质软、易消化、少膳食纤维又富含营养的饮食为宜,注意饮食卫生和习惯。

2.活动指导　告知病人在身体许可的条件下坚持体能锻炼、劳逸结合和循序渐进。

3.用药指导　告知病人出院后应严格按照出院医嘱服用药物。向病人说明药物的用法和用量,观察用药的不良反应。

4.复诊指导　告知病人术后2周和4周进行门诊复查,告诉病人随访的主要内容,包括血常规情况、营养状况、精神状况等。

5.制订延续性护理计划　建立出院病人随访档案,评估病人出院准备度。与病人充分沟通后,制订延续性护理计划,发放消化道出血术后健康教育手册。

第四节　延续性护理

消化道出血是临床中常见的消化系统急症之一,尤其是大出血,往往病情危重,病死率高。尽管医疗水平取得了突破性的进展,但由于部分医疗机构缺乏对此类病人出院后延续管理的重视,病情恶化加重再次入院的情况屡见不鲜。相关研究发现,提高病人护理质量对降低预后再出血概率、改善病人依从性效果显著。延续性护理是综合性、协调性和整合性的医疗服务,能够促使不同健康状态及照护环境中服务质量和价值的持续改进。因此,注重病人的延续性护理是提高消化道出血病人整体护理质量必不可少的环节之一。

一、建立随访档案

电子化病人健康档案的内容包括病人姓名、年龄、性别、住院号、入院时间、出院时间、联系方式、随访内容等基本信息,以及病人所有内镜治疗详细情况和复诊时间。档案一式两份,一份在科室信息系统中留存,另一份加入病人健康档案手册,构建医、护、患三位一体的交流平台,护理人员依照病人的约复诊时间排序。

二、延续性护理健康教育评估

1.身体状况　评估病人的一般情况,包括年龄、性别、饮食习惯、营养状况、大便情况,以及有无吸烟饮酒和暴饮暴食等不良嗜好;合并肝硬化、消化道溃疡等疾病的改善情况;有无再出血等。

2.知识掌握情况　评估病人及家属对消化道出血的病因、诱因、预防、治疗和护理的知识掌握情况，并对其认知能力、健康行为依从性进行评估；评估病人对药物使用的了解程度；评估病人及家属对饮食的掌握程度，是否学会早期识别出血征象和应急措施，是否明确出现哪些症状应立即就诊。

3.心理-社会状况　评估病人有无因出血造成的恐慌、焦虑等情绪影响工作和生活；评估病人是否采用正确的态度对待疾病，家属对病人出院后延续性护理的配合度，病人对长期生活习惯调整的自我效能感水平，以及有无自我管理的能力。

三、延续性护理内容

(一)营养指导

1.消化性溃疡　供给充分的营养物质，蛋白质供给要足够，脂肪供给要适量，碳水化合物供给要充足，维生素和矿物质供给要充分。

(1)蛋白质：充足的蛋白质是溃疡愈合的重要因素之一。一般蛋白质供给量每日不低于 1 g/kg 体重，有出血者则需要增加至 1.5 g/kg 体重。可选用易消化的蛋白质食品，如牛奶、鸡蛋、豆浆、豆腐、瘦肉、鸡肉、鱼肉等。

(2)脂肪：食物中的脂肪有抑制胃酸分泌的作用，而脂肪会抑制胃蠕动，减慢胃排空，使食物在胃内潴留而引起胃酸分泌增加和腹胀，因此要给予适量的脂肪。宜选择易消化吸收的乳溶状脂肪，如奶油、蛋黄、黄油、奶酪等，也可选用适量的植物油。

(3)碳水化合物：可充分供给碳水化合物，以满足热能的需要，每日 300～350 g，但不宜服用太多蔗糖，因为过多蔗糖会刺激胃酸分泌。建议食用粥、面条、馄饨等。

(4)维生素和矿物质：多摄入富含维生素 A、维生素 C 和 B 族维生素的食物，以帮助修复受损的胃黏膜，促进溃疡愈合。每日至少摄入 1 g 钙，预防骨质疏松。服用抑酸药物会减少铁的吸收，所以要提供富含铁的食物。同时，每日食盐摄入量应控制在 3～5 g，因为过多的钠会增加胃酸分泌。

(5)避免机械性和化学性刺激过强的食物：不宜食用含膳食纤维多的食物以及坚硬食物，如干黄豆、茭白、竹笋、芹菜、韭菜、藕、黄豆芽、金针菇、香肠等；不宜食用产气多的食物，如生葱、生蒜、生萝卜、洋葱、蒜苗等。宜选用营养价值高的质软食物，如牛奶、鸡蛋、豆制品、鱼、面粉、大米、瘦肉等；忌用刺激胃酸分泌过多的食物和调味品，如肉汁、味精、香料、辣椒、咖喱、浓茶、浓咖啡和酒等；合理安排进食，进食时要细嚼慢咽，以减少食物对消化道过强的机械性刺激。宜少食多餐，可中和胃酸，避免胃过分扩张，从而减少胃酸分泌，每日定时定量进餐 5～7 次，进食时保持心情愉快。

2.肝硬化食管胃底静脉曲张　肝硬化食管胃底静脉曲张引起的消化道出血停止后,再出血发生率很高,合理地安排饮食对预防再出血至关重要。肝硬化病人宜进高热量、适量蛋白质、高维生素和适量脂肪的饮食。

(1)充足的热量:充足的热量可减少对蛋白质的消耗,减轻肝脏负担,有利于组织蛋白的合成。肝硬化病人每日所需总热量不低于 2500 kcal,以 2500~2800 kcal较为适宜。按体重计算,每日每千克体重需热量 35~40 kcal。

(2)适量的蛋白质:较高的蛋白饮食对保护肝细胞、修复已损坏的肝细胞有重要意义。蛋白质补充量应按照蛋白质的缺乏程度和病情决定。尽可能进食富含必需氨基酸的优质蛋白,如鱼、瘦肉、蛋和乳制品等,以满足康复需要。一般每日供给100~120 g蛋白质。当血浆蛋白浓度过低而引起腹水和水肿时,则需大量补充蛋白质,每日可供应1.5~2 g/kg体重。在肝功能严重受损或出现肝昏迷先兆症状时,则不应给予高蛋白饮食,而要严格限制蛋白质的进食量,每日不宜超过20 g,肝昏迷时甚至禁食蛋白质。

(3)充足的碳水化合物:充足的碳水化合物可保证肝脏合成并贮存肝糖原,这对防止毒素对肝细胞的损害是必要的,同时又能减少蛋白质分解。碳水化合物供给量以每日 300~500 g 为宜,但由于肝硬化病人脂肪代谢异常,过度摄入碳水化合物可能引起肥胖,加重肝脏负担。

(4)适量的脂肪:脂肪摄入量不宜过多,肝硬化病人的胆汁合成与分泌均减少,加上肠道菌群失调,脂肪的消化和吸收受到严重影响,因此要适当控制脂肪摄入。一般来说,每日以 40~50 g 为宜。

(5)全面而丰富的维生素:B族维生素对促进消化、保护肝脏和预防脂肪肝有重要生理作用。维生素 C 可促进新陈代谢并具有解毒功能。脂溶性维生素 A、维生素 D、维生素 E 对肝脏都有不同程度的保护作用。

(6)适量的微量元素:近年来,肝硬化病人体内锌离子和镁离子的缺乏已受到人们的关注,因此,在日常饮食中应适量摄取含锌丰富的食物,如瘦猪肉、牛肉、羊肉、鱼类、蛋类等,绿叶蔬菜、豌豆、乳制品和谷物中含镁也较多。

(7)适量的食盐和水分:食盐的每日摄入量以不超过 2 g 为宜,饮水量应限制在2000 mL以内。对于严重的腹腔积液病人或水肿者,每日食盐的摄入量应严格控制在 500 mg 以下,禁用含盐多的食品,如海产品、火腿、肉松和酱菜等,水的摄入量控制在 1000 mL 以内。

(8)其他:食谱应多样化,讲究色美味香和软烂可口易消化。肝硬化病人的消化功能一般都有所下降,出现食欲不振,所以应注意食谱的变化,选择一些病人喜爱的食物,讲究烹饪方法,可以增加病人的食欲,促进消化。由于病人的消化能力降低,建议少食多餐,以免加重肝脏负担,尤其是在出现腹腔积液时,更要注意减少进食量,以免增加饱胀不适的感觉。应以细软易消化、少膳食纤维、少刺激性、少产气的软食或半流质饮食为主。禁止饮酒,饮酒会加重功能本已减退的肝脏的负担。忌食有刺、粗糙、酸、烫、辣的食物,防止消化道再出血,宜进软食,如菜泥、肉泥、烂饭等。

3.克罗恩病

(1)进高能量、高蛋白、高维生素饮食:每日所需总热量以 2500～3500 kcal 为宜。蛋白质每日供给 100 g,其中 50% 为动物蛋白,以弥补肠道蛋白丢失和满足机体需要。充分补充复合维生素和矿物质。

(2)膳食调配:急性期以肠外营养为主,病情好转后可改为口服饮食,辅以要素饮食。从开始的流质饮食、无刺激性少渣半流质饮食,逐步过渡到少渣软食,以少食多餐为宜。食物中主食以精制米面为主,禁用粗粮,副食品宜选用蛋白质丰富的食品,如瘦肉、鸡、鱼、蛋类和肝脏等,适当补充豆制品。限用牛奶,以免引起腹胀,禁止食用油炸食品和浓调味品。

4.溃疡性结肠炎

(1)高能量、高蛋白饮食:每日所需总热量以 2500～3500 kcal 为宜。蛋白质每日供给 100～150 g。

(2)给予丰富的维生素和矿物质:特别注意补充 B 族维生素及铁和钙等矿物质和微量元素。

(3)补充水分:每日供给水分 1200～1600 mL,如果腹泻严重,应输液治疗。

(4)膳食调配:急性期给予流质饮食,病情稳定后给予营养充足的无刺激性少渣半流质饮食,逐步过渡到少渣软食,以少食多餐为宜。选用蛋白质丰富的食品。

5.肠道憩室病　以少渣饮食或要素饮食为宜,待病情稳定后逐渐恢复高膳食纤维饮食。促进病人排便,减轻症状。高脂饮食可增加结肠平滑肌收缩,使病人感到不适,因此,建议为肠道憩室病病人提供低脂饮食。

(二)用药指导

多种药物可能会引起胃肠道损伤,诱发消化道出血。最常见的药物是解热镇痛药,包括阿司匹林、消炎痛、芬必得、保泰松等,长期应用肾上腺皮质激素类药物(如强的松、地塞米松、甲强龙、氢化考的松等)易诱发消化性溃疡及消化道出血,其他如降压药(如利血平、复方降压片等)、化疗药物、免疫抑制剂等也会引起胃黏膜损伤。

伴有中重度胃食管静脉曲张的 Child A 级及伴有任何程度静脉曲张的 Child B 级和 Child C 级病人都要进行初级预防。β 受体阻滞剂是首选药物,代偿功能良好的肝硬化病人可单独应用。1/3～1/2 的病人反应良好,可使再出血危险降低30％～40％。常用的 β 受体阻滞剂是普萘洛尔。

(三)心理与运动指导

应激和心理因素可通过迷走神经机制影响胃十二指肠分泌、运动和黏膜血流的控制。临床观察发现,长期精神紧张、焦虑或情绪波动的人易患消化性溃疡,在遭受精神应激时,消化性溃疡容易复发。因此,要避免精神刺激,如紧张、抑郁、焦虑、愤怒等,保持轻松、愉快的心情。戒烟、戒酒,保证充足的睡眠,注意养成良好的生活习惯,可进行轻度运动锻炼,如散步、打太极拳等;不主张长跑等剧烈运动,注意劳逸结合;避免受凉感冒,保持大便通畅,养成定时排便的习惯。

(四)病情监测与复诊指导

指导病人及家属学会早期识别出血征象和应急措施,如出现头晕、心悸等不适或呕血、黑便时,应立即卧床休息,保持安静,减少身体活动;呕吐时取侧卧位,以免误吸,并立即送医院治疗。慢性病者定期门诊随访,复查相关检查,如血常规、肝肾功能、粪便隐血、甲胎蛋白、肝胆 B 超等,以便及时了解病情变化。

第五节　健康教育案例

【案例一】

病人,男性,65 岁,农民,有胃溃疡病史。因突发呕血、黑便,失血量大,呈暗红色,有血凝块,无明显胃内容物,急诊入院。血压 84/40 mmHg,急查血红蛋白浓度为 65 g/L,诊断为"胃溃疡伴出血"。体格检查:神志清楚,精神差,贫血貌,完善相关检查,予以抑酸、止血、升压、输注红细胞等对症治疗,好转后出院。责任护士小郑在对病人进行健康评估的过程中,了解到病人未按医嘱服用抑酸药物,饮食不规律,喜欢吃锅巴、花生、油炸食品等坚硬不易消化的食物,偶饮酒。该病人主要的健康问题是什么? 如何实施路径式健康教育?

(一)护理健康教育评估

1.健康史　病人既往有胃溃疡病史,偶饮酒。平时饮食不规律,未按时服用药物,无家族性胃溃疡、胃癌病史。

2.身体状况　平素身体尚可,呕血、黑便,失血量大,查血红蛋白浓度为 65 g/L,

中度贫血。

3.心理-社会状况 病人因呕血、黑便、失血量大而急诊入院,病人及家属的焦虑情绪明显。病人此次出血的主要原因是未规律服用药物,饮食习惯较差。

该病人存在的健康问题如下:①营养低于机体需要量:与胃溃疡慢性失血及急性出血有关。②知识缺乏:与缺乏胃溃疡相关知识有关。

健康教育的重点是强化消化道出血的相关饮食指导。

(二)路径式健康教育

1.入院当天 护士小郑在病人入院后对病人进行营养风险筛查,并将营养风险筛查结果告知病人及家属,告知饮食习惯与疾病的发展和治疗的关系。护士小郑了解到病人年龄较大,文化程度低,语言沟通能力较差,邀请其儿子参与到病人的营养管理中;介绍胃溃疡出血营养相关知识、病人营养需求、营养监测指标和饮食要求,为病人制定最佳营养策略和途径。

2.出血急性期 护士小郑告知病人及家属,出血期应禁食、禁水。遵医嘱予以肠外营养支持,满足机体需要,补液量根据失血量而定,输液不宜过快过多,以免引起肺水肿。因病人中度贫血,遵医嘱给予输血对症治疗,定期监测病人的血红蛋白浓度、红细胞计数、白细胞计数、血细胞比容等指标的情况,动态观察病人的治疗效果。

3.出血停止后1～2天 护士小郑指导病人可进食少量温凉、无刺激性流质饮食,如米汤、菜汤、蛋汤等,观察腹部体征的变化,如无腹胀、腹痛,可逐渐增加需求量。

4.出血停止后3～7天 由流质饮食过渡到半流质饮食和软食,给予营养丰富、易消化的食物,如米粥、蒸鸡蛋、烂面条等,应先少食多餐,逐渐改为正餐饮食,避免粗糙、坚硬、刺激性食物。

5.出院当天 指导病人以质软、易消化、少膳食纤维又富含营养的饮食为宜,按时进餐,避免粗糙、坚硬、油炸食物。烹调方式以蒸、煮、炖等为好,养成良好的生活习惯,戒烟、戒酒,告知病人健康饮食和规律饮食对治疗疾病的重要性。定期监测血常规、血生化等指标,监测营养状况。

【案例二】

病人,男性,72岁,退休教师,大专文化。既往有高血压病史。因"反复黑便10年,再发1周"入院。胶囊内窥镜检查示:小肠占位性病变(约回肠中下段)。体格检查:腹软,剑突下轻压痛,无反跳痛,肝脾肋下未及,肝区叩痛(-),移动性浊音(-),肠鸣音正常,四肢活动自如,NS(-)。完善相关检查,拟在全麻下行小肠部分切除术。积极进行术前准备。病人及家属担心术后营养不良,影响病人的恢复。该病人主要的健康问题是什么？如何实施路径式健康教育？

(一)护理健康教育评估

1. 健康史　病人年龄较大,有高血压病史,无吸烟饮酒等不良嗜好,长期反复便血导致营养不良和贫血。家族成员中无家族腺瘤性息肉病和肠癌。

2. 身体状况　病人反复黑便10年,近1周黑便加重。

3. 心理-社会状况　病人对饮食的管理存在疑虑,家属较为担心病人的营养状况,对围手术期的营养管理认知不全面。

该病人存在的健康问题如下：①营养失调：低于机体需要量,与反复便血有关。②知识缺乏：缺乏围手术期相关知识。

健康教育的重点是围手术期饮食指导。

(二)路径式健康教育

1. 入院当天　护士小郑对病人进行营养风险筛查,并将营养风险筛查结果告知病人及家属,告知饮食要求与疾病的发展和治疗的关系。护士小郑了解到病人是退休教师,沟通能力较强,向其介绍小肠占位术前营养知识、病人营养需求和营养监测指标,为病人制定合理的营养方案和途径。

2. 术前1～3天　护士小郑告知病人即将进行手术,指导病人进无渣半流质饮食,如稀饭、蒸蛋、面条等。术前3天口服全营养素(瑞素),每日1000～1500 mL,分次口服,至术前12小时。此方法既可满足机体的营养需求,又可减少肠腔粪渣形成,同时有利于肠黏膜的增生、修复,保护肠道黏膜屏障,避免术后肠源性感染并发症。

3. 术前1天　告知病人晚上10点以后禁食,晚上12点以后禁水,以防麻醉或术中呕吐引起窒息和吸入性肺炎。

4. 术后6小时至肛门排气前　肠蠕动未恢复前禁食、禁水,予以静脉营养支持,维持水、电解质平衡。

5. 肛门排气后至出院前　肛门排气后,护士小郑指导病人进流质饮食,如米汤、菜汤等,避免进易引起胀气的食物,如牛奶、豆浆和过甜食物。护士小郑观察到病人能很好地接受流质饮食,于是指导病人进半流质饮食,如稀粥、蒸鸡蛋、藕粉等,观察到病人未诉腹胀不适,逐步过渡到软食,如烂面条、馄饨、碎肉、鱼等,注意补充高热量、高蛋白、低脂、维生素丰富的食品。

6. 出院当天　护士小郑指导病人多吃新鲜水果蔬菜及含铁量高的食物,改善慢性失血引起的贫血,以清淡、易消化、低脂、高蛋白、富含维生素的饮食为宜,定期监测营养相关的指标。

参 考 文 献

[1]Oakland K, Chadwick G, East J E, et al. Diagnosis and management of acute lower gastrointestinal bleeding：guidelines from the British Society of Gastroenterology [J]. Gut, 2019,68(5):776－789.

[2]刘振珍,王英凯,唐岚,等.老年人下消化道出血的诊治进展[J].中国老年学杂志, 2011,31(9):1709－1711.

[3]周荣斌,林霖.《急性上消化道出血急诊诊治流程专家共识(修订稿)》的阐释[J]. 中国全科医学,2015,18(33):4021－4024.

[4]中国中西医结合学会消化内镜学专业委员会非静脉曲张性消化道出血专家委员会.急性非静脉曲张性上消化道出血中西医结合诊治共识(2019年)[J].中国中西医结合杂志,2019,39(11):1296－1302.

[5]王凤卿,贾宏,宋琳,等.肝硬化合并上消化道出血患者的分期护理[J].护士进修杂志,2008,19:1784－1786.

推 荐 阅 读

1.陈孝平,汪建平,赵继宗.外科学[M].9版.北京:人民卫生出版社,2018.

2.保志军,熊伍军.消化道出血[M].北京:中国医药科技出版社,2009.

3.赵保民,黄裕新.上消化道出血教程[M].西安:第四军医大学出版社,2003.

第十三章　肥胖症

第一节　疾病相关知识

近年来,随着世界疾病谱的不断变化,肥胖症已经成为全球流行病,并呈年轻化趋势。WHO将肥胖症列为影响人类健康的第五大危险因素,肥胖症带来的生理、社会、心理、经济等问题亟待解决。早在 1948 年,WHO 就将"肥胖"定义为一种疾病,并将其增加到国际疾病分类中(ICD 编码 E66)。《中国成人肥胖症防治专家共识》将"肥胖"定义为体内脂肪堆积过多和(或)分布异常,通常伴有体重增加。《中国居民营养与慢性病状况报告(2015 年)》显示,2012 年全国 18 岁及以上成人超重率为30.1%,肥胖率为 11.9%,比 2002 年分别上升了 7.3 和 4.8 个百分点;6～17 岁儿童和青少年超重率为 9.6%,肥胖率为 6.4%,比 2002 年分别上升了5.1 和 4.3 个百分点。

一、病因

1.遗传因素　单纯性肥胖有家族聚集性,提示遗传因素在肥胖的发生、发展中起重要作用。人在胎儿期第 30 周起至出生后 1 周岁,是脂肪细胞增殖最活跃的时期。此期内如果喂养过度、营养过剩,可导致脂肪细胞数目增多,从而引起肥胖。脂肪数目增加是永久性的,成年以后,这些脂肪数目会保持终生。有学者调查发现,10～13 岁的小胖子长到 30 岁时,有 88%的人变成了大胖子,所以肥胖的防治应从婴幼儿时期开始,10 岁以前的儿童保持正常体重,是其成年后维持正常体重的基础。据统计,父母双方均肥胖,子女肥胖症发病率高达 70%,而父母双方体重正常,子女肥胖症发病率仅为 10%。遗传不仅表现在发病率上,而且表现在脂肪分布的部位和骨骼状态上。

2.健康相关行为因素　不良的饮食习惯与肥胖密切相关,如饮食结构不合理、饮食无规律、饮食无度、过食动物性食物、过食高热量食物等。活动过少,能量摄入多于消耗,也会导致肥胖。正常人每个皮下脂肪细胞长度为 67～98 μm,含脂量为 0.6 μg,而肥胖者体内脂肪细胞长度为 127~134 μm,含脂量为 0.91~1.36 μg。脂肪细胞体积的增大有一定限度,当细胞体积超过这个限度不能再增大时,在摄食过多和消耗过少的条件下,会出现脂肪细胞数量代偿性增加,使体内过剩的热能得以贮藏起来。脂肪细胞一旦产生就不会消失,所以重度肥胖者减肥非常困难。营养知识的缺乏、对肥胖危害的低知晓率、青少年认知能力低及缺乏家庭和社会的正确引导,均会导致营养态度、饮食行为的偏差,从而导致肥胖。

3.内分泌因素　胰岛素变化被公认为是肥胖发病机制中最关键的一环,其次是肾上腺皮质激素的变化。由内分泌紊乱或代谢障碍引起的肥胖称为继发性肥胖。肥胖只是疾病的症状表现之一,同时还伴有其他原发病的临床表现,如神经系统、内分泌系统和代谢紊乱性疾病。这类肥胖的治疗应着重治疗原发病,单纯运动或饮食疗法效果不大。

4.下丘脑综合征　饱食中枢位于下丘脑腹内侧核,摄食中枢位于下丘脑腹外侧核。这两个中枢受体内糖、脂肪和氨基酸的影响。当下丘脑病变或体内某些代谢改变时,可影响食欲中枢发生多食而导致肥胖。单纯性肥胖多认为是下丘脑有功能性改变。

5.药物因素　有些药物会有使人发胖的不良反应。如糖皮质激素类药物,可使病人有满月脸和向心性肥胖。三环类抗抑郁药能直接作用于下丘脑,改善病人的抑郁状态,增进食欲,增加体重。一般而言,这类肥胖病人只要停止应用此类药物,肥胖就会有所改善,但也存在停药后体重不减的情况。

6.肥胖影响因子　近年来研究较多的与肥胖有关的影响因子包括瘦素(leptin)、胰淀素(amylin)、Agouti 相关蛋白(Agouti-related protein,AGRP)、脂连素等,关于这些因子的信号传导障碍机制、激素活性和基因表达研究,是肥胖症病因学研究的主要方向。

二、疾病分类

1.按发病机制和病因,肥胖症可分为单纯性肥胖症和继发性肥胖症。单纯性肥胖症又称原发性肥胖症,是各类肥胖中最常见的一种,占肥胖人群的 95% 左右。这种肥胖症病人全身脂肪分布比较均匀,其家族往往有肥胖症病史,发病原因主要与遗传因素和营养过剩有关,无明显内分泌和代谢病病因可寻。继发性肥胖症是指继发于神经-内分泌-代谢紊乱基础上的肥胖症。

2.依据脂肪积聚部位,肥胖症可分为中心型肥胖症和周围型肥胖症。中心型肥胖症以脂肪主要蓄积于腹部为特征,内脏脂肪增加,腰部增粗,呈现"梨形"肥胖,此型肥胖病人更易患糖尿病等代谢性疾病。周围型肥胖症以脂肪积聚于股部、臀部等处为特征,呈现"苹果形"肥胖。

3. 依据体重、体脂含量和代谢指标是否异常,肥胖症有四种新分型:正常体重肥胖、代谢异常正常体重肥胖、代谢正常肥胖和代谢异常肥胖。正常体重肥胖表现为具有正常 BMI(18.5~24.9 kg/m²)和最高体脂百分比(男性≥23.5%,女性≥29.2%),这类人群患亚临床血管炎和心脏代谢疾病的风险较高。代谢异常正常体重肥胖是指体重和 BMI 均正常,但代谢指标异常,这类人群患代谢综合征的风险增高。代谢正常肥胖是指体重属于肥胖,但血压正常,没有高血脂、高胰岛素灵敏度。代谢异常肥胖表现为 BMI≥30 kg/m²,体脂比率>30%,内脏脂肪含量高,这类人群患血管粥样硬化性疾病、代谢综合征的风险增高。

三、诊断标准

1. 标准体重　目前,我国还没有统一的标准体重数据,普遍采用的计算方法如下:

成人标准体重(kg)=[身高(cm)－100]×0.9

成年男性标准体重(kg)=身高(cm)－105

成年女性标准体重(kg)=身高(cm)－100

2. 体重指数　体重指数(body mass index,BMI)是目前临床上较常用的指标。BMI=体重(kg)/身高的平方(m²)。2001 年我国肥胖症分级见表 13-1。

表 13-1　2001 年我国肥胖症分级

BMI 分类	WHO 标准	亚太标准
体重过低	<18.5	<18.5
正常范围	18.5~24.9	18.5~22.9
超重	≥25.0	≥23.0
肥胖前期	25.0~29.9	23.0~24.9
Ⅰ度肥胖	30.0~34.9	25.0~29.9
Ⅱ度肥胖	35.0~39.9	30.0~34.9
Ⅲ度肥胖	≥40.0	≥35.0

3. 腰围　腰围(waist circumference,WC)是目前公认的衡量脂肪在腹部蓄积程度的最简单和实用的指标。中心型肥胖症常用腰围衡量标准见表 13-2。

表 13-2　中心型肥胖症常用腰围衡量标准

分类	男性腰围/cm	女性腰围/cm
中心型肥胖症前期	85~90	80~85
中心型肥胖症	≥90	≥85

4. 相对体重(肥胖度)　肥胖度=(实际体重－标准体重)/标准体重×100%。若计算值为±10%,则属于正常范围,>20%为肥胖,20%~29.9%为轻度肥胖,

30%～49.9%为中度肥胖,>50%为重度肥胖,>100%为病态肥胖。

5.体脂总量　正常成年男性脂肪组织重量占体重的15%～18%,女性脂肪组织重量占体重的20%～25%。一般来说,当男性脂肪量>25%体重,女性脂肪量>30%体重时,即为肥胖。但此方法测量的精度不高,测定值仅作为参考。

6.计算机断层扫描　计算机断层扫描(computed tomography,CT)和磁共振是诊断中心型肥胖症较为精确的方法,是确定内脏脂肪过度堆积的"金指标"。通常以腹内脂肪面积100 cm² 作为判断腹内脂肪增多的界点。但这种方法价格昂贵,不适用于群体大样本调查。应告知病人检查的注意事项:主动汇报是否有药物过敏史,去除身上首饰、发卡、手机等金属物品或电子产品,避免穿带有金属纽扣配件的衣物,检查期间配合医生指令。

四、临床表现

轻度肥胖症可无症状,仅表现为体重增加、腰围增加、体脂率增加超过诊断标准。中、重度单纯性肥胖症病人在超重的基础上,还会有胸闷、气急、胃纳亢进、便秘、腹胀、关节痛、体力活动减少、肌肉酸痛、倦怠等。严重的单纯性肥胖症和继发性肥胖症常与血脂异常、脂肪肝、高血压、冠心病、糖耐量异常或糖尿病等疾病同时发生。肥胖症还可伴随或并发阻塞性睡眠呼吸暂停甚至睡眠窒息,偶见猝死、胆囊疾病、高尿酸血症和痛风、骨关节病、静脉血栓、生育功能受损以及某些肿瘤发病率增高。严重的肥胖症病人还会出现自卑、抑郁、社会适应能力差等精神问题。常见的临床症状包括以下方面。

1.下腹痛和关节痛　这是肥胖症病人最多见的问题,主要是由机械性损伤和代谢因素导致进行性关节损害和症状加重引起的。如双手的骨关节病多发于超重病人,痛风也多发于肥胖症病人。

2.消化不良　主要与腹部脂肪块造成的机械性影响有关。此外,也有可能是由于发生裂孔疝的机会增多所致,而不是食管反流的作用。

3.尿失禁　BMI在30 kg/m² 以上的肥胖症病人常表现出压力性尿失禁。这也是病人难以启齿的症状,给平时的生活和工作带来心理痛苦。

4.气喘　气喘是肥胖症病人常见的症状和特有主诉。可能与肥胖症导致原有呼吸道机械性压迫有关,病人往往感觉呼吸困难。减重术后病人呼吸道感染机会增多。

5.疲劳　这是肥胖症病人的常见症状。由于身体状况、打鼾、睡眠呼吸暂停综合征等引起低氧血症,容易使病人出现疲劳。体重超重加重了骨、关节和肌肉的负担,病人稍一活动就会感觉到疲劳无力,常会通过减少活动量来适应机体状态,而这又使得机体消耗减少,肥胖加重,形成恶性循环。

6.多汗　肥胖症病人皮下脂肪层肥厚,使体温不易以辐射和传导的方式散发出去,只能靠出汗来散热,以保持体温的恒定。

五、肥胖症的危害

1.易患高血压病　肥胖是引起高血压的重要危险因素之一。有研究表明,体重的变化与收缩压呈线性关系,体重降低能使血压显著下降。

2.易患糖尿病　肥胖是2型糖尿病的重要危险因素。减重虽然不能从根本上逆转已经发生的胰岛功能障碍,但对糖尿病的控制有极大的促进作用,可以减少降糖药的剂量,改善胰岛素抵抗,降低糖尿病病人的死亡率。

3.易患心血管疾病　大量研究表明,肥胖人群患心血管疾病的概率明显增高。冠心病病人减轻体重后,冠状动脉病变可以得到改善。

4.易发生血脂异常　血脂异常在肥胖人群中很常见,尤其是腹部肥胖的病人。其特征是甘油三酯、低密度脂蛋白胆固醇升高,高密度脂蛋白胆固醇降低,而血脂异常又与心血管疾病有密切关系。肥胖症病人脂肪肝的发病率也明显增高,原因是体内脂肪酸更容易向肝内转移。

5.易患痛风　肥胖症病人喜欢高蛋白食物,易造成嘌呤代谢紊乱,代谢产物尿酸产生过多,从而导致痛风。

6.易患结石症　肥胖症病人胆汁酸中胆固醇含量增多,增加了并发胆固醇结石的风险。减肥可以有效预防结石症的发生。

7.易患呼吸系统疾病　中度以上的肥胖症病人常伴有通气不良,耗氧增加,二氧化碳潴留,引起呼吸性酸中毒。长期缺氧还会导致红细胞增多,血液黏稠度增高,循环阻力增加,肺动脉压增高而导致肺源性心脏病。

8.易患癌症　有研究表明,女性肥胖症病人发生乳腺癌、子宫颈癌的危险性增加3倍,患子宫内膜癌的危险性增加7倍。男性肥胖症病人发生结肠癌和前列腺癌的危险性也明显增加。

9.易患妇科病　重度肥胖女性病人雄激素水平可达到正常人的2倍,雌激素水平也持续增高,可导致卵巢功能异常,不排卵的概率是正常人的3倍,易发多囊卵巢综合征、闭经和月经稀少等妇科疾病。

第二节　治疗与进展

长期以来,内科治疗被认为是肥胖症的基础疗法,强调以行为、饮食治疗为主,药物治疗为辅的综合措施,但95%左右的病态肥胖症病人难以保持长期满意的疗效。20 世纪 50 年代,美国明尼苏达大学 Varco 进行了首例减重手术,这是吸收不良性手术的鼻祖。随着微创外科技术的不断发展,腹腔镜技术开始被用于肥胖症的外科治疗,并取得快速发展。本节主要介绍肥胖症的微创外科治疗和非外科治疗。

一、手术治疗

(一)适应证

《中国肥胖病外科治疗指南(2007)》指出,有以下 1～4 之一者,同时具备 5～8 情况的,可考虑外科手术治疗。

1. 确认出现与单纯脂肪过剩相关的代谢紊乱综合征,如 2 型糖尿病、心血管疾病、脂肪肝、脂代谢紊乱、睡眠呼吸暂停综合征等,且预测减肥可以有效治疗者。

2. 腰围　男性≥90 cm,女性≥80 cm。

3. 血脂紊乱　三酰甘油(TG)≥1.7 mmol/L 和(或)空腹血高密度脂蛋白胆固醇男性<0.9 mmol/L、女性<1.0 mmol/L。

4. 连续 5 年以上稳定或稳定增加的体重,BMI≥32 kg/m² (应指根据病人正常情况下有确认记录的体重及当时的身高所计算的系数,而如怀孕后 2 年内等特殊情况不应作为挑选依据)。

5. 年龄 16～65 岁　65 岁以上者,由于肥胖相关的并发症顽固且复发,应根据术前各项检查权衡手术利弊,再决定手术与否。16 岁以下青少年病人要综合考虑肥胖程度、对学习和生活的影响,以及是否有家族遗传性肥胖症史和本人意愿。

6. 经非手术治疗疗效不佳或不能耐受者。

7. 无酒精或药物依赖性,无严重的精神障碍和智力障碍。

8. 病人了解减重手术术式,理解和接受手术潜在的并发症风险;了解术后生活方式、饮食习惯改变对术后恢复的重要性,并有承受能力,能积极配合术后随访。

(二)禁忌证

1. 具有腹腔镜腹部手术禁忌证,如腹腔内严重粘连、腹腔内严重感染、呼吸循环功能严重受损、不能耐受全麻或气腹、肝肾功能严重损害、重度出血倾向、膈疝等。

2. 全身患恶性肿瘤。

3. 有重度出血倾向。

4. 有较严重的精神病、心理障碍或酒精中毒史。

5.病情复杂,估计手术难以成功,手术风险性大。

6.不愿接受长期饮食习惯的改变。

(三)手术方式

1.腹腔镜胃旁路手术 该手术具有限制摄入和减少吸收两种减重机制,通过手术在胃底部横断或做分隔,缩小胃的容量,从而限制食物的摄入;通过制作小肠旁路,旷置部分小肠,进而减少肠道的吸收面积,达到减少营养物质吸收的减肥目的。

2.腹腔镜垂直捆绑胃成形术 该手术属于吸收不良性减重手术,是通过在胃食管结合部捆绑可控性硅胶带,使胃底部形成小囊,减少胃容积,使病人在进食后很快产生饱胀感,同时限制输出口,使饱胀感持续存在,从而减少食物摄入,最终达到减肥目的。

3.腹腔镜可调节捆扎带胃成形术 该手术属于限制性减重手术,是通过手术将一条装有可注水硅胶管的人工束带捆扎在贲门下胃底处,形成一个可调节出口的胃小囊,术后通过注水或放水调节胃小囊出口,从而限制食物摄入,达到减肥目的。

4.腹腔镜袖式胃切除术 通过手术切除胃底大弯侧含有大量能分泌生长激素腺体的胃壁组织,同时大幅度减少胃容量,以达到减肥的目的。

(四)手术疗效评价

除了将体重超重部分减少百分比(excess weight loss,%EWL)作为手术治疗疗效判断的标准之外,肥胖合并的代谢紊乱综合征的改善和治愈情况也应视为疗效判断指标。应特别指出的是,如果影响病人生存质量甚至存活期的各种并发症已被明显改善或治愈,而此时病人的体重虽处于轻度肥胖或超重,仍应视为手术有效或成功。

(五)常见并发症与处理

1.腹腔内出血和胃肠道出血 胃镜和肠镜一般可以到达出血区域进行诊断和止血。

2.胃肠道瘘 急性胃肠吻合口瘘是最严重的早期并发症,胃肠道瘘多发生在胃空肠吻合口,这种危险的并发症常常需要急诊再次手术。

3.肠梗阻 可以发生在术后早期,也可以继发于肠粘连,在后期出现。经非手术治疗无效后需要再次手术的病人,大部分可以采取腹腔镜手术得到解决。

4.穿刺点脂肪液化及感染 主要是因为肥胖症病人的腹壁脂肪厚,术后易形成脂肪液化、坏死,可继发感染及穿刺点延迟愈合;或者是因为穿刺器压迫穿刺口皮肤,造成局部组织缺血、坏死,进而继发感染。应静脉滴注抗生素,行抗感染治疗,若发生皮下脂肪液化或继发穿刺点感染,应予以换药处理。

5.反流性食管炎　胃囊容积越大,发生食管炎的可能性就越大,但是只要技术得当,胃小囊容积<15 mL,手术还是能有效地控制肥胖症病人术前伴发的反流症状的。由于食管炎并不严重,一般不需要特殊处理。

6.恶心、呕吐　恶心、呕吐是术后第 1 年最常见的并发症,术后立刻出现恶心、呕吐的原因是绑带过紧,使小胃囊出口梗阻,手术造成胃壁水肿或绑带放置位置错误等。若发生出口梗阻,需调整注水量,抽出部分水,使绑带变松;胃壁水肿可以进行保守抗感染治疗;绑带放置位置错误则需再手术调整绑带。为防止术后早期出现恶心、呕吐,术后常规留置胃管 24 小时,行上消化道碘油造影检查,排除小胃囊出口梗阻、造影剂通过延迟后再拔除胃管,进流质饮食。

7.倾倒综合征　倾倒综合征是术后的常见并发症之一。当病人进食含糖量较高的食物时,高渗性糖类过快进入肠腔,肠管大量分泌消化液,使病人出现有效循环量不足的表现,病人会出现心动过速、腹部绞痛、恶心、呕吐、战栗甚至晕厥,有时会出现爆发性腹泻。其实这只是一种不良反应,一般不需要治疗。

8.吻合口狭窄　一般发生在胃空肠吻合口处,早期发生可能与局部水肿有关,经非手术治疗可以缓解。吻合口处若有少量瘢痕组织增生,也会挤压吻合口造成狭窄,影响病人的进食,此种情况一般发生在术后 4～12 周,部分病人会因此出现呕吐。内镜下利用球囊把吻合口扩张到适当的大小就可以解决这个问题。

9.营养缺乏　最常发生的营养缺乏包括缺铁性贫血、低钙血症等。因为该手术旷置了绝大部分的胃腔,造成铁和维生素 B_{12} 吸收不良,从而发生贫血。食物不经过十二指肠,又会影响钙的吸收。一般情况下,给予口服铁剂及维生素 B_{12}、钙剂等可避免此类并发症的发生。

10.其他并发症　其他并发症包括残胃穿孔、消化性溃疡、胆囊结石、急性胃扩张、腹内疝、穿刺孔疝、术后感染等。需要特别注意的是,术后肺栓塞、呼吸衰竭、下肢深静脉血栓形成及下肢骨室筋膜综合征虽然发生率低,但其危险性较高。

二、非手术治疗

(一)内科治疗

1.饮食治疗　控制总热量,减少糖类的摄入量。饮食结构和方式合理,每日总热量中,糖类应占 60%～65%,蛋白质占 15%～20%,脂肪占 15%～25%。食谱中应增加粗粮、新鲜蔬菜和水果,少吃或不吃甜食或油煎食品,禁饮高酒精度酒,提倡少食多餐。

2.运动治疗　运动量、运动方式和持续时间按个体情况而定,一般不需要高强度运动,但必须坚持有规律、持续较长时间(0.5 小时以上)的运动,如快走、跑步、跳高、球类运动等。

3.药物治疗

(1)抑制食欲的药物:这类药物通过影响神经递质的活力,降低食欲和增加饱腹感,从而减少食物的摄入。这类药物的效果有限且个体差异较大。

(2)增加能量消耗的药物:这类药物包括中枢兴奋药、肾上腺素 β 受体激动药和激素类药物。

(3)抑制肠道消化吸收的药物:这类药物包括脂肪酶抑制剂、α-糖苷酶抑制剂、脂肪代替品和纤维素。

(4)其他类药物:在胃肠道和下丘脑存在多种激素或因子参与体重的调节,这些激素或因子的拟似药或拮抗药可以用于治疗肥胖。

(二)中医疗法

中医中药治疗肥胖的原则是服药与针灸并进,结合推拿、按摩、理疗等综合治疗。针灸减肥与调节分泌有关,主要调节病人下丘脑-垂体-肾上腺皮质和交感-肾上腺髓质两个系统的功能,也可改善胃肠功能,从而调节全身,重新建立体内平衡系统。

第三节　路径式健康教育

表 13-3　肥胖症病人路径式健康教育表

时间	事项	具体内容
入院第 1 天	检查和处置	1.介绍:病室环境、住院须知、主管医生和责任护士 2.测量:体温、脉搏、呼吸、血压和体重 3.入院评估:健康史、社会文化状况、心理-社会状况和身体状况 4.安全教育:指导压疮、烫伤、跌倒或坠床的相关预防措施 5.协助清洁皮肤,更换病员服 6.指导戒烟、戒酒 7.交代留取化验标本的方法和时间 8.进行治疗和处置:药物过敏试验、静脉输液等 9.协助办理就餐卡及订餐
	活动指导	1.康复运动指导 2.自我监测运动强度 3.积极行呼吸功能锻炼:深呼吸和有效咳嗽
	饮食指导	1.进软食 2.次日需空腹化验和检查,指导禁食、禁水

时间	事项	具体内容
住院第2天至手术前1天	检查和处置	1. 晨起采集血、尿、便等标本 2. 检查指导:包括心电图、胸部X线、腹部超声、腹部CT或MRI、心脏超声、肺功能等。护士指导各种检查的具体要求、时间和安排,检查时适当增添衣服,避免着凉 3. 协助修剪指(趾)甲、剃胡须 4. 进行治疗和处置:备血(复查血型)、静脉输液、药物过敏试验等。必要时给予镇静催眠药,保证充足睡眠 5. 指导胃肠道准备 6. 医生和麻醉师交代手术事宜,家属签字 7. 配合手术室护士术前访视
	活动指导	1. 病区内活动 2. 积极行呼吸功能锻炼:深呼吸和有效咳嗽 3. 指导手术适应性训练
	饮食指导	1. 做完各种需空腹的化验和检查后可进半流质饮食 2. 肠道准备后遵医嘱予以流质饮食 3. 术前1天22:00后禁食,00:00后禁水
	休息指导	1. 评估病人睡眠状况 2. 消除引起不良睡眠的诱因,创造安静、舒适的环境 3. 指导放松技巧 4. 适当增加白天活动,必要时遵医嘱予以镇静催眠药
	心理护理指导	1. 评估术前心理-社会状况 2. 介绍肥胖症及减重代谢手术相关知识 3. 给予针对性的心理支持与疏导
手术当天	检查和处置	1. 术晨:测量体温、脉搏和血压;洗漱,女病人勿化妆;皮肤准备;更换病员服,取下义齿、手表、首饰、眼镜等;胃肠减压;术前用药;携带影像资料等;用平车护送入手术室 2. 术中:麻醉、深静脉置管、静脉输液、留置导尿等 3. 术后:心电监护、血氧饱和度监测、氧气吸入、静脉输液、口腔护理、雾化吸入、会阴护理等
	安全指导	1. 管道安全指导:保持引流管通畅,勿打折、扭曲和受压 2. 有恶心等不适时,予以侧卧位,避免呕吐时发生窒息
	体位指导	1. 术后6小时内去枕平卧 2. 手术6小时后取半卧位,以减轻切口张力
	疼痛护理指导	1. 指导病人表达疼痛时的感受,及时进行疼痛评估 2. 告知止痛药物使用方法和注意事项
	饮食指导	禁食、禁水

时间	事项	具体内容
术后第1天至第3天	检查和处置	1.进行治疗和处置：氧气吸入；必要时给予心电监护和血氧饱和度监测；胃肠减压；深静脉置管；引流管护理；静脉输液；检测血糖；口腔护理；会阴护理；皮肤护理 2.配合：进行深呼吸和有效咳嗽；漱口、刷牙 3.告知：术后早期活动能预防下肢深静脉血栓的形成；手术后排气、排便是肠蠕动恢复的表现；并发症的观察与护理
	活动指导	1.卧床时应取半坐卧位 2.术后第1天协助病人下床活动 3.住院期间以低强度步行为主，每次10分钟，每日2~3次 4.根据病人运动能力逐渐增加步行时间和速度
	饮食指导	1.禁食、禁水 2.拔除胃管后遵医嘱进不胀气流食
术后第4天至出院前1天	检查和处置	1.进行治疗和处置：静脉输液和引流管护理 2.配合：进行深呼吸和有效咳嗽；漱口、刷牙
	活动指导	1.卧床时应取半坐卧位 2.住院期间以低强度步行为主，每次10分钟，每日2~3次 3.根据病人运动能力逐渐增加步行时间和速度
	饮食指导	进食不胀气流食后若无不适，遵医嘱予以流质饮食
出院当天	检查和处置	1.进行治疗和处置 2.告知：出院指导、办理出院流程指导
	活动指导	1.强化康复运动意识 2.居家康复运动指导
	饮食指导	1.强化营养管理意识 2.居家期间渐进性饮食指导
	复诊指导	1.术后1、3、6、9、12个月至门诊复查，之后每年随访1次 2.若出现不良反应、减重效果不佳、体重反弹、血糖控制不佳及其他严重的营养并发症，应及时到医院复诊 3.复诊的主要内容包括血糖、糖化血红蛋白、C肽，以及体重、营养状况、精神状况等

一、护理健康教育评估

(一)入院评估

1.健康史　了解病人的年龄、性别、饮食习惯、生活方式，以及有无吸烟饮酒和暴饮暴食等不良嗜好。了解家族成员中有无肥胖症病人；病人是否合并高血压、糖尿病、多囊卵巢综合征等。

2.身体状况　评估病人体重、腰围、BMI、全身营养状况，有无胸闷、气喘、胃纳亢进、便秘、腹胀、关节痛、体力活动减少、肌肉酸痛、倦怠等。

3.心理-社会状况　评估病人及家属对肥胖症和减重手术的认知程度，是否存在对医院环境的不适应、焦虑情绪等。

(二)术前评估

1.辅助检查结果　筛查有无糖尿病、高血压、睡眠呼吸暂停综合征、多囊卵巢综合征等合并症。通过检查蛋白质、骨密度、维生素(维生素 B_1、维生素 B_{12}、叶酸等)、血清铁、总铁结合力、促红细胞生成素及微量元素等指标,了解病人的营养状况。

2.心理-社会状况　评估病人及家属有无对手术并发症及远期疗效的担忧、焦虑等负性情绪;能否接受制定的治疗护理方案;对手术及进一步治疗的经济承受能力和支持程度。

(三)术后评估

1.手术情况　了解病人术中采取的手术和麻醉方式,手术过程是否顺利,术中有无输血及输血量。

2.身体状况　观察病人的生命体征是否平稳,营养状况是否得以维持或改善,疼痛程度是否减轻、频率是否减少,有无发生恶心、呕吐、倾倒综合征、腹泻、脱发等。

3.心理-社会状况　了解行减重术病人术后的心理适应程度,生活能否自理,是否依从活动、饮食等指导,有无做好长期生活习惯调整的准备。

(四)出院准备度评估

1.身体状况　评估病人身体恢复情况、BMI、运动能力、生活自理能力情况,有无并发症发生及治疗效果。

2.知识掌握情况　评估病人对出院后康复知识的掌握情况,是否了解出院后饮食、活动与休息、药物、复查等知识,是否明确出现哪些症状应立即就诊。

3.心理-社会状况　评估病人有无可利用的社会支持资源,家属对病人出院后康复的配合度,病人对长期生活习惯调整的自我效能感水平,以及有无自我管理的能力。

二、护理健康教育重点

(一)术前重点

1.手术适应性训练指导

(1)呼吸功能锻炼指导:肥胖症病人通常会合并重度通气功能障碍,以气道阻塞症状(如经常性夜间打鼾、呼吸暂停等)为特征,这是导致围手术期病人死亡的主要原因之一。应指导病人术前积极行呼吸功能锻炼,提高肺活量,包括深呼吸、胸腹式呼吸、吹气球法等。

(2)床上大小便训练指导:病人在术前1~2天进行床上大小便训练,指导病人床上排便的方法,告知尿潴留的危险因素。

2.饮食指导　告知病人入院后进低脂、低糖软食,如面条、馄饨等。术前1~2天起进无渣半流质饮食,如稀饭、蒸蛋等。术前8~12小时禁食、禁水,以防麻醉或术中呕吐引起的窒息和吸入性肺炎。

3.血糖控制指导　对于合并2型糖尿病的病人,需常规监测血糖,给予口服药物或胰岛素控制血糖。告知病人血糖控制目标,即糖化血红蛋白6.5%~8%,空腹血糖<8 mmol/L(140 mg/dl)。告知病人血糖监测的频率和方法,如五点血糖监测时间为早晨空腹、三餐后2小时和睡前。常规监测指尖毛细血管葡萄糖含量。告知病人降糖药物和胰岛素的使用方法。

4.活动与休息指导　告知病人良好的睡眠是保证手术成功的重要因素,及时消除引起不良睡眠的诱因,创造安静、舒适的环境。适当增加白天活动,必要时遵医嘱予以镇静催眠药。

5.相关检查指导　肥胖症病人由于身体机能差,常会掩盖其他系统的问题,因而全面的术前检查必不可少。

(1)常规检查:告知病人常规检查项目(包括心电图、胸片、腹部彩超、胃镜检查、CT等)和注意事项。

(2)特殊检查:告知病人特殊检查项目(包括醛固酮、雌激素、雄激素等激素水平测定,必要时做垂体核磁共振检查)和注意事项。

(3)糖耐量试验:告知病人糖耐量试验的意义和方法。清晨空腹静脉采血测定血糖浓度,将75 g糖粉溶于300 mL温开水,糖水要在5分钟内服完,告知病人试验中服用的糖水浓度不应过高或过低。服糖水后0.5小时、1小时和2小时各测一次血糖。

(4)睡眠监测:告知病人检查当天中午开始勿饮用含咖啡因的饮料,如茶、咖啡和可乐。检查前勿饮酒,勿使用助睡眠药物。

6.心理护理指导

(1)情绪认可:应在充分沟通的基础上接纳病人的情绪状态。告知病人一般减重术前常见的情绪反应类型,包括焦虑、抑郁、适应不良等。有研究显示,51.11%的择期行减重手术的病人伴有焦虑情绪,60%的病人伴有抑郁情绪。

(2)信息支持:根据病人的认知水平,采用卡片、多媒体、展板等不同形式告知病人肥胖症治疗和康复的相关信息及减重术康复相关信息。指导病人不良情绪的自我调适方法,如呼吸放松训练、听音乐、看电影等。

(3)榜样激励:向病人介绍减重成功的案例,增加病人治疗和康复的信心,转变病人被动、悲观的观念,让其认识到肥胖症是一种可防、可治的代谢性疾病,树立健康的人生观和科学的防病治病观。

(二)术后重点

1.疼痛护理指导　告知病人术后疼痛变化的规律,一般术后 24 小时内疼痛最为强烈,2~3 天后逐渐减轻。鼓励病人主动表达疼痛的程度,临床常用的是数字评分法,教会病人正确表述疼痛水平。当疼痛评分≤3 分时,指导病人非药物措施,如放松疗法、音乐疗法、心理疏导等;当疼痛评分≥4 分时,遵医嘱使用镇静止痛药物,告知病人用药的注意事项。

2.饮食指导

(1)饮食原则指导:告知病人术后 1~5 天开始酌量进流质饮食,逐渐过渡到低糖、低脂、无咖啡因的半流质和软质食物。告知病人应坚持每天少食多餐的计划,在进食正餐时,应充分咀嚼食物后再吞咽,同时不喝饮料。

(2)营养结构指导:告知病人平衡膳食计划应包括每日 5 种以上的水果和蔬菜,以达到最佳膳食纤维消耗、结肠保护和植物化学物质摄入的目的。指导病人尽量减少碳水化合物与脂肪的摄入。减重手术尤其是胃旁路手术后,为了减少热量摄入,应避免食用浓缩甜食,以尽量减少倾倒综合征的出现。指导病人做好长期补充足量的维生素和微量元素的准备,其类型和剂量见表 13-4。蛋白质每日最低60 g,每日可高至 1.5 g/kg 体重。

表 13-4　减重手术后需要补充的维生素和微量元素

维生素和微量元素	预防缺乏的必需措施
复合维生素和微量元素补充剂	每日 2 份成人复合维生素微量元素补充剂(行 Roux-en-Y 胃旁路术、袖状胃切除术的病人),或每日 1 份成人复合维生素微量元素补充剂(行可调节胃束带术的病人),其中需含有叶酸、硫胺素、铜和铁
硫胺素(维生素 B_1)	每日至少 12 mg,但最好是每日 50 mg,由常规复合维生素微量元素补充剂提供
维生素 B_{12}	每日口服或舌下含服 500 μg;或每 1 或 3 个月肌内注射 500~1000 μg
维生素 D	每日口服维生素 D_3 3000 IU
铁	低危病人(男性和无贫血史病人)每日补充复合维生素矿物质 18 mg,女性和行 Roux-en-Y 胃旁路术、袖状胃切除术、胆胰转流术的病人每日口服铁剂 45~60 mg

3.活动与休息指导　告知病人早期运动康复的重要意义,帮助病人克服运动康复中的潜在阻碍,增强病人术后运动康复的信念。告知病人术后第 1 天即可由护士协助下床活动,在院期间以低强度步行为主,每次 10 分钟,每日 2~3 次,根据病人的运动能力逐渐增加步行时间和速度。

4.术后并发症防护指导

(1)恶心和呕吐:恶心和呕吐是任何涉及胃肠道操作手术的预期并发症,也是所有手术可能的麻醉并发症。告知病人恶心、呕吐通常与不良的饮食习惯有关,如病人在适应新的饮食习惯时不彻底咀嚼食物,吃得太多或太快,甚至有时病人可能忘记曾做过手术而导致误吞等。同时告知病人持续剧烈的呕吐会严重扰乱正常进食并大大减少能量摄入,需要警惕水、电解质紊乱及维生素缺乏,此时应尽快告诉医护人员,以寻求专业帮助。

(2)倾倒综合征:腹腔镜可调节胃束带手术后倾倒综合征的发生率为40%~76%,袖状胃切除术后倾倒综合征的发生率约为30%。告知病人倾倒综合征的临床表现为进食后心动过速、恶心、头晕甚至晕厥等。根据摄食后出现症状的时间长短,倾倒综合征可分为早发型和迟发型两种。早发型的症状一般发生在餐后10~30分钟,而迟发型的症状多在食物摄入后1~3小时出现,迟发型倾倒综合征与反应性低血糖的发生密切相关,可能与胃肠激素和胰岛素分泌的变化有关。为避免倾倒综合征的副作用,应指导病人通过膳食调整的方法来进行控制,具体方法包括:①避免进食大量高糖或高度精制的碳水化合物食物;②少食多餐,避免在进食固体食物后30分钟内摄入液体;③避免单糖摄入;④增加膳食纤维和复合糖水化合物的摄入;⑤进餐时增加蛋白质摄入,以降低葡萄糖快速吸收的风险;⑥在进食后约1小时饮用半杯橙汁(或服用等量糖的补充剂)也可预防迟发型倾倒综合征和反应性低血糖。

(3)腹泻:术后40%的病人患有腹泻,可能与脂肪和碳水化合物吸收不良以及细菌过度繁殖有关。指导病人避免食用富含脂肪和淀粉的食物,规律或间断使用肠道抗生素(如每日使用利福昔明2次,每次200~400 mg,每月连服7天)可能有效。

(4)脱发:减重术后病人常常脱发,通常发生在术后的前6个月内,可能与手术本身的创伤,术后体重快速减轻,膳食蛋白质、铁和锌缺乏症等有关。虽然脱发并不是一种危险的手术后果,但它始终是女性减重手术人群中最受关注的问题之一。在告知病人摄入足够的膳食蛋白质的同时,鼓励病人使用合适的减肥复合维生素和蛋白质补充剂。

5.静脉血栓栓塞症(venous thromboembolism,VTE)预防指导 肥胖及其所导致的低通气综合征、鼾症、肺动脉高压、心功能不全和腹腔镜手术等是VTE的高风险因素,肥胖症行腹腔镜减重手术的病人几乎都是VTE的高危对象,VTE是减重代谢手术后死亡的主要原因之一。护士应对接受减重手术的病人入院后进行VTE风险分级评估,对高风险病人予以指导,并采用以下措施进行VTE的预防。

(1)机械性预防指导:在麻醉开始前使用间歇性充气加压泵,直到病人能自由下床活动为止。高风险的病人在住院期间及出院后应持续使用弹力袜。

(2)早期活动指导:强调术后早期运动,教会家属对病人进行四肢按摩的方法。

(3)药物预防指导:针对中、高危(Caprini 量表评分≥3 分)且不伴出血风险的病人,常于术后第 1 天开始使用低分子肝素以预防血栓,直至病人出院。告知病人尽量放松,注射后勿立即起床活动,教会病人用整个指腹按压注射部位,以防血管扩张引起的大面积淤血。禁忌按揉、揉搓、热敷注射部位,轻度淤斑、淤点会自行消退,告知病人不用过于紧张。

6.心理护理指导　减重术后病人因较难适应新的饮食模式、频繁的胃肠不适和皮肤松弛等体象改变,容易产生负性情绪,而这种负性情绪会导致病人消极应对和不依从。因此,护士应根据病人的认知水平,采用卡片、多媒体、展板等不同形式告知病人有关饮食习惯调整、行为适应、体表形象改变等方面治疗和康复的信息,让病人做好长期调整生活习惯的心理预期和准备。向病人介绍减重成功的案例,增加病人治疗和康复的信心。

(三)出院指导

1.饮食指导　告知病人控制热量摄入是饮食管理的核心,也是减重的关键。术后 1～2 个月从流质饮食逐渐过渡到普食,每日进餐 4～5 顿,并需细嚼慢咽,以免食团过大、进食过快而引起恶心、呕吐、倾倒综合征等不良反应。

2.活动指导　告知病人增加运动耗能对减重的重要作用。出院前再次进行强化指导,采取一些可视化工具,如提供视频或具有完整运动方式(图片展示效果最佳)的小册子,每周至少坚持 150 分钟的中等强度运动。术后 6 周内以有氧运动、上下肢力量训练和柔韧性练习为主,但不能牵及腹部运动。此外,还需病人增加日常生活活动,减少静坐时间。

3.用药指导　告知病人出院后应严格按照出院医嘱服用药物。向病人说明药物的用法和用量,注意观察用药的不良反应。

4.复诊指导　告知病人术后 1、3、6、9、12 个月至门诊复查,之后每年随访 1 次。若出现不良反应、减重效果不佳、体重反弹、血糖控制不佳及其他严重的营养并发症,应及时到医院复诊。告诉病人随访的主要内容包括血糖、糖化血红蛋白、C 肽,以及体重、营养状况、精神状况等。

5.制订延续性护理计划　建立出院病人随访档案,评估病人出院准备度。与病人充分沟通后,制订延续性护理计划,发放减重代谢术后健康教育手册。

第四节　延续性护理

减重手术并非一劳永逸,可能会无效,肥胖症也可能复发。有研究显示,术后饮食不控制、生活作息不规律、不接受医护人员的定期随访等均会导致肥胖症的复发。延续性护理能够使减重术后病人在出院后得到定期的照护,达到促进健康、预防肥胖症复发及改善相关代谢疾病的目的。由此看来,居家护理是病人减重成功的关键之一。

一、建立随访档案

出院时建立病人随访档案,包括病人的一般资料,如姓名、年龄、身高、体重、BMI、腰围、腹围、血压、心率等信息;手术相关治疗信息,如手术方式、时间、术后有无并发症、有无合并症等;随访目录,如术后不同复查时间的检查项目列表。应让病人加入减重病人微信群,构建医、护、患交流的平台。在微信群里及时进行医患、护患、患患之间的交流和沟通,同时提醒病人复诊的时间,督促病人及时复诊,并监督病人改变不良的饮食和生活习惯。

二、延续性护理健康教育评估

1. 身体状况　评估病人体重、腰围、BMI、全身营养状况,有无发生维生素和微量元素缺乏,有无吸烟饮酒和暴饮暴食等不良嗜好,以及合并高血压、糖尿病、睡眠呼吸暂停综合征、多囊卵巢综合征等合并症的情况。评估病人有无恶心、呕吐、腹泻、脱发、倾倒综合征等并发症。

2. 知识掌握情况　评估病人对饮食和生活方式是否依从,对居家康复知识的掌握情况,是否了解出院后饮食、活动与休息、药物、复查等知识,是否明确出现哪些症状应立即就诊。

3. 心理-社会状况　评估病人有无因体重控制不佳而导致的焦虑、抑郁等负性情绪,家属对病人出院后康复的配合度,病人对长期生活习惯调整的自我效能感水平,以及有无自我管理的能力。

三、延续性护理内容

(一)日常生活指导

1. 饮食指导　根据病人的基础代谢率确定病人每天的能量摄入量。总原则是控制热量,少食多餐,给予循序渐进式阶段饮食,即全流质饮食→低脂肪半流质饮食→全脂肪半流质饮食→软食→普食(常规健康饮食)。

(1)术后第 1 个月进全流质饮食。最好以肠内营养制剂为主,自然食物所制的流食为辅。自然食物所制的流食包括各种去油肉汤、蛋花汤、蒸蛋羹、米汤、酸奶、藕粉、蔬菜汁、水果汁等。避免易胀气流质饮食,如牛奶、豆浆、含糖精食物等。

(2)术后第 2~3 个月进半流质饮食。从低脂到全脂逐渐过渡,如米粥、面条、面片、小笼包、小花卷、藕粉、肉泥、肉丸、菜汁、果汁、碎菜汤面等。注意均衡营养。

(3)术后第 4~6 个月进软食。食物选择软而烂的米饭、面条、馒头,以及含膳食纤维少的包子、饺子、馄饨等;细嫩瘦肉(小块而烂熟),多选用鸡、鱼、虾、肝等细嫩的肉类;小段嫩菜叶、含膳食纤维少的蔬菜和水果等。尽量避免生冷、油炸、产气、刺激性食物。

(4)术后 6 个月以后进普食。注意三大能量营养素的比例及维生素和矿物质的补充,特别是富含维生素 B_{12}、叶酸、维生素 B_1、维生素 A、钙、铁的食物。

2.进食要求　指导病人缓慢、小口进食,每餐 20~30 分钟。在进食固体食物前后 30 分钟禁饮水,以避免呕吐、腹泻和早饱。仔细咀嚼食物,细嚼慢咽,每分钟咀嚼 25 次左右,预防胃出口堵塞、呕吐等。每日进食 4~6 餐,每餐少量,如有需要,应给予蛋白质和热量补充剂。优先进食富含蛋白质的食物,感觉饱了后立刻停止进食,建议使用儿童尺寸的西餐盘和餐具。如果感觉上腹饱胀不适,可以通过四处散步促进胃排空,避免用水冲下去。

3.注意事项　保证充足水分,摄入优质蛋白质,补充维生素和微量元素。每日饮水量为1500~2000 mL,每日摄入优质蛋白质 60~120 g。避免进食高脂、浓缩的甜食及坚硬、大块或难以咀嚼的食物,建议选择低油脂的烹饪方式,如水煮、蒸,不提倡煎炸。术后 3 个月内,不能生吃蔬菜和水果,可制作成果汁,在两餐之间喝水和果汁,不能随餐饮用,避免进食碳酸饮料。睡前 1 小时不吃任何食物。如果进食后出现呕吐、腹胀或腹痛,应立即停止进食,退回到上一饮食阶段。如果症状持续或加重,应及时就医。

(二)运动与休息指导

结合减重代谢术后健康教育手册,指导病人出院回家后每天坚持有氧运动 30 分钟,每周至少 150 分钟,目标为 300 分钟,有氧运动方式包括慢跑、快走、游泳、做瑜伽等。表 13-5 显示了各种运动和体力活动持续 30 分钟所消耗的能量,术后病人可以根据个人喜好选择合适的运动类型,然后换算出消耗同等能量所需的时间并进行替换,从而使锻炼形式丰富,继而增加术后锻炼的积极性。值得注意的是,运动时应保持最大运动强度心率的 50%~70%,其中最大运动强度心率

（次/分）＝200－年龄。

表 13-5　各种运动和体力活动持续 30 分钟的能量消耗

运动和体力活动项目	活动 30 分钟的能量消耗(kcal)
静坐、看书、看电视、聊天、写字、玩牌	30～40
轻家务活动、编织、缝纫、清洗餐桌、清扫房间、跟孩子玩(坐位)	40～70
散步(速度 1.6 km/h)、跳舞(慢速)、体操、骑车(速度 8.5 km/h)、跟孩子玩(站立位)	100
步行上学或上班、乒乓球、游泳(速度 20 m/min)、骑车(速度 10 km/h)、快步走(速度 1000～1200 m/10 min)	120
羽毛球、排球(中等)、太极拳、跟孩子玩(走、跑)	175
擦地板、快速跳舞、网球(中等强度)、骑车(15 km/h)	150
网球、爬山(坡度 1∶2)、一般慢跑、羽毛球比赛、滑冰(中等)	180
一般跑步、跳绳(中速)、仰卧起坐、游泳、骑车(速度 19～22 km/h)	200
山地骑车	200～250
上楼、游泳(速度 50 m/min)、骑车(速度 22～26 km/h)、跑步(速度 160 m/min)	300

(三)心理护理指导

　　减重代谢手术会导致部分病人出现胃肠道持续性功能紊乱,饮食习惯也发生巨大改变,再加上病人会担心自己术后血糖控制不理想,担心术后并发症等,常常导致病人出现烦躁不安、焦虑等不良情绪。负性心理体验又是术后情绪化饮食、随访依从性差发生或恶化的重要因素,所以术后要重视病人的心理状况。护士要主动关心、尊重病人,加强与病人的交流,可使用微信、电话、上门访视等多种方法,也可邀请手术后恢复良好的病人,安排同一复诊时间,与心理调节功能不良的病人沟通、交流,并给予指导,帮助这些病人克服焦虑、担心的心理。同时要积极耐心地帮助解决病人出现的各种康复问题。帮助病人找出减重不理想的原因,有针对性地提出合理的改进措施,从而增加病人对医护人员的信任感,利于治疗和恢复。

四、专业知识拓展

　　术后若没有恰当的随访来干预病人的生活方式和行为调整,外科治疗效果则难以长期维持。因此,应对减重病人进行终身随访,及早发现病情变化,采取相应的干预措施,以提高或维持外科治疗效果。减重代谢外科随访模式在国内尚处于起步阶段,结合相关研究进展,下面介绍两种随访模式。

　　1.多学科随访模式　多学科随访模式参与人员包括内分泌科、营养科、心理科、运动医学科、呼吸科、减重代谢外科等科室的医护人员。随访的内容主要包括物理指标的测定(身高、体重、手术切口愈合情况、体脂成分分析)、抽血项目、葡萄糖耐量试验、饮食问卷、生活质量问卷、满意度调查、接受多学科咨询并解决术后发生的不适症状等。多学科团队对检测结果及时进行评估,必要时转介于营养师和内分泌科医师,对病人下达医嘱和指导意见,重要的内容需要电话确认通知到,个案管理师确认每个病人在网上获得检测结果和多学科指导意见。术后第1年要求病人每3个月来院随访一次,第2年每半年随访一次,2年后每年随访一次。多学科随访临床路径如图13-1所示。

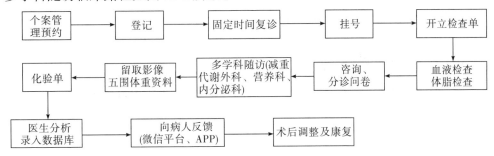

图 13-1　多学科随访临床路径

2."互联网＋"随访模式　通过构建综合平台或微信小程序等,将互联网与病人院内外健康管理相结合,建立病人专项档案(基本信息、病史、就诊记录、检查检验报告等),制订个体化随访计划(饮食指导、用药指导、复查提醒、健康监测等),开展医患、护患在线沟通,可实现对病人的一般性随访和专科性随访。减重管理人员可登录互联网平台,建立和查看病人的健康档案;为病人制订个体化的推送计划,推送健康指导内容或提醒信息;查看病人的健康数据,对病人填写的量表进行评估并反馈给病人;也可处理病人的留言,并与病人在线交流。"互联网＋"随访微信小程序模块如图13-2所示。

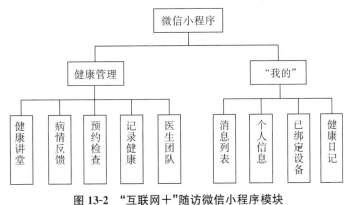

图 13-2　"互联网＋"随访微信小程序模块

第五节　健康教育案例

【案例一】

病人,女性,22岁,学生,身高167 cm,体重121 kg,因"进行性肥胖伴多囊卵巢综合征"收治入院,无肥胖症家族史。入院后拟行腹腔镜辅助下袖状胃切除术。护士小张发现病人术前2天吃了一份肯德基全家桶,通过与病人和家属的沟通了解到病人喜食高脂、高碳水化合物、油炸食物。病人术后第3天强烈要求喝可乐。该病人主要的健康问题是什么?如何实施路径式健康教育?

(一)护理健康教育评估

1.健康史　该病人是在校大学生,平时无吸烟饮酒等不良嗜好,但是饮食习惯不佳,喜食高脂、高碳水化合物、油炸食物。家族成员中无肥胖症病人。

2.身体状况　病人BMI为43.38,属于重度肥胖。病人合并有多囊卵巢综合征。

3.心理-社会状况　病人及家属对肥胖症和减重手术的营养管理认知不全面,导致饮食依从性不高。

该病人存在的主要健康问题是体重过重,与饮食依从性不高、营养认知不正确致体重控制不佳有关。

健康教育的重点是强化营养认知。

(二)路径式健康教育

1.入院当天　护士小张应告知病人饮食与疾病的发展和治疗的关系,强调饮食控制是减重成功的重要因素,并指导病人进低脂、低糖软食,如面条、馄饨等。护士小张了解到病人既往生活习惯中的误区,如喜食高脂、高碳水化合物、油炸食物。围绕这一误区,着重向病人讲解营养素种类、营养素的作用和特点、减重术后病人营养需求等。

2.术前2~3天　护士小张应告知即将进行手术,此时起应进无渣半流质饮食,如稀饭、蒸蛋等。案例中病人食用了油炸坚硬食物,护士小张应与病人加强沟通,了解病人这样做的原因,是否与预期术后饮食习惯调整有关,或者与不了解饮食原则有关等。护士小张可选择外周说服途径法说服病人,比如介绍减重术后长期营养管理成功的案例,为病人树立榜样,增加营养管理信心。

3.术前1天　告知病人晚上10点以后禁食,晚上12点以后禁水,以防麻醉或术中呕吐引起的窒息和吸入性肺炎。

4.手术当天　告知病人禁食、禁水。

5.手术后1~5天　告知病人术后1~5天开始酌量进流质饮食,如蒸蛋、水果汁等。告知病人应坚持每天多顿少餐的计划,每日应进餐4~6顿,在进食正餐时应充分咀嚼食物后再吞咽,不喝饮料,避免使用浓缩甜食。病人术后第3天要求喝可乐,护士小张可采用"恐惧唤起"的说服方法,通过负面的案例(体重控制不佳)引起病人对营养管理的重视。

6.出院当天 告知病人控制热量摄入是饮食管理的核心,也是减重的关键,使病人树立长期饮食调整的信心。

7.术后第1个月 告知病人应进全流质饮食,最好以肠内营养制剂为主,自然食物所制的流食为辅。自然食物所制的流食包括各种去油肉汤、蛋花汤、蒸蛋羹、米汤、酸奶、藕粉、蔬菜汁、水果汁等。避免易胀气流质饮食,如牛奶、豆浆、含糖精食物等。

8.术后第2～3个月 告知病人应进半流质饮食。从低脂到全脂逐渐过渡,如米粥、面条、面片、小笼包、小花卷、藕粉、肉泥、肉丸、菜汁、果汁、碎菜汤面等。注意均衡营养。

9.术后第4～6个月 告知病人应进软食。食物选择软而烂的米饭、面条、馒头,以及含膳食纤维少的包子、饺子、馄饨等;细嫩瘦肉(小块而烂熟),多选用鸡、鱼、虾、肝等细嫩的肉类;小段嫩菜叶、含膳食纤维少的蔬菜和水果等。尽量避免生冷、油炸、产气、刺激性食物。

10.手术6个月以后 告知病人以后应进普食。注意三大能量营养素的比例及维生素和矿物质的补充,特别是富含维生素 B_{12}、叶酸、维生素 B_1、维生素 A、钙、铁的食物。

11.定期复诊 告知病人应定期复查营养相关指标,了解有无营养不良和微量元素缺乏情况,以及体重控制效果。

【案例二】

病人,男性,25岁,公务员,身高180 cm,体重147 kg,病人因"进行性肥胖2年,拟诊肥胖症和2型糖尿病"收治入院。既往有2型糖尿病6年,无肥胖症家族史,无吸烟饮酒等不良嗜好。入院后行腹腔镜辅助下袖状胃切除术。病人出院时体重较之前减轻5 kg,之后病人坚持定时复查,但于术后第12个月复查时护士小何发现病人体重未减反增。不但如此,而且病人血糖控制不佳。护士小何了解到病人至上次复查体重下降35 kg后放松了对自己的要求,只是偶尔进行一些低消耗且时间较短的锻炼或劳动,如散步、做简单家务活等,未能继续坚持一定强度的体育运动。与此同时,病人经常作息不规律,喜爱消夜。该病人主要的健康问题是什么?如何实施路径式健康教育?

(一)护理健康教育评估

1.健康史 该病人是公务员,平时无吸烟饮酒等不良嗜好,家族成员中无肥胖症病人。

2.身体状况　病人 BMI 为 45.37,属于重度肥胖,合并有 2 型糖尿病。

3.知识掌握情况　病人对居家康复期间的运动管理知识掌握不佳,依从性不高。

4.心理-社会状况　病人对长期生活习惯调整的自我效能感水平不高。

该病人存在的主要健康问题是体重过重,与运动依从性较差致体重控制不佳有关。

健康教育的重点是给予运动指导,强化行为转变。

(二)路径式健康教育

1.入院当天　护士小何应告知病人运动与疾病的发展和治疗的关系,强调规律运动是减重成功的重要因素。了解病人是否存在限制身体活动水平的因素,如膝关节炎、活动性肌肉和骨骼疼痛等。了解病人平时是否参加运动锻炼及身体活动的强度。

2.术前　了解病人对身体活动的认知和信念。告知病人早期运动康复的重要意义,了解病人身体活动中有无障碍因素,使病人树立术后运动康复的信念。教会病人自我监测运动强度的方法,根据最大心率百分数和运动中的实测心率合并使用主观体力感觉量表(rating of perceived exertion,RPE)进行监测。

3.术后第 1 天　护士和家属应协助病人下床活动。此时病人一般因术后疼痛不愿意下床活动,护士应告知病人早期运动康复的重要意义,帮助病人克服运动康复中的潜在障碍,增强病人术后运动康复的信念。

4.术后第 2 天至出院前 1 天　指导病人以低强度步行为主要运动方式,每次 10 分钟,每日 2~3 次。告知病人逐渐增加步行时间和速度。

5.出院当天　使用视频、图片等形式强化指导,树立长期运动锻炼的信心。

6.术后 1 个半月内　告知病人减少久坐行为,增加日常身体活动。以有氧运动、上下肢力量训练和柔韧性练习为主,但不牵及腹部。运动量逐渐增加,从每周 3 天逐渐增加到每周 5 天。告知病人若因工作等无法集中时间锻炼,可每天以间歇的方式累计达到最低身体活动水平,如每日 30 分钟,或每次 10 分钟,共锻炼 3 次。

7.术后 3 个月内　告知病人每周至少进行 150 分钟中等强度运动,可以进行全身性力量训练,但不包括针对性的腹部运动,如卷腹。不宜在饱餐后或饥饿时运动,以免发生低血糖。

8.手术 3 个月以后　告知病人采取多样化的运动形式,每周至少做 200 分钟的中高强度运动。可以进行针对性的腹部运动,以减少腹部皮肤松弛。运动期间注意少量、多次补充水分。若出现心悸、呼吸困难、出冷汗等不适,应立即停止运动。案例中病人术后 1 年左右的运动自我管理效果不好,护士小何应肯定病人以往的运动时间和强度,并鼓励病人要持之以恒。帮助病人制订运动计划表,让病人选择喜爱的运动种类,制订每周运动时间和运动类型计划,见表 13-6。护士小何可建立微信群,让病人每天在微信群里运动打卡,激励病人坚持运动。同时,可为病人介绍一位居住地较近的"胖友",约定从今往后两人一起进行体育锻炼,从而起到相互监督、相互鼓励的作用。

9.定期复诊　指导病人定期复查,了解体重控制效果。告知病人体重不减反增时应主动告知医护人员。

表 13-6　护士帮助病人制订的运动计划表

时间	上午	下午	晚上
周一	步行上班约 20 分钟	步行下班约 20 分钟	乒乓球 30 分钟
周二	骑车上班(速度 10 km/h)约 10 分钟	骑车下班(速度 10 km/h)约 10 分钟	慢跑 30 分钟
周三	步行上班约 20 分钟	步行下班约 20 分钟	跟孩子玩 30 分钟
周四	骑车上班(速度 10 km/h)约 10 分钟	骑车下班(速度 10 km/h)约 10 分钟	哑铃 30 分钟
周五	步行上班约 20 分钟	步行下班约 20 分钟	轻家务劳动 30 分钟
周六	全身性燃脂训练 20 分钟	羽毛球 30 分钟	饭后散步 30 分钟
周日	全身性燃脂训练 20 分钟	游泳 30 分钟	轻家务劳动 30 分钟

参 考 文 献

[1]Wray A, Davis R, Wray N,等.减重手术前后的营养风险和不足:最佳饮食管理建议[J]. 中华肥胖与代谢病电子杂志,2018,4(4):183－195,243－246.

[2]杨宁琍,刘瑞萍,管蔚,等.减重代谢外科多学科随访模式构建实证研究[J].中华肥胖与代谢病电子杂志,2018,4(3):123－128.

[3]李颜含.微信小程序在代谢术后患者减重管理中的应用研究[D].郑州:郑州大学,2019.

[4]刘金钢,顾岩.实用代谢和减重外科学[M].北京:军事医学科学出版社,2015.

[5]杨建林,高峡,郝洪军,等.肥胖症外科治疗方案[M].北京:人民军医出版社,2009.

第十四章　胃肠外科常用诊疗护理技术

第一节　成人肠造口护理

肠造口是指因疾病治疗需要,通过手术将一段肠管拉出腹腔,在腹壁上开口,将肠黏膜外翻并缝合于腹部皮肤上,作为排泄物的出口,俗称"人工肛门"。由于肠造口没有括约肌,不能控制排泄物,因此,做好排泄物的收集和处理对减轻造口及周围皮肤刺激十分重要。肠造口护理是一项特殊的护理技术,包括肠造口术前定位技术和更换造口袋技术。

一、肠造口术前定位技术

(一)目的

1.便于病人进行自我护理。

2.便于造口用品的使用。

3.预防造口并发症的发生。

4.尊重病人的生活习惯。

(二)操作程序

1.洗手。

2.核对　携用物至床旁,核对病人信息,向病人解释肠造口术前定位的目的并取得合作。

3.操作者站立位置　操作者根据手术方式和造口类型选择合适的站立位置。对于回肠造口和横结肠造口,操作者站在病人右侧,对于乙状结肠造口,操作者站在病人左侧。

4.体位　协助病人取平卧位。

5.暴露腹部　遮挡病人,松解腰带,充分暴露腹部。

6. 观察病人腹部轮廓,注意有无陈旧性瘢痕、皮肤病、皮肤皱褶及脐部、腰围线和髂前上棘边缘位置。

7. 寻找腹直肌　协助病人平卧抬头,操作者一手托起病人头部,嘱病人双脚并拢,眼睛看脚尖,另一手通过触诊摸到腹直肌边缘位置,并用油性记号笔画虚线做标记。

8. 预设造口位置　在脐与髂前上棘连线中上 1/3 处或脐、髂前上棘、耻骨联合三点形成的三角形的三条中线相交点,选择平坦合适的位置,范围在腹直肌内,初选好后用"×"或"○"标记。

9. 调整　协助病人取半卧位、坐位及站立位,确定能看清标记位置并避开皮肤皱褶部位,且不影响病人生活习惯。根据病人情况适当调整,所选位置须在腹直肌范围内,直至满意为止。

10. 标记　选择好位置后,用 75% 乙醇清洁皮肤,待干,用油性记号笔画一个直径约 2 cm 的实心圆,上面粘贴透明保护膜。

11. 安置病人　①协助病人取合适体位,整理床单位。②做好宣教工作,告知注意事项。

12. 处理用物　按要求正确处理用物。

13. 洗手、记录。

(三)观察及注意事项

1. 造口定位时间宜在术前 1 天,肠道准备前。

2. 执行者　医生、护士及病人共同合作。

3. 造口位置的选择　避开陈旧性瘢痕、皮肤皱褶、脐、腰部、髂骨、手术切口、肋骨、腹直肌外、慢性皮肤病、现有疝的部位。

4. 注意特殊个体造口定位,如肥胖、坐轮椅、安装义肢等。

5. 对于不确定手术方式及急诊手术者,为方便手术操作,可同时定出多个造口位置。

6. 多个造口的定位不宜在同一条水平线上,造口之间相距 5~7 cm。

肠造口＋尿路造口双造口:尿路造口应略高(右侧),肠造口应略低(左侧)。

回肠＋乙状结肠造口:双造口位于左右两侧,回肠造口略高。

横结肠＋乙状结肠造口:横结肠造口在右上,乙状结肠造口在左下。

7. 定位后试佩戴造口袋 12~24 小时,造口袋内装 100 mL 清水,增加真实感。

(四)重点与难点

1. 预设造口位置　回肠造口宜在右下腹脐与髂前上棘连线中上 1/3 处或脐、髂前上棘、耻骨联合三点形成的三角形的三条中线相交点(即预设造口位置);乙状结肠造口用前述方法定位在左下腹;在上腹部以脐和肋缘分别做一条水平线,横结肠造口宜定位在两线之间且旁开腹中线 5~7 cm。

2.实际造口位置因人而异,经过调整后的才是实际造口位置。造口定位以病人取半坐卧位、坐位、弯腰、站立等不同体位时能看到造口为宜。应确定造口袋底盘与脐、切口、皮肤皱褶、髂前上棘、腰带等的关系;确定造口位置与腹直肌的关系。

特殊情况考虑:对于体质指数(BMI)≥30 kg/m² 、腹部膨隆者,造口位置宜定在腹部隆起的最高处。肠造口术前定位操作评分标准见表 14-1。

表 14-1 肠造口术前定位操作评分标准

项目	评分细则	分值	扣分标准	扣分	得分
操作前准备（20分）	1.护士准备:衣帽整洁、洗手、戴口罩	2	□衣帽不整洁扣 0.5 分 □未洗手扣 1 分 □洗手不规范扣 0.5 分 □未戴口罩或戴口罩不规范扣 0.5 分		
	2.核对:双人核对医嘱	2	□未双人核对扣 2 分		
	3.评估病人: (1)核对病人信息 (2)向病人及家属解释定位目的、注意事项和配合要点 (3)评估:①评估病人病情、手术类型、年龄、意识状态、生命体征、心理状态、合作程度和病人需求;②评估病人腹壁皮肤情况:有无陈旧性瘢痕、皮肤皱褶、手术切口和慢性皮肤病;③评估病人自理能力,如视力、听力、手的灵活性等;④评估病人的文化和宗教信仰;⑤评估病人的职业特点	9	□未正确核对病人信息扣 1 分 □未向病人及家属解释定位的目的、注意事项和配合要点扣 1 分 □向病人及家属解释不全面扣 0.5 分 □病情未评估或评估不正确扣 0.5 分 □手术类型未评估或评估不正确扣 0.5 分 □意识状态未评估或评估不正确扣 0.5 分 □生命体征未评估或评估不正确扣 0.5 分 □心理状态未评估或评估不正确扣 0.5 分 □合作程度未评估或评估不正确扣 0.5 分 □病人需求未评估或评估不正确扣 0.5 分 □病人腹壁皮肤情况未评估或评估不正确扣 1 分 □病人自理能力未评估或评估不正确扣 1 分 □病人的文化和宗教信仰未评估或评估不正确扣 0.5 分 □病人的职业特点未评估或评估不正确扣 1 分		
	4.环境准备:整洁、安静、温湿度适宜(口述)、光线充足,有隔帘,私密性良好	2	□未评估环境是否适宜扣 0.5 分 □未评估光线是否充足扣 0.5 分 □未注意保护病人隐私扣 1 分		
	5.用物准备: (1)治疗车上层:治疗盘内备有油性记号笔,透明保护膜、75%乙醇、棉签、弯盘、一次性使用速干手消毒剂 (2)治疗车下层:黄色和黑色垃圾桶	5	□未备油性记号笔扣 1 分 □未备透明保护膜扣 1 分 □未备 75%乙醇扣 0.5 分 □未备棉签扣 0.5 分 □未备弯盘扣 0.5 分 □未备一次性使用速干手消毒剂扣 0.5 分 □未备黄色垃圾桶扣 0.5 分 □未备黑色垃圾桶扣 0.5 分		

续表

项目	评分细则	分值	扣分标准	扣分	得分
操作方法与程序（70分）	1. 洗手	1	□未洗手扣1分 □洗手不规范扣0.5分		
	2. 核对：携用物至床旁，核对病人信息，向病人解释并取得合作	3	□未核对或核对不正确扣2分 □未解释或解释不全面扣1分		
	3. 操作者站立位置：操作者根据手术方式、造口类型选择合适的站立位置。对于回肠造口，站在病人右侧，对于乙状结肠造口，站在病人左侧	3	□操作者站立位置不正确扣3分		
	4. 体位：协助病人取平卧位	2	□体位不正确扣2分		
	5. 暴露腹部：遮挡病人，松解腰带，充分暴露腹部	6	□未遮挡病人扣3分 □未充分暴露腹部扣3分		
	6. 观察病人腹部轮廓，注意有无陈旧性瘢痕、皮肤病、皮肤皱褶及脐部、腰围线和髂前上棘边缘位置	7	□未观察腹部轮廓扣1分 □未观察有无陈旧性瘢痕扣1分 □未观察有无皮肤病扣1分 □未观察有无皮肤皱褶扣1分 □未观察脐部位置扣1分 □未观察腰围线位置扣1分 □未观察髂前上棘边缘位置扣1分		
	7. 寻找腹直肌：协助病人平卧抬头，操作者一手托起病人头部，嘱病人双脚并拢，眼睛看脚尖，另一手通过触诊摸到腹直肌边缘位置，并用油性记号笔画虚线做标记	10	□病人体位不正确扣2分 □未托起病人头部扣1分 □未嘱病人双脚并拢扣1分 □未嘱病人眼睛看脚尖扣1分 □腹直肌位置判断不正确扣3分 □未用记号笔标记扣2分 □标记不正确扣1分		
	8. 预设造口位置：在脐与髂前上棘连线中上1/3处或脐、髂前上棘、耻骨联合三点形成的三角形的三条中线相交点，选择平坦合适的位置，范围在腹直肌内，初步选好后用"×"或"○"标记	5	□初选造口位置不正确扣3分 □未做标记扣2分 □标记不正确扣1分		
	9. 调整：协助病人取半卧位、坐位及站立位，确定病人能看清标记位置并注意避开皮肤皱褶部位，且不影响病人生活习惯，可根据病人情况适当调整，所选位置须在腹直肌范围内，直至满意为止	15	□未取半卧位观察扣2分 □未取坐位观察扣2分 □未取站立位观察扣2分 □未观察皮肤皱褶扣2分 □未根据病人生活习惯调整扣3分 □调整后未观察是否在腹直肌范围内扣4分		
	10. 标记：选择好位置后，用75%乙醇清洁皮肤，待干，用油性记号笔画一个直径约2 cm的实心圆，上面粘贴透明保护膜	6	□未清洁皮肤扣2分 □未画标记扣2分 □标记不正确扣1分 □未粘贴透明保护膜扣2分		
	11. 安置病人： (1)协助病人取合适体位，整理床单位 (2)做好宣教，告知注意事项	6	□体位不当扣2分 □未整理床单位扣2分 □未做宣教扣2分		
	12. 处理用物：按要求正确处理用物	2	□未正确处理用物扣2分		
	13. 洗手、记录	4	□未洗手扣1分 □未记录扣3分 □未正确记录扣2分		

项目	评分细则	分值	扣分标准	扣分	得分
综合评价（10分）	1.关爱病人，保护病人隐私	2	□未体现关爱病人扣1分 □未保护病人隐私扣1分		
	2.有效沟通	2	□未有效沟通扣2分		
	3.操作熟练，动作规范	3	□操作不熟练扣1分 □动作不规范扣2分		
	4.提问回答正确、流畅	2	□回答不正确扣2分 □回答不完整扣1分		
	5.操作时间不超过10分钟	1	□超时扣1分，未完成部分不得分		

二、更换造口袋技术

(一)目的

1.评估造口情况，及时发现并处理造口早期并发症。

2.保持造口及周围皮肤清洁，避免造口周围皮炎的发生。

3.指导病人及家属学习造口护理知识，帮助病人达到自我护理造口的目的。

4.评估病人对造口的接受程度，帮助病人及家属克服对造口的心理障碍。

(二)操作程序

1.洗手。

2.核对　携用物至床旁，核对病人信息，向病人解释并取得合作。

3.体位　协助病人取平卧位或半坐卧位，遮挡病人，垫治疗巾，暴露造口部位，置弯盘于造口袋开口下方。对于回肠造口，站在病人右侧操作，对于乙状结肠造口，站在病人左侧操作。

4.撕除造口袋　戴清洁手套，先检查造口袋是否完好，再检查造口袋底盘是否有渗漏。左手固定造口周围皮肤，右手自上而下轻轻撕除造口袋。

5.清洗造口　先用清洁柔软纸巾初步清洁造口排泄物，然后用生理盐水棉球从外向内轻柔擦洗造口及周围皮肤，再用清洁柔软纸巾擦干造口周围皮肤。

6.观察　观察造口颜色是否红润及有无水肿、狭窄和回缩，观察造口周围皮肤有无红肿、破溃等情况。

7.测量　用造口尺正确测量造口大小。

8.裁剪　根据测量的造口大小正确裁剪造口底盘，内径比造口大1~2 mm。

9.粘贴造口袋

(1)擦干造口周围皮肤，根据情况正确选择使用造口附件产品，若造口周围皮肤发红，可喷撒护肤粉，涂抹无痛性皮肤保护膜；若有不平整或凹陷，可使用防漏膏(条)或防漏贴环。

(2)撕下保护纸,根据造口位置自下而上粘贴,轻压内侧周围,再由内侧向外侧按压底盘。用手掌温捂造口底盘 3～5 分钟,以确保粘贴牢固(如果是二件式造口袋,应先粘贴底盘,再扣上造口袋)。

(3)夹闭造口袋底端开口。

(4)嘱病人静卧 10～15 分钟后再起床活动。

10.安置病人　整理床单位,取合适体位,做好宣教。

11.处理用物　按要求正确处理用物。

12.洗手、记录。

(三)观察及注意事项

1.护理过程中详细讲解造口袋更换的步骤。

2.更换造口袋时,应防止造口袋内容物排出并污染伤口。

3.撕除造口袋时,应注意保护皮肤,防止皮肤损伤。

4.注意造口袋与伤口的距离,保护伤口,防止污染伤口。

5.粘贴造口袋前,观察造口周围皮肤情况,确保造口周围皮肤干燥。

6.对于不规则造口,要注意造口底盘的裁剪方向。

7.造口袋底盘与造口黏膜之间应保持适当空隙(1～2 mm),缝隙过大,粪便刺激皮肤易引起皮炎;缝隙过小,底盘边缘与黏膜摩擦,将会导致不适甚至出血。

8.如使用造口附件产品,应在使用前认真阅读产品说明书,如使用防漏膏,应按压底盘 15～20 分钟。

9.教会病人检查造口及周围皮肤的情况,并定期扩肛,防止造口狭窄。

10.造口底盘发白或卷边时,应尽快更换,宜在清晨空腹时进行更换。

11.当造口袋内 1/3～1/2 满时,宜排放造口袋内排泄物。

(四)重点与难点

1.操作前进行造口评估,及时发现造口及周围皮肤有无异常情况,评估内容包括:

(1)位置:右上腹、右下腹、左上腹、左下腹、上腹部、切口正中和脐部。

(2)类型:按时间可分为永久造口和临时造口,按井口模式可分为单腔造口、双腔造口和襻式造口。

(3)颜色:正常造口为鲜红色,有光泽且湿润。颜色苍白提示贫血;暗红色或淡紫色提示缺血;黑褐色或黑色提示坏死。

(4)高度:造口理想高度为 1～2 cm。若造口高度过于平坦或回缩,则易引起潮湿相关性皮肤损伤；若造口突出或脱垂，会造成佩戴困难或造口黏膜出血等并发症。

(5)形状：可为圆形、椭圆形或不规则形。

(6)大小：可用量尺测量造口基底部的宽度。若造口为圆形，应测量直径，椭圆形宜测量最宽处和最窄处，不规则的可用图形来表示。

(7)黏膜皮肤缝合处：评估有无缝线松脱、分离、出血、增生等异常情况。

(8)造口周围皮肤：正常造口周围皮肤是颜色正常、完整的。若出现皮肤红肿、破溃、水疱、皮疹等情况，应判断出现造口周围皮肤并发症的类型。

(9)襻式造口支撑棒：评估支撑棒有无松脱、移位、压迫黏膜和皮肤。

(10)排泄物：一般术后 48～72 小时开始排泄，回肠造口排泄物最初为黏稠、黄绿色的黏液或水样便，每日排泄量约 1500 mL，逐渐过渡到褐色、糊状便；结肠造口排泄物为褐色、糊状或软便。若排泄物含有血性液体或术后 5 天仍无排气、排便等，均为异常。

2.评估病人对造口的接受程度并提供针对性心理支持。

(1)在术后首次让病人观看造口时、清洁造口及周围皮肤后，为病人提供心理支持。

(2)鼓励病人参与造口自我护理，可安排同伴教育。

(3)当病人出现拒绝直视或触摸造口、不愿意参与排泄物的排放、表情淡漠、哭泣等情况时，应报告主管医师。

3.造口护理用品的选择

(1)手术早期宜选用透明、无碳片开口袋，康复期可选择不透明造口袋。

(2)排泄物稀薄宜选择二件式开口袋，排泄物稠厚宜选择一件式开口袋或闭口袋。

(3)视力障碍者宜选择透明造口袋，手灵活性差者宜选择预开口造口袋。

(4)腹部平坦或膨隆者宜选择平面底盘，造口回缩者宜选择凸面底盘加腰带。

(五)并发症的预防与处理

1.造口出血

(1)预防措施：①造口底盘裁剪合适，剪裁的造口底盘孔径应比造口直径大 1～2 mm，防止造口肠管伸缩蠕动致摩擦出血。②护理造口时，动作轻柔；选择柔软的纸巾或毛巾；避免使用粗糙的用具清洗肠造口；避免引起肠造口损伤的运动(如打球)。③造口袋内放入适量空气和油剂(液状石蜡、植物油、麻油等)，防止造口袋上薄膜来回摩擦造口引起黏膜出血。

(2)处理措施：①评估出血部位和量。②造口浅表渗血可采用压迫止血法，若压迫无效,可喷撒造口护肤粉或使用藻酸盐敷料按压。③非造口肠腔出血可用浸有 1‰肾上腺素溶液的纱布、云南白药粉等外敷,然后用纱布压迫止血或硝酸银烧灼止血。止血无效时报告医生。

2. 造口水肿

(1)预防措施:①评估病人营养状况,及时纠正贫血和低蛋白血症。②积极治疗原发病,并观察治疗效果。

(2)处理措施:①评估水肿发生的时间、肿胀程度、造口血运和排泄情况等。②黏膜皱褶部分消失的轻度水肿者,可放射状剪裁造口底盘,剪裁孔径比造口根部大 3～6 mm,并观察水肿消退情况。③黏膜皱褶完全消失的重度水肿者,可用 3%高渗盐水或 50%硫酸镁浸湿纱布覆盖在造口黏膜上,每日 2～3 次,每次20～30 分钟。④合并脱垂者,水肿难以消退且脱垂的肠管无法回纳,注意观察和保护肠管,并报告医生。

3. 造口缺血坏死

(1)预防措施:①密切观察造口肠管黏膜血运情况。②若造口腹壁开口小或缝合紧密,可拆除 1～2 针缝线。③及时处理缺血坏死的肠管,选择合适的造口护理用品。④在日常生活中,应嘱病人避免穿过于紧身的衣服,避免肠造口受压。

(2)处理措施:①评估缺血坏死的范围、黏膜颜色等。②选用二件式透明造口袋。③遵医嘱去除造口周围碘仿纱布,或将缺血区域缝线拆除 1～2 针,观察血运恢复情况。④造口局部缺血坏死范围<2/3 者,可在缺血坏死黏膜上喷撒造口护肤粉,用红外线治疗仪照射 20～30 分钟,促进造口肠管血运。⑤造口缺血坏死范围≥2/3 或完全坏死者,应报告医生。

4. 皮肤黏膜分离

(1)预防措施:①不宜过早拆除造口周围缝线,拆线时间一般为 7～10 天。②及时处理造口缺血坏死症状,选择合适的造口护理用品。③糖尿病病人术前积极控制血糖。长期应用激素类病人应加强造口周围皮肤的观察与护理。

(2)处理措施:①评估分离的范围、大小、深度、渗出液量、基底组织情况及有无潜行。②浅层分离宜用造口护肤粉喷撒局部;深层分离宜去除黄色腐肉和坏死组织,可用藻酸盐敷料充填伤口;合并感染时,宜使用抗菌敷料。③完成上述步骤后,宜涂抹防漏膏、粘贴防漏贴环或应用水胶体敷料进行隔离。④分离较深或合并造口回缩者,可使用凸面底盘并佩戴造口腰带或造口腹带进行固定。

5. 造口回缩

(1)预防措施:①不宜过早拆除造口黏膜缝合处的缝线,拆线时间根据病人的具体情况确定,一般为 7～10 天,营养状况差的病人可适当延长。②襻式造口支撑棒不宜过早拔除,一般为 10～14 天。③选择合适的造口用品,避免肠造口受压,预防外在因素引起肠造口缺血坏死发生而诱发肠造口回缩。④积极控制体重,指导病人术后进行适当的锻炼,避免因造口周围脂肪过多而导致造口内陷。

(2)处理措施:①评估回缩的程度、造口底盘和周围皮肤的浸渍情况。②可使用凸面底盘并佩戴造口腰带或造口腹带进行固定。③回缩合并狭窄者,应报告医生。

6.造口狭窄

(1)预防措施:①指导病人定期随访,尤其是有肠造口坏死或皮肤黏膜分离病史的病人。②指导病人选择合适的肠造口扩张工具,并确保能够正确使用。避免肠造口周围的创伤引起瘢痕形成,加重肠造口的狭窄。

(2)处理措施:①评估狭窄的表现和程度。②若病人食指难以伸入造口,则指导病人减少不溶性膳食纤维摄入量、增加液体摄入量,可使用粪便软化剂或暂时性使用扩肛器;小指无法伸入造口时,应报告医生。

7.造口脱垂

(1)预防措施:①术前选取合适的位置进行肠造口定位,将造口定位于腹直肌上。②避免腹内压力增高的因素(如提重物、慢性咳嗽等)。③腹壁肌肉薄弱者使用腹带支持固定。

(2)处理措施:①评估肠管脱出时间、长度、套叠、水肿、血供等情况。②选择一件式造口袋,并调整造口底盘的开口大小。③在病人平卧且造口回纳后更换造口袋。④自行回纳困难者,宜采用手法回纳;伴水肿时,待水肿消退后回纳。回纳后宜使用无孔腹带进行包扎。⑤脱垂伴缺血坏死或不能采用手法回纳者,应嘱病人平卧并报告医生。

8.造口旁疝

(1)预防措施:①术前选取合适的位置进行肠造口定位,将造口定位于腹直肌上。②减少腹内压力增高的因素,避免便秘和慢性咳嗽。③积极控制体重,避免体重增长过快。

(2)处理措施:①评估平卧时造口旁疝是否还纳、可触及的筋膜环缺损大小。②可使用造口腹带或无孔腹带进行包扎,定时松解后排放排泄物。③结肠造口灌洗者应停止灌洗。④造口颜色变暗或持续疼痛,无气体、粪便从造口排出,病人食欲不振、腹胀、恶心、呕吐,或突入疝环的肠管发生嵌顿时,应报告医生。

9.造口周围皮肤损伤

(1)预防措施:①询问过敏史,使用造口用品前先做皮肤过敏试验。②指导病人正确移除造口底盘,注意清洗动作应轻柔。③选择合适的造口用品有效收集排泄物。④指导病人定期更换造口底盘,回肠造口一般3天左右更换一次,结肠造口一般5～7天更换一次,如发生渗漏,应及时更换。

(2)处理措施:①评估造口周围皮肤损伤的部位、颜色、程度、范围、渗出液情况等,判断损伤类型。②若为潮湿相关性皮肤损伤,可使用无刺激皮肤保护膜、造口护肤粉或水胶体敷料,必要时涂抹防漏膏或粘贴防漏贴环等。③若为过敏性接触性皮炎,应停止使用含过敏源的造口护理用品,另选择合适的造口用品,遵医嘱局部用药。④若为机械性皮肤损伤,可根据情况使用伤口敷料;黏胶相关性皮肤损伤宜选择无胶带封边的造口底盘,压力性损伤应去除压力源。

10. 造口周围肉芽肿

(1)预防措施:①按时拆除造口周围缝线。②选择合适的造口用品。③裁剪造口底盘时,底盘直径比肠管直径大 2 mm。

(2)处理措施:①评估肉芽肿的大小、部位、数量、软硬度、出血情况等,首次处理肉芽肿时应留标本送病理检查。②较小肉芽肿可消毒后使用钳夹法去除,局部喷撒造口护肤粉并压迫止血。③较大肉芽肿可用硝酸银棒分次点灼,一般每 3 天一次,直至完全消退。④有蒂肉芽肿可用无菌缝线套扎根部阻断血供而使肉芽肿逐渐坏死脱落。⑤对于难以处理的肉芽肿,应报告医生。

11. 造口周围毛囊炎

(1)预防措施:①指导病人正确剃除肠造口周围皮肤毛发的方法,造口周围皮肤毛发较多者,宜选用电动剃须刀剃除或用剪刀修剪毛发,不宜使用手动剃须刀剃除,避免伤及皮肤毛囊。②移除造口底盘时动作应轻柔。③造口底盘粘贴过紧不易去除时,可使用黏胶去除剂协助去除。

(2)处理措施:①评估造口周围毛囊炎的情况,遵医嘱进行细菌培养,以明确感染类型,根据细菌培养结果进行药物治疗。②可使用抗菌皮肤清洗剂清洗造口周围皮肤,毛发稠密者及时剃除。③局部可用 0.9％生理盐水清洗后外涂抗生素软膏或粉末。④有脓肿者,可配合医师切开排脓后使用抗菌敷料加水胶体敷料,再粘贴造口袋。

更换造口袋操作评分标准见表 14-2。

表 14-2　更换造口袋操作评分标准

项目	评分细则	分值	扣分标准	扣分	得分
操作前准备（20分）	1. 护士准备：衣帽整洁、洗手、戴口罩	2	□衣帽不整洁扣 0.5 分 □未洗手扣 1 分 □洗手不规范扣 0.5 分 □未戴口罩或戴口罩不规范扣 0.5 分		
	2. 核对：双人核对医嘱	2	□未双人核对扣 2 分		
	3. 评估病人： (1)核对病人信息 (2)向病人及家属解释肠造口护理的目的、注意事项和配合要点 (3)评估：①评估病人病情、肠造口类型、年龄、意识状态、生命体征、心理状态、合作程度和病人需求；②评估造口血运情况；③评估造口排便、排气情况；④评估病人体力恢复情况；⑤评估病人手的灵活性及学习能力	9	□未正确核对病人信息扣 1 分 □未向病人及家属解释造口护理的目的、注意事项和配合要点扣 1.5 分 □向病人及家属解释不全面扣 0.5 分 □病情未评估或评估不正确扣 0.5 分 □肠造口类型未评估或评估不正确扣 0.5 分 □意识状态未评估或评估不正确扣 0.5 分 □生命体征未评估或评估不正确扣 0.5 分 □心理状态未评估或评估不正确扣 0.5 分 □合作程度未评估或评估不正确扣 0.5 分 □病人需求未评估或评估不正确扣 0.5 分 □未评估造口血运情况扣 0.5 分 □未评估造口排便、排气情况扣 0.5 分 □未评估病人体力恢复情况扣 1 分 □未评估病人手的灵活性及学习能力扣 1 分		
	4. 环境准备：整洁、安静、温湿度适宜（口述）、光线充足，有隔帘遮挡，私密性良好	2	□未评估环境是否适宜扣 0.5 分 □未评估光线是否充足扣 0.5 分 □未注意保护病人隐私扣 1 分		
	5. 用物准备： (1)治疗车上层：治疗盘内备有换药碗、生理盐水棉球数个、镊子 2 把、弯盘、剪刀、一件式或二件式造口袋、造口测量尺、造口附件产品、一次性手套、清洁纸巾、治疗巾、一次性使用速干手消毒剂 (2)治疗车下层：黄色和黑色垃圾袋	5	□未备换药碗扣 0.5 分 □未备生理盐水棉球扣 0.5 分 □未备弯盘扣 0.5 分 □未备剪刀扣 0.5 分 □未备造口袋扣 0.5 分 □未备造口护肤粉扣 0.5 分 □未备防漏膏扣 0.5 分 □未备造口测量尺扣 0.5 分 □未备清洁纸巾扣 0.5 分 □未备治疗巾扣 0.5 分		

续表

项目	评分细则	分值	扣分标准	扣分	得分
操作方法与程序（70分）	1.洗手	1	□未洗手扣1分 □洗手不规范扣0.5分		
	2.核对：携用物至床旁，核对病人信息，向病人解释并取得合作	3	□未核对或核对不正确扣2分 □未解释或解释不全面扣1分		
	3.体位： (1)协助病人取平卧位或半坐卧位，遮挡病人，垫治疗巾，暴露造口部位，置弯盘于造口袋开口下方 (2)对于回肠造口，在病人右侧操作；对于乙状结肠造口，在病人左侧操作	12	□操作者站立位置不正确扣3分 □病人体位不合适扣2分 □未遮挡病人扣3分 □未垫治疗巾扣1分 □未暴露造口部位扣2分 □未置弯盘扣1分		
	4.撕除造口袋： (1)戴清洁手套，先检查造口袋是否完好，再检查造口袋底盘是否有渗漏 (2)左手固定造口周围皮肤，右手自上而下轻轻撕除造口袋	8	□未戴手套扣2分 □未检查造口袋和底盘情况扣3分 □撕除造口袋方法不正确扣3分		
	5.清洗： (1)用清洁柔软纸巾初步清洁造口排泄物 (2)用生理盐水棉球从外向内轻柔擦洗造口及周围皮肤 (3)用清洁柔软纸巾擦干造口周围皮肤	7	□未用纸巾初步清洁扣2分 □擦洗方法不正确扣3分 □未用纸巾擦干皮肤扣2分		
	6.观察：①观察造口肠管颜色是否红润及有无水肿、狭窄、回缩等情况；②观察造口周围皮肤有无红肿和破溃	8	□未观察造口情况扣4分 □未观察造口周围皮肤情况扣4分		
	7.测量：用造口尺正确测量造口大小	3	□测量造口方法不正确扣3分		
	8.裁剪：根据测量的造口大小正确裁剪造口底盘，底盘的内径比造口大1～2 mm	4	□造口底盘裁剪不正确扣4分		
	9.粘贴造口袋：①擦干造口周围皮肤，根据情况选择使用造口护肤粉和防漏膏。②撕下保护纸，根据造口位置自下而上粘贴，轻压内侧周围，再由内侧向外侧按压底盘。③用手掌温捂造口底盘3～5分钟，以确保粘贴牢固（如果是二件式造口袋，应先粘贴底盘，再扣上造口袋）。④夹闭造口袋底部开口。⑤嘱病人静卧10～15分钟后再起床活动	12	□未擦干皮肤扣1分 □未正确使用护肤粉扣1分 □未正确使用防漏膏扣1分 □未撕下保护纸扣1分 □粘贴方法不正确扣2分 □未轻压内侧扣1分 □未由内侧向外侧按压底盘扣2分 □未用手掌温捂扣1分 □封口夹使用不正确扣1分 □未嘱病人静卧扣1分		
	10.安置病人：整理床单位，取合适体位，做好宣教	6	□未整理床单位扣2分 □体位不当扣2分 □未做宣教扣2分		
	11.处理用物：按要求正确处理用物	2	□未正确处理用物扣2分		
	12.洗手、记录	4	□未洗手扣1分 □未记录扣3分 □未正确记录扣2分		

续表

项目	评分细则	分值	扣分标准	扣分	得分
综合评价（10分）	1.关爱病人，保护病人隐私	2	□未体现关爱病人扣1分 □未保护病人隐私扣1分		
	2.有效沟通	2	□未有效沟通扣2分		
	3.操作熟练，动作规范	3	□操作不熟练扣1分 □动作不规范扣2分		
	4.提问回答正确、流畅	2	□回答不正确扣2分 □回答不完整扣1分		
	5.操作时间不超过10分钟	1	□超时扣1分，未完成部分不得分		

第二节　胃肠减压

胃肠减压术是外科常用的护理操作技术，是利用负压吸引原理，将胃肠道积聚的气体和液体吸出以减轻腹胀，降低胃肠道内压力，减少肠腔内的细菌和毒素，改善胃肠壁血液循环，促进胃肠道恢复蠕动，改善局部病变和全身情况，促进腹部伤口愈合和胃肠功能恢复的一种治疗方法。

一、目的

1.解除或缓解肠梗阻所致的症状。

2.进行胃肠道手术前的准备，以减少胃肠胀气。

3.术后持续胃肠减压，以降低胃肠道内压力，减轻腹胀和缝线张力，促进伤口愈合，同时改善胃肠壁血液循环，促进消化道功能恢复。

4.通过对胃肠减压吸出物的判断，可观察病情变化，协助诊断。

胃肠减压术的适应证包括：急性幽门梗阻及各种原因引起的肠梗阻；急性消化道穿孔或腹腔空腔脏器破裂；急性胰腺炎或腹部外伤等各种原因引起的腹膜炎；胃肠道手术的术前准备；各种服药中毒的洗胃治疗。

胃肠减压术的禁忌证包括：食管狭窄；严重食管静脉曲张；严重的心肺功能不全；支气管哮喘；食管和胃腐蚀性损伤等。

二、操作程序

1.携用物至床旁，核对病人，向病人介绍胃肠减压的目的，取得配合。

2.根据病情协助病人取合适体位。

3.在颌下铺治疗巾，将弯盘置于治疗巾旁。

4. 用血管钳夹闭胃管开口上 3 cm，分离接口。将胃管末端置于弯盘内。

5. 正确更换负压引流装置，妥善固定。松开血管钳，由近端向远端挤压，观察胃管引流是否通畅。

6. 用温水棉签清洁鼻孔，更换固定胃管的胶布。

7. 撤去治疗巾。填写胃管标识并粘贴在胃管尾端 5～10 cm 处，在床尾放置防管道滑脱和禁食标识。

8. 妥善安置病人，取舒适卧位。予以管道安全护理知识宣教。

三、观察及注意事项

1. 观察引流液的颜色、性质和量，及时记录。正常胃液为无色透明液体，不含胆汁、血液，无食物残渣，每日分泌量为 1.2～1.5 L。引流液的异常情况如下：①混浊灰白色：常因混有大量黏液所致。②鲜红血丝：多因插胃管时损伤胃黏膜所致。③红色：提示胃内出血。④棕褐色：由胃内出血与胃酸作用所致，见于胃炎、胃溃疡、胃癌等。⑤咖啡渣样：胃内有大量陈旧性出血，见于胃癌、胃溃疡、糜烂性胃炎等。⑥黄色或黄绿色：多因胆汁反流所致。⑦量多：提示胃肠梗阻。

2. 在进行胃肠减压前，应详细检查胃管是否通畅、负压引流装置是否密闭。如减压效果不好，应仔细分析产生故障的原因并及时排除。

3. 保持胃肠减压通畅有效，妥善固定，及时更换负压引流管装置。建议每日更换固定胃管的胶布，如有潮湿、松动等情况，应及时更换。

4. 胃肠减压期间应禁食、禁水，如必须口服药物，应在服药后停止减压 1～2 小时。为保持减压通畅，应定时用温开水冲洗胃管，以免堵塞。

5. 倾倒引流液时，先将负压引流装置与胃管分离，反折胃管后用纱布包裹，再倾倒。

6. 根据每日吸出的液体量，适当补充液体，以维持病人水和电解质的平衡。保持口腔清洁。

7. 待肠蠕动恢复后，根据医嘱可停止胃肠减压。

四、重点与难点

1. 置管前评估病人心理状况。告知病人置管的目的和重要性，多与其交谈，介绍置管的方法，消除病人的紧张、恐惧心理，取得病人的合作。

2. 经常挤压管道，勿使管腔堵塞。胃管不通畅时，可用少量生理盐水低压冲洗并及时回抽，避免胃扩张增加吻合口张力而并发吻合口瘘。胃管脱出后应严密观察病情，不应再盲目插入，以免戳穿吻合口。

3. 一般胃肠术后 6～12 小时内可由胃管引流出少量血液或咖啡样液体，之后引流液颜色将逐渐变浅。若引流出大量鲜血,病人出现烦躁、血压下降、脉搏增快、尿量减少等情况,应警惕吻合口出血。

4.对于肠梗阻病人,密切观察腹胀等症状有无好转,若引流出血性液体,应考虑有绞窄性肠梗阻的可能。对于有消化道出血史的病人,当有鲜血引出时,应立即停止吸引并积极处理出血。

5.胃肠减压管是非计划拔管发生率最高的管道之一。护士应重点评估置管病人的意识状态、耐受情况、配合程度、认知状况等,并落实非计划拔管风险防范措施。

五、并发症的预防与处理

1.胃管位置不当或脱落导致引流不畅

(1)预防措施:①护士应及时更换潮湿、油腻、松动的胃管固定用胶布,妥善固定胃管。②若病人处于烦躁、无法配合等状态,可考虑使用安全约束。③禁止将多渣、黏稠的食物或药物注入胃管内。

(2)处理措施:①如确定为食物残渣或血凝块堵塞胃管,可用 α-糜蛋白酶加碳酸氢钠注射液从胃管注入,以稀释和溶解堵塞物。②若处理措施均无效,应考虑拔除胃管,换管重新置入。

2.上消化道出血

(1)预防措施:置管过程应熟练、轻柔,防止引起机械性损伤,切勿强行插管。

(2)处理措施:①如发现引流液呈鲜红色,应停止吸引,及时报告医生,遵医嘱给予补充血容量及抑酸、止血治疗,加强口腔护理。②内科治疗无效者,应考虑行外科手术治疗,做好术前护理准备工作。

3.声音嘶哑

(1)预防措施:①胃肠减压过程中,嘱病人少说话,让声带得到充分休息。②遇咳嗽、呕吐时,先用手固定胃管,以防胃管上下移动造成不良刺激。

(2)处理措施:①出现声音嘶哑者,应加强口腔护理,保持局部湿润。②因长时间插管引起的声带慢性炎症和黏膜肥厚,可用超声波理疗、类固醇激素、雾化吸入等方法促进局部组织血液循环,减轻水肿。

4.吸入性肺炎

(1)预防措施:①鼓励病人咳嗽、排痰,加强口腔护理。②保持胃肠减压引流通畅,疑似引流不畅时应及时处理,防止胃液反流。③病情允许情况下尽早拔除胃管。

(2)处理措施:①发生吸入性肺炎者,视病人情况给予降温、氧气吸入、腹部热敷等对症处理。②遵医嘱用药。③密切观察病人的生命体征。

5.低钾血症

(1)预防措施:①病情允许情况下,尽早拔除胃管,以减少胃液中钾的丢失。②持续胃肠减压者,经常监测血钾浓度。

(2)处理措施:①发现不足应及时补充,补钾时应遵从补钾原则。②加强血钾浓度监测和病情观察。

胃肠减压操作评分标准见表14-3。

表14-3　胃肠减压操作评分标准

项目	评分细则	分值	扣分标准	扣分	得分
操作前准备（21分）	1.护士准备:衣帽整洁、洗手、戴口罩	2	□衣帽不整洁扣0.5分 □未洗手扣1分 □洗手不规范扣0.5分 □未戴口罩或戴口罩不规范扣0.5分		
	2.核对:双人核对医嘱	2	□未双人核对扣2分		
	3.评估病人: (1)核对病人信息 (2)向病人及家属解释胃肠减压操作的目的、注意事项和配合要点 (3)评估:①病人病情、年龄、意识状态;②胃管深度、胃管固定情况;③心理状态、合作程度和病人需求	8	□未正确核对病人信息扣1分 □未向病人及家属解释目的、注意事项和配合要点扣1分 □向病人及家属解释不全面扣0.5分 □病情未评估或评估不准确扣0.5分 □年龄未评估或评估不准确扣0.5分 □意识状态未评估或评估不准确扣0.5分 □胃管深度未评估或评估不准确扣2分 □胃管固定未评估或评估不准确扣1分 □心理状态未评估或评估不准确扣0.5分 □合作程度未评估或评估不准确扣0.5分 □病人需求未评估或评估不准确扣0.5分		
	4.环境准备:整洁、安静、温湿度适宜(口述)、光线充足	1	□未评估环境是否适宜扣0.5分 □未评估光线是否充足扣0.5分		
	5.用物准备: (1)治疗车上层:治疗盘内备有弯盘、棉签、0.5%安多福消毒液、治疗巾、血管钳、手套、鼻贴或胶布、负压引流装置(如负压盘或负压球等)、纱布、温开水、固定带、安全别针、一次性使用速干手消毒剂 (2)治疗车下层:量杯、黄色和黑色垃圾桶	8	□未备弯盘扣0.5分 □未备棉签扣0.5分 □未备0.5%安多福消毒液扣0.5分 □未备治疗巾扣0.5分 □未备血管钳扣0.5分 □未备手套扣0.5分 □未备鼻贴或胶布扣0.5分 □未备负压引流装置扣0.5分 □未备纱布扣0.5分 □未备温开水扣0.5分 □未备固定带扣0.5分 □未备安全别针扣0.5分 □未备一次性使用速干手消毒剂扣0.5分 □未备量杯扣0.5分 □未备黄色垃圾桶扣0.5分 □未备黑色垃圾桶扣0.5分		

续表

项目	评分细则	分值	扣分标准	扣分	得分
操作方法与程序（69分）	1.洗手	1	□未洗手扣1分 □洗手不规范扣0.5分		
	2.核对：携用物至床旁，核对病人信息，向病人解释并取得合作	2	□未核对或核对不正确扣1分 □未解释或解释不全面扣1分		
	3.体位：根据病情取合适体位	2	□未取合适体位扣2分		
	4.观察：正确观察引流液颜色、性质和量，确定胃管通畅	9	□未观察引流液颜色扣2分 □未观察引流液性质扣2分 □未观察引流液量扣2分 □未确定胃管是否通畅扣3分		
	5.更换前处置： (1)松开固定的负压引流装置，铺治疗巾，置弯盘于治疗巾旁 (2)打开更换的负压引流装置，检查完好性，放在治疗巾上 (3)用血管钳夹闭胃管开口上3 cm (4)戴手套，用纱布捏住胃管与负压盘连接处，分离接口 (5)将胃管末端置于弯盘内 (6)由内向外消毒胃管管口	12	□未松开原固定的负压引流装置扣2分 □未检查负压引流装置扣2分 □未用血管钳夹闭扣2分 □未断开连接扣2分 □胃管末端未置于弯盘内扣2分 □未消毒胃管口扣2分		
	6.更换： (1)正确更换负压引流装置，连接方法正确 (2)妥善固定 (3)松开血管钳 (4)挤管方法（由近端向远端）正确 (5)观察胃管引流是否通畅	22	□连接方法不正确扣5分 □未妥善固定扣5分 □未松开血管钳扣2分 □挤管方法不正确扣5分 □未观察胃管引流是否通畅扣5分		
	7.固定：用温水棉签清洁鼻孔，更换固定胃管的鼻贴或胶布	7	□未清洁鼻孔扣2分 □更换鼻贴或胶布不正确扣5分		
	8.安置病人：协助病人取舒适卧位，整理床单位；告知病人注意事项	8	□未协助病人取合适体位扣3分 □未整理床单位扣3分 □未告知病人注意事项扣2分		
	9.处理用物：正确处理用物	2	□未正确处理用物扣2分		
	10.洗手、记录	4	□未洗手扣1分 □未记录扣3分 □记录不完整扣2分		
综合评价（10分）	1.严格执行无菌技术操作	2	□违反无菌操作扣2分		
	2.关爱病人，有效沟通	2	□未体现关爱病人扣1分 □未有效沟通扣1分		
	3.操作熟练，动作规范	3	□操作不熟练扣1分 □动作不规范扣2分		
	4.提问回答正确、流畅	2	□回答不正确扣1分 □回答不完整扣1分		
	5.操作时间不超过5分钟	1	□超时扣1分，未完成部分不得分		

第三节　肠内营养护理

肠内营养是指经消化道提供全面的营养素的营养支持方式,具有以下优点:①营养物质经肠道和门静脉吸收,能很好地被机体利用,与生理过程相符;②维持肠黏膜细胞的正常结构,保护肠道屏障功能;③严重代谢并发症少,安全、经济。因此,凡具有肠道功能者,应首选肠内营养。

一、目的

肠内营养不仅能提供机体必需的营养,更重要的是使细胞获得所需的营养底物进行正常或近似正常的代谢,以维持其基本功能,从而保持或改善组织、器官的功能和结构,改善包括免疫功能在内的各种生理功能,达到有利于病人康复的目的。

肠内营养的适应证包括:凡有营养支持指征、胃肠道功能存在并可利用的病人都可接受肠内营养支持。如:①吞咽和咀嚼困难;②意识障碍或昏迷、无进食能力;③处于稳定期的消化道疾病,如消化道瘘、短肠综合征、炎性肠道疾病和胰腺炎等;④处于高分解代谢状态,如严重感染、手术后、有创伤及大面积灼伤的病人;⑤慢性消耗性疾病,如结核、肿瘤等。

肠内营养的禁忌证包括:①由于衰竭、严重感染及手术后消化道麻痹所致的肠功能障碍;②完全性肠梗阻;③无法经肠道给予营养,如高流量的小肠瘘;④各种肠内营养入径(鼻胃肠、胃空肠造口等)的特殊禁忌;⑤存在违背伦理学的指征,如多器官功能衰竭的终末期病人。

二、操作程序

1. 携用物至病人床旁,核对病人信息,做好解释工作。

2. 抬高床头 $30°\sim45°$,使病人处于半卧位。

3. 装好肠内营养泵,连接好电源。

4. 检查肠内营养泵管,关闭泵管流量调节器,将泵管的瓶塞穿刺器插入肠内营养液瓶塞直至穿刺器根部,将连接好泵管的肠内营养液悬挂于输液架上,打开流量调节器,使液体流入莫非氏滴管,液面高于水位线,关闭调节器。

5. 将肠内营养泵管装于肠内营养泵上,打开营养泵开关,连按两次快进键,排空泵管内的空气,将泵管置入加热器内,根据病人情况调节好输注速度,泵管悬挂备用。

6. 再次检查病人喂养管的刻度,检查 20 mL 注射器,打开注射器,抽取 20 mL温开水,用手腕掌侧测试温度,冲洗喂养管。

7.将喂养管与肠内营养泵管连接好,按"开始"键。

8.悬挂肠内营养标志牌。

9.整理床单位,再次核对,进行相关知识宣教。

10.整理用物,进行终末处理,洗手、记录。

11.注意观察病人输注中的情况。

12.输注完毕后的操作:①护士携用物(治疗盘内放 20 mL 注射器 1 只、无菌纱布 1 块、温开水 1 杯)至病人床旁。②关闭泵的电源,将肠内营养泵管与喂养管连接处断开,用 20 mL 注射器抽取 20 mL 温开水脉冲式冲洗喂养管,用喂养管末端塞子封闭喂养管,用别针将喂养管固定于衣领处。③整理用物,进行终末处理,洗手、记录。④注意观察病人输注后的情况。

三、观察及注意事项

1.把握好"度"

(1)浓度:渗透压 300 mOsm/L 有益于耐受。

(2)速度:空肠的泵输注速率为 20～100 mL/h,胃的泵输注速率为 50～150 mL/h。

(3)温度:38～40 ℃。

(4)洁净度:做好手卫生,营养液现配现用,避免污染和变质。

(5)适应度:根据胃肠功能选择合适的营养液剂型。

(6)角度:病人以半卧 30°～45°体位为宜,可减少误吸或呕吐。

2.注意并发症

(1)胃肠功能障碍:如食管反流、胃潴留、恶心、呕吐、腹胀、腹痛、腹泻、便秘以及肠扭转或肠梗阻。

(2)感染性并发症:如误吸性肺炎和导管相关性感染。

(3)代谢性并发症:如高血糖、电解质紊乱等。

(4)机械性并发症:如导管移位、堵塞或脱出等。

3.长期输注肠内营养的病人应维持机体代谢的营养需要,定期监测生化指标及肝肾功能。

4.添加药物包括膳食纤维、谷氨酰胺、益生菌、胃肠动力药、通便药和消化酶(胰酶)。

四、重点与难点

1.输注途径的选择 肠内营养的输注途径包括口服和管饲两种方法。多数病人因经口摄入受限或不足而采用管饲,管饲有经鼻置管和造瘘管两种输注途径。具体途径的选择取决于病人疾病情况、喂养时间长短和胃肠道功能等。

（1）鼻胃管或鼻肠管：经鼻置喂养管进行肠内营养简单易行，是临床上使用最多的方法，适用于短期（<4周）营养支持的病人。

（2）胃及空肠造瘘管：经造瘘途径进行肠内营养，适用于长期营养支持的病人，可采用手术或经皮内镜辅助放置胃及空肠造瘘管。

经胃喂养的容量大，对营养液的渗透压不敏感，用于各种完全型制剂配方。若病人存在胃功能不良、排空障碍或各种原因导致误吸风险较大，宜选择经肠途径的喂养。

2.输注方式的选择

（1）间歇推注法：该方式符合正常进食的生理特点。使用50 mL注射器，间隔一定时间将营养液注入胃肠道，通常每次推注量为200～300 mL。间歇推注法适用于经胃喂养的病人，病人能活动，常见于家庭营养支持管饲的病人。

（2）间歇滴注法：24小时循环滴注，滴注数小时后休息，循环重复。这种方法能给予不耐受间歇推注的病人更多的活动时间。

（3）连续输注法：不间断的连续输注通常用于肠内营养耐受性差、无法活动的危重症病人。

（4）夜间输注法：病人晚上输注，白天有更多的活动时间。

3.肠内营养实施过程中应注意，关键环节需采取正确的护理方法，如床头抬高、确认喂养管位置和输注速度、喂养管冲管、喂养管给药、喂养管固定等。

五、并发症的预防与处理

1.腹泻

（1）预防措施：①选择合适的营养液：选用不含乳糖的营养液，可防止因缺乏乳糖酶导致的腹泻；选用低脂营养液，可预防脂肪含量过高所致的脂肪泻。②营养液新鲜配制，避免污染，低温保存，已开启的营养液放置时间不宜超过24小时。③调整营养液的浓度、输注速度和量，逐步增加，便于肠道适应。④评估并观察病人病情和治疗情况，防止大量使用广谱抗生素引起的肠道菌群失调性腹泻。⑤定时评估肠鸣音及排便次数、性状与量。

（2）处理措施：①鉴别原因，对症处理。②严重者暂停肠内营养，改用肠外营养支持。

2.腹胀

（1）预防措施：①营养液应现配现用。②按照营养液浓度由低到高、剂量由少到多、速度由慢到快的原则进行，循序渐进。③密切观察病人腹部体征。

（2）处理措施：①出现肠梗阻时，应及时停止肠内营养。②对于其他原因引起不适症状的病人，通过减慢输注速度、降低营养液浓度、更换营养液配方等进行调整,也可进行腹部按摩或热敷。③必要时遵医嘱应用胃肠动力药物,也可给予开塞露或灌肠,改善腹胀情况。

3. 恶心、呕吐

(1)预防措施:①保持病人床头抬高 30°~45°。②营养液输注速度由慢到快,循序渐进。③如果条件允许,向病人提供等渗、低脂肪营养制剂,并采用营养泵均匀、缓慢、恒温(38~40 ℃)输入。

(2)处理措施:减慢输注速度,遵医嘱给予促胃动力药物。

4. 误吸、吸入性肺炎

(1)预防措施:①选择合适的喂养管和喂养途径,如选择以鼻空肠管替代胃管进行幽门后喂养。②保持病人床头抬高 30°~45°,如果条件允许,可使病人处于半卧位。肠内营养支持后,尽量保持床头抬高 30 分钟,防止胃潴留。③对于鼻饲病人,翻身、排痰等护理措施尽量在肠内营养操作前进行。对需要吸痰的病人,吸痰管勿插入过深,操作动作要轻柔,防止因剧烈呛咳引起反流,甚至误吸。④尽可能使用等渗营养液。⑤检查胃内残留量,每 4 小时抽吸一次。若胃内潴留液体<200 mL,维持原速度;若胃内潴留液体>200 mL,应减慢输注速度或暂停输注。⑥妥善固定喂养管,定期监测喂养管位置。⑦可遵医嘱使用多潘立酮等促胃动力药,促进胃排空。

(2)处理措施:①立刻停止肠内营养液的输注,并将胃内容物吸尽。②行气管内吸引,吸出营养液颗粒或液体。③如病人意识清醒,鼓励其咳嗽,咳出气管内液体。④如果营养液颗粒进入气管,应立刻进行气管镜检查,并将所有食物颗粒清除干净。⑤若有需要,进行机械通气支持。⑥遵医嘱适当使用抗生素预防感染。

5. 喂养管堵塞

(1)预防措施:①病人翻身、床上活动时,防止压迫、折叠、扭曲、拉扯喂养管。②每次输注前后、连续输注过程中每间隔 4~6 小时、特殊注药前后,均用20 mL温生理盐水或温开水冲管,防止营养液残留,堵塞管腔。③当通过喂养管输入药物时,应将其研磨成粉末状,完全溶于适当溶剂中,给药时暂停营养液供给。④同时输入多种药物时,注意药物之间是否有配伍禁忌。

(2)处理措施:①去除堵塞物,如用温开水不断抽吸管道,使用胰酶或碳酸氢钠溶解沉淀物。②必要时更换喂养管。

6. 代谢性并发症

(1)预防措施:①监测病人血糖或尿糖,及时发现高血糖和高渗性非酮症性昏迷。②记录液体出入量,监测电解质变化,防止水、电解质及糖代谢紊乱。③定期监测肝、肾功能。

(2)处理措施:①出现高血糖时,应立即停用原营养液,给予外源性胰岛素。

②遵医嘱对症治疗。

7.营养液污染

(1)预防措施:①营养液应现配现用,配置时遵循无菌操作原则。如条件允许,尽可能使用现成的无菌配方产品。②营养液暂不用时置于4℃冰箱中保存,24小时内用完。③每日更换输注器或专用泵管。

(2)处理措施:重新更换营养液,强化无菌操作原则。

肠内营养泵操作评分标准见表14-4。

表 14-4　肠内营养泵操作评分标准

项目	评分细则	分值	扣分标准	扣分	得分
操作前准备（20分）	1.护士准备:衣帽整洁、洗手、戴口罩	2	□衣帽不整洁扣 0.5 分 □未洗手扣 1 分 □洗手不规范扣 0.5 分 □未戴口罩或戴口罩不规范扣 0.5 分		
	2.核对:双人核对医嘱	2	□未双人核对扣 2 分		
	3.评估病人: (1)核对病人信息 (2)向病人及家属解释肠内营养操作的目的、注意事项和配合要点 (3)评估:①病人病情、年龄、意识状态;②营养管深度、营养管固定情况;③心理状态、合作程度和病人需求	6	□未正确核对病人信息扣 1 分 □未向病人及家属解释目的、注意事项和配合要点扣 1 分 □向病人及家属解释不全面扣 0.5 分 □未评估病情或评估不准确扣 0.5 分 □未评估年龄或评估不准确扣 0.5 分 □未评估意识状态或评估不准确扣 0.5 分 □未评估营养管深度或评估不准确扣 0.5 分 □未评估营养管固定情况或评估不准确扣 0.5 分 □未评估心理状态或评估不准确扣 0.5 分 □未评估合作程度或评估不准确扣 0.5 分 □未评估病人需求或评估不准确扣 0.5 分		
	4.环境准备:整洁、安静、温湿度适宜(口述)、光线充足	1	□未评估环境扣 0.5 分 □未评估光线扣 0.5 分		
	5.用物准备: (1)治疗车上层:治疗盘内有棉签和 0.5%安多福消毒液、治疗巾、肠内营养液、肠内营养泵管、50 mL(或 20 mL)注射器、无菌纱布、别针、治疗卡、肠内营养标识牌、肠内营养泵、弯盘、温开水、输液架、一次性使用速干手消毒剂,必要时备鼻贴或胶布 (2)治疗车下层:黄色和黑色垃圾桶	9	□未备棉签扣 0.5 分 □未备 0.5%安多福消毒液扣 0.5 分 □未备治疗巾扣 0.5 分 □未备弯盘扣 0.5 分 □未备肠内营养液扣 0.5 分 □未备肠内营养泵管扣 0.5 分 □未备注射器扣 0.5 分 □未备无菌纱布扣 0.5 分 □未备别针扣 0.5 分 □未备温开水扣 0.5 分 □未备治疗卡扣 0.5 分 □未备肠内营养泵扣 0.5 分 □未备肠内营养标识牌扣 0.5 分 □未备输液架扣 0.5 分 □未备一次性使用速干手消毒剂扣 0.5 分 □未备鼻贴或胶布扣 0.5 分 □未备黄色垃圾桶扣 0.5 分 □未备黑色垃圾桶扣 0.5 分		

项目	评分细则	分值	扣分标准	扣分	得分
操作方法与程序(70分)	1.洗手	1	□未洗手扣1分 □洗手不规范扣0.5分		
	2.核对:携用物至床旁,核对病人信息,向病人解释并取得合作	2	□未核对或核对不正确扣1分 □未解释或解释不全面扣1分		
	3.体位:抬高床头30°～45°	2	□未抬高床头30°～45°扣2分		
	4.调试营养泵: (1)固定肠内营养泵,用营养泵后面的固定架将营养泵固定在输液架的适当高度,旋紧固定 (2)接上外部电源,开机进行自检	5	□营养泵固定高度不恰当扣1分 □营养泵固定不牢固扣1分 □未进行营养泵自检扣3分		
	5.排气: (1)安装泵管:将营养泵专用泵管插入肠内营养液瓶盖内,打开营养泵盖,将泵管安装到泵内,关闭泵盖 (2)按排气键开始排气,待排气结束,将套帽套在泵管末端 (3)将泵管正确置入加热器内 (4)根据病人情况调节滴速	12	□泵管安装不正确扣4分 □营养泵盖未盖扣2分 □未排气扣2分 □未将泵管放入加热器内扣2分 □未根据病情调节滴速扣2分 □滴速调节不合理扣1分		
	6.输注营养液: (1)将治疗巾铺在病人胸前 (2)确定营养管在胃内或肠内(任选一种方法) (3)确认在位后用20 mL温开水脉冲式冲洗营养管,确定管道通畅 (4)取下营养泵管末端套帽,将营养泵管末端与营养管连接牢固 (5)按营养泵开始键,开始工作 (6)悬挂肠内营养标识牌	20	□未铺治疗巾扣2分 □未确定营养管在胃内或肠内扣5分 □确定方法不正确扣3分 □未冲营养管扣5分 □冲管方法不正确扣3分 □营养泵管末端与营养管连接不牢固扣2分 □未打开营养泵开始键扣5分 □未悬挂标识牌扣1分		
	7.再次核对,安置病人: (1)正确核对病人信息 (2)整理床单位 (3)进行相关知识宣教	8	□未核对扣2分 □核对不全面扣1分 □未整理床单位扣2分 □未进行健康宣教扣4分 □宣教不全面扣2分		
	8.处理用物:正确处理用物	2	□未正确处理用物扣2分		
	9.洗手、记录	3	□未洗手扣1分 □洗手不规范扣0.5分 □未记录扣2分 □记录不完整扣1分		
	10.停止泵入: (1)核对医嘱,向病人解释 (2)按肠内营养泵停止键,分离营养管与肠内营养泵管 (3)向营养管内注入适量温开水,冲洗管路 (4)封闭营养管末端,并妥善固定 (5)妥善安置病人,进行健康指导 (6)洗手、记录	15	□未核对医嘱扣2分 □未向病人解释扣1分 □未按停止键扣2分 □未分离营养管与营养泵管扣1分 □未冲洗营养管扣2分 □未封闭营养管末端扣1分 □未妥善安置病人扣1分 □未进行健康指导扣2分 □健康指导不全面扣1分 □未洗手扣1分 □洗手不规范扣0.5分 □未记录扣2分 □记录不完整扣1分		

续表

项目	评分细则	分值	扣分标准	扣分	得分
综合评价（10分）	1.严格执行无菌技术操作	2	□违反无菌操作扣2分		
	2.关爱病人，有效沟通	2	□未体现关爱病人扣1分 □未有效沟通扣1分		
	3.操作熟练，动作规范	3	□操作不熟练扣1分 □动作不规范扣2分		
	4.提问回答正确、流畅	2	□回答不正确扣1分 □回答不完整扣1分		
	5.操作时间不超过5分钟	1	□超时扣1分，未完成部分不得分		

第四节　腹腔引流管护理

腹腔引流管是胃肠外科常见的引流管，腹腔引流是将腹腔内的渗血、渗出液、脓液或残留液等通过引流管排出体外，减少毒素吸收，以减轻腹腔感染和防止术后发生腹腔脓肿的一种治疗方法。

一、目的

1.引流腹腔内的渗血、渗出液、脓液或残留液。

2.消化道吻合或修补后，有消化液渗漏者，减少其对周围组织的刺激和腐蚀作用。

3.腹腔或腹腔脏器积脓、积液切开后，放置引流，使伤口腔隙逐渐缩小而愈合，减少并发症发生。

4.通过引流液观察有无吻合口出血和瘘的发生，及时发现病情变化，给予相应的处置。

腹腔引流的适应证包括：腹部手术止血不彻底，有较多的渗血、渗出液或有可能继续渗血、渗液者；消化道吻合或修补后，有消化液渗漏者；腹腔或腹腔脏器积脓、积液切开者；腹部伤口清创处理后，仍有残余感染者；坏死病灶未能彻底清除或有大量坏死组织无法清除者；肝、胆、胰手术后，有胆汁或胰液从缝合处渗出和积聚者；已形成局限性脓肿者。

腹腔引流的禁忌证包括：有肝性脑病先兆；结核性腹膜炎粘连包块；包虫病及巨大卵巢囊肿。

二、操作程序

1.携用物至病人床旁，核对病人姓名，做好解释工作。

2.关好门窗，安置病人体位（低半卧位或平卧位）。

3.检查伤口，暴露引流管，松开别针，注意保暖和保护病人隐私。

4.检查无菌引流袋是否密封、过期,打开外包装,检查引流袋有无破损或管道有无扭曲,将引流管挂于床沿。

5.用血管钳夹住引流管尾端上 3 cm 处。

6.用棉签消毒引流管连接处,先以接口为中心,环形消毒,然后向接口以上及以下各纵行消毒 2.5 cm。

7.用左手取消毒纱布,捏住连接处的引流管部分,脱开连接处。

8.再用棉签消毒引流管的管口边。

9.连接无菌引流袋,松开血管钳,并挤压引流管,观察是否通畅,用别针将引流袋固定于床边。

10.观察引流液的颜色、性质和量。

11.整理用物,妥善安置病人,交代注意事项。

三、观察及注意事项

1.向病人及家属解释留置管道的重要性,家属需 24 小时陪护,防止病人因术后麻醉未完全清醒或睡梦中将引流管当作异物无意识地拔出体外,必要时使用约束具。

2.标记引流管外露长度,以便及时发现有无脱出。引流管长度要适宜,过短易在翻身活动时脱出,过长则易扭曲且影响引流效果。

3.若发现有脱落坏死组织、稠厚脓液或血块堵塞管腔,可用注射器抽取 20 mL生理盐水缓慢冲洗,必要时向医生报告。

4.了解引流液的颜色、性质及量与可能出现的并发症的关系。如:腹腔引流管短时间内引流出鲜红色血液且速度快或量多,病人脉搏细速,提示内出血;腹腔引流液呈金黄色或黄绿色,提示胆漏(瘘);腹腔引流液出现稀薄的肠内容物或粪便类的臭味或渗出物,提示肠瘘;放置于胰周的引流管引流出透明、清亮或大米汤样液体,提示胰瘘。观察到以上现象时,均需立即报告医生,给予相应处置,必要时做好二次手术准备。

5.更换引流袋时,检查引流袋有效期、有无漏气、破损等,将引流袋接头处保护帽取下,检查引流袋接头处是否通畅,更换完毕再次挤捏引流管,使引流液能够顺利通过接头处流入引流袋。

6.当放置双腔或三腔引流管需做腹腔冲洗时,冲洗液的量和速度取决于引流液的量及性状,持续冲洗时注意负压吸引力不宜过大,根据引流液量、引流物的黏稠度进行调整。

7.根据引流管类型取适宜体位,保证引流、治疗效果,有利于呼吸与引流液排出。

四、重点与难点

1.妥善固定　正确连接引流装置,贴好标签,注明引流管名称。病人卧床时,将引流袋用别针固定于床旁,床上翻身活动时避免牵拉、折叠,固定高度不宜超过腋中线;离床活动时,固定于衣服下角,高度不超过引流口处。搬动病人时,应先夹闭引流管,防止逆行感染。

2. 保持引流通畅　按时巡视病房,检查引流管是否通畅,避免引流管受压和折叠,确保引流袋低于引流管出口平面,防止逆流。经常挤捏引流管,防止术后凝血块、脱落的组织碎屑引起管道堵塞。

3. 加强观察　引流期间注意观察引流液的颜色、性质、气味及有无残渣等,准确记录 24 小时引流量,如有异常,及时通知医生。

4. 定时更换引流袋　每天更换引流袋(防反流引流袋每周更换 1 次)。更换时应注意无菌操作,先夹闭引流管,消毒引流管口,再连接引流袋,以防感染。

5. 严格无菌操作　注意消毒和保护引流管口周围皮肤,观察有无红肿、皮肤损伤、渗出等情况。

6. 拔管护理　拔管 24 小时内应指导病人健侧卧位,观察敷料是否清洁、干燥,观察局部有无渗出液、渗血、血肿等,如发现异常,及时报告医生进行处置。

7. 对带管出院病人进行相关指导。

五、并发症的预防与处理

1. 感染

(1)预防措施:定期更换引流袋,严格执行无菌技术操作。保持引流通畅,避免堵塞、扭曲、受压造成引流不畅或引流液不能及时排出。保持引流管周围皮肤清洁干燥,观察引流管周围皮肤有无红肿、渗出。做好病人及家属的宣教,活动时防止引流液反流。

(2)处理措施:遵医嘱应用抗生素。观察引流液的颜色、性质和量,做好记录。注意观察病人体温变化,必要时留取血培养。

2. 出血

(1)预防措施:及时观察并记录引流液的颜色、性质和量。术后避免剧烈活动,避免牵拉引流管。应用腹带,咳嗽时用双手保护伤口。

(2)处理措施:遵医嘱应用止血药物。监测血常规,必要时遵医嘱输血。出血不止者行手术治疗,积极做好术前准备。

3. 引流管滑脱

(1)预防措施:妥善固定,若固定的胶布潮湿、边缘卷边,应及时更换。指导病人及家属带管在床上翻身及下床活动的方法,勿牵拉管道。

(2)处理措施:立即通知医生,安慰病人及家属。协助取半卧位,观察病人生命体征和腹部切口情况。如引流管完全脱落,予以无菌纱布保护好引流口,必要时配合医生重新置管。

4.引流管堵塞

(1)预防措施:避免管道发生折叠、扭曲、受压等现象。经常挤捏引流管,由近端向远端挤捏。卧床时嘱病人取半卧位,鼓励病人早期下床活动,以利于引流。

(2)处理措施:嘱病人变换体位,规范挤捏引流管。检查引流管放置是否合理,必要时配合医生调整管路。如上述措施仍无效,必要时根据病情协助医生行腹腔引流管冲洗,维持有效负压,观察并记录引流液的颜色、性质和量。

腹腔引流管护理评分标准见表14-5。

表 14-5　腹腔引流管护理评分标准

项目	评分细则	分值	扣分标准	扣分	得分
操作前准备(21分)	1.护士准备:衣帽整洁、洗手、戴口罩	2	□衣帽不整洁扣0.5分 □未洗手扣1分 □洗手不规范扣0.5分 □未戴口罩或戴口罩不规范扣0.5分		
	2.核对:双人核对医嘱	2	□未双人核对扣2分		
	3.评估病人: (1)核对病人信息 (2)向病人及家属解释腹腔引流管护理的目的、注意事项和配合要点 (3)评估:①病人病情、年龄、意识状态;②手术及治疗情况等;③腹腔引流情况,引流液的颜色、性质和量;④心理状态、合作程度和病人需求	8	□未正确核对病人信息扣1分 □未向病人及家属解释目的、注意事项和配合要点扣1分 □向病人及家属解释不全面扣0.5分 □病情未评估或评估不准确扣0.5分 □年龄未评估或评估不准确扣0.5分 □意识状态未评估或评估不准确扣0.5分 □手术情况未评估或评估不准确扣1分 □腹腔引流液未评估或评估不准确扣2分 □心理状态未评估或评估不准确扣0.5分 □合作程度未评估或评估不准确扣0.5分 □病人需求未评估或评估不准确扣0.5分		
	4.环境准备:整洁、安静、温湿度适宜(口述)、光线充足,有隔帘,私密性良好	2	□未评估环境是否适宜扣0.5分 □未评估光线是否充足扣0.5分 □未注意保护病人隐私扣1分		
	5.用物准备: (1)治疗车上层:治疗盘内备有弯盘、棉签、0.5%安多福消毒液、治疗巾、血管钳1把、手套、无菌纱布、安全别针、引流袋、一次性使用速干手消毒剂 (2)治疗车下层:量杯、黄色和黑色垃圾桶	7	□未备弯盘扣0.5分 □未备棉签扣0.5分 □未备0.5%安多福消毒液扣0.5分 □未备治疗巾扣0.5分 □未备血管钳扣1分 □未备手套扣0.5分 □未备引流袋扣1分 □未备无菌纱布扣0.5分 □未备安全别针扣0.5分 □未备一次性使用速干手消毒剂扣0.5分 □未备黄色垃圾桶扣0.5分 □未备黑色垃圾桶扣0.5分		

项目	评分细则	分值	扣分标准	扣分	得分
操作方法与程序（69分）	1. 洗手	1	□未洗手扣1分 □洗手不规范扣0.5分		
	2. 核对：携用物至床旁，核对病人信息，向病人解释并取得合作	2	□未核对或核对不正确扣1分 □未解释或解释不全面扣1分		
	3. 体位：根据病情取合适体位	2	□未取合适体位扣2分		
	4. 观察：检查伤口，暴露引流管，观察引流液颜色、性质和量，确定引流管通畅。注意保暖、保护隐私	10	□未检查伤口扣1.5分 □未观察引流液颜色扣1.5分 □未观察引流液性质扣1.5分 □未观察引流液量扣1.5分 □未确定引流管是否通畅扣1.5分 □未给病人保暖扣1.5分 □未保护病人隐私扣1分		
	5. 更换前处置： (1)松开原有固定引流袋的别针，检查将要更换的无菌引流袋是否密封、过期，打开外包装，检查引流袋有无破损或管子扭曲，将引流管挂于床沿 (2)铺治疗巾于引流管连接处，用血管钳夹住引流管尾端上3cm处 (3)戴手套，用棉签消毒引流管连接处，先以接口为中心，环形消毒，然后向接口以上及以下各纵行消毒2.5cm (4)用左手取消毒纱布捏住连接处的引流管部分，脱开连接处 (5)将引流管末端置于弯盘内，用棉签消毒引流管的管口边	16	□未松开原有固定引流袋的别针扣2分 □未检查引流袋扣2分 □未用血管钳夹闭扣2分 □未用纱布断开连接扣2分 □未断开连接扣2分 □断开连接前未消毒扣2分 □断开连接后未消毒扣2分 □引流管末端未置于弯盘内扣2分		
	6. 更换： (1)正确连接无菌引流袋 (2)松开血管钳，妥善固定 (3)挤压引流管（由近端向远端） (4)观察引流是否通畅 (5)用别针将引流管固定	22	□连接方法不正确扣5分 □未妥善固定扣5分 □未松开血管钳扣2分 □挤管方法不正确扣5分 □未检查是否通畅扣5分		
	7. 安置病人：协助病人取舒适卧位，整理床单位；告知病人注意事项	8	□未协助病人取合适体位扣3分 □未整理床单位扣3分 □未告知病人注意事项扣2分		
	8. 处理用物：正确处理用物	2	□未正确处理用物扣2分		
	9. 操作结束后再次核对，感谢病人的配合	2	□未再次核对扣2分		
	10. 洗手、记录	4	□未洗手扣1分 □未记录扣3分 □记录不完整扣2分		
综合评价（10分）	1. 严格执行无菌技术操作	2	□违反无菌操作扣2分		
	2. 关爱病人，有效沟通	2	□未体现关爱病人扣1分 □未有效沟通扣1分		
	3. 操作熟练，动作规范	3	□操作不熟练扣1分 □动作不规范扣2分		
	4. 提问回答正确、流畅	2	□回答不正确扣1分 □回答不完整扣1分		
	5. 操作时间不超过5分钟	1	□超时扣1分，未完成部分不得分		

参 考 文 献

[1]李乐之,路潜. 外科护理学实践与学习指导[M]. 北京:人民卫生出版社,2018.

[2]李梅枝,李勤. 新编护理技术与临床应用(上)[M]. 长春:吉林科学技术出版社,2019.

[3]中华护理学会. 成人肠造口护理:T/CNAS07－2019.

[4]刘希英,乔红. 探讨胃肠减压的并发症与操作时的注意事项[J]. 世界最新医学信息文摘,2016,16(29):246－247.

[5]徐裕杰,李卡. 外科术后经空肠肠内营养不耐受干预的研究进展[J]. 护理学杂志,2018,33(4):103－106.

[6] Kim Y J, Yoon C J, Seong N J, et al. Safety and efficacy of radiological percutaneous jejunostomy for decompression of malignant small bowel obstruction[J]. European Radiology,2013,23(10):2747－2753.

[7]彭南海,黄迎春. 肠外与肠内营养护理学[M]. 南京:东南大学出版社,2016.

[8]唐云跃,岳树锦,郭彤,等. 国外最佳肠造口临床实践指南健康教育推荐意见的分析研究[J]. 护理研究,2020,34(10):1733－1738.